国家级职业教育规划教材
对接世界技能大赛技术标准创新系列教材
全国职业院校健康与社会照护专业教材

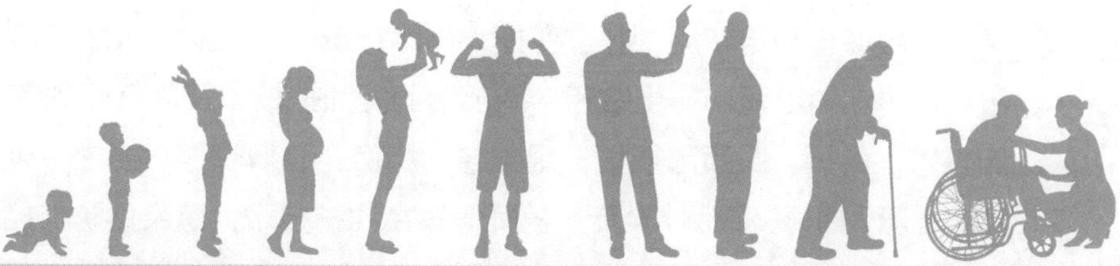

HEALTH AND SOCIAL CARE

张俊玲　主编

健康照护基本技能

中国劳动社会保障出版社

worldskills China

简　介

本教材主要内容包括体温、脉搏、呼吸、血压、疼痛等生命体征的观察与照护，穿脱衣服、移动与转运、卧位变换、协助行走等行动照护技术，冷、热疗技术，口服给药、注射给药、雾化给药、局部给药等照护技术及氧气吸入疗法照护技术，铺床技术，骨折、头颈部损伤、眼外伤、烧伤、心搏骤停、出血、低血糖、误吸/窒息、晕厥/抽搐、跌倒/坠床、猝死等紧急照护技术，感染预防与控制技术。教材内容与健康照护师工作紧密结合，案例丰富，既保证了专业知识的系统性，又能够满足学习者的实际需要。

图书在版编目（CIP）数据

健康照护基本技能/张俊玲主编. -- 北京：中国劳动社会保障出版社，2021
全国职业院校健康与社会照护专业教材
ISBN 978-7-5167-4383-6

Ⅰ.①健… Ⅱ.①张… Ⅲ.①护理学－职业教育－教材 Ⅳ.①R47

中国版本图书馆 CIP 数据核字（2021）第 104897 号

中国劳动社会保障出版社出版发行
（北京市惠新东街 1 号　邮政编码：100029）
*
北京市艺辉印刷有限公司印刷装订　新华书店经销
787 毫米×1092 毫米　16 开本　18 印张　292 千字
2021 年 8 月第 1 版　2024 年12月第 6 次印刷
定价：43.00 元

营销中心电话：400-606-6496
出版社网址：http://www.class.com.cn
http://jg.class.com.cn

对接世界技能大赛技术标准创新系列教材

本书编审人员

主　编：张俊玲

副主编：马承梅　张　杰

参　编：焦文文　李兰慧　石固地　王　博

序

世界技能大赛由世界技能组织每两年举办一届，是迄今全球地位最高、规模最大、影响力最广的职业技能竞赛，被誉为“世界技能奥林匹克”。我国于2010年加入世界技能组织，先后参加了五届世界技能大赛，累计取得36金、29银、20铜和58个优胜奖的优异成绩。第46届世界技能大赛将在我国上海举办。2019年9月，习近平总书记对我国选手在第45届世界技能大赛上取得佳绩作出重要指示，并强调，劳动者素质对一个国家、一个民族发展至关重要。技术工人队伍是支撑中国制造、中国创造的重要基础，对推动经济高质量发展具有重要作用。要健全技能人才培养、使用、评价、激励制度，大力发展技工教育，大规模开展职业技能培训，加快培养大批高素质劳动者和技术技能人才。要在全社会弘扬精益求精的工匠精神，激励广大青年走技能成才、技能报国之路。

为充分借鉴世界技能大赛先进理念、技术标准和评价体系，突出“高、精、尖、缺”导向，促进技工教育与世界先进标准接轨，完善我国技能人才培养模式，全面提升技能人才培养质量，人力资源社会保障部于2019年4月启动了世界技能大赛成果转化工作。根据成果转化工作方案，成立了由世界技能大赛中国集训基地、一体化课改学校，以及竞赛项目中国技术指导专家、企业专家、出版集团资深编辑组成的对接世界技能大赛技术标准深化专业课程改革工作小组，按照创新开发新专业、升级改造传统专业、深化一体化专业课程改革三种对接转化原则，以专业培养目标对接职业描述、专业课程对接世界技能标准、课程考核与评价对接评分方案等多种操作模式和路径，同时融入健康与安全、绿色与环保及可持续发展理念，开发与世界技能大赛项目对接的专业人才培养方案、教材及配套教学资源。首批对接 19 个世界技能大赛项目共 12 个专业的成果将于 2020—2021 年陆续出版，主要用于技工院校日常专业教学工作中，充分发挥世界技能大赛成果转化对技工院校技能人才的引领示范作用。在总结经验及调研的基础上选择新的对接项目，陆续启动第二批等世界技能大赛成果转化工作。

希望全国技工院校将对接世界技能大赛技术标准创新系列教材，作为深化专业课程建设、创新人才培养模式、提高人才培养质量的重要抓手，进一步推动教学改革，坚持高端引领，促进内涵发展，提升办学质量，为加快培养高水平的技能人才作出新的更大贡献！

2020 年 11 月

前言

我国卫生健康事业自改革开放以来获得了长足发展，但照护体系特别是长期照护体系的建设还处于起步阶段，从业人员结构不完整，缺乏提供非侵入性护理和康复服务的高素质人才，健康服务供给总体不足与需求不断增长之间的矛盾依然突出。

为此，2016 年国务院印发《“健康中国 2030”规划纲要》，明确提出，到 2020 年，健康服务业总规模超过八万亿，到 2030 年达十六万亿；党的十九大将“实施健康中国战略”纳入国家整体发展战略统筹推进，提出“优化健康服务”；2019 年国务院印发《关于实施健康中国行动的意见》，强调要“加强公共卫生体系建设和人才培养”。按照党中央的要求，人力资源社会保障部围绕“实施健康中国战略”进行了一系列部署，发布了“健康照护师”新职业，《全国技工院校专业目录》增补了“健康与社会照护专业”，出台了《康养职业技能培训计划》。这一系列举措的最终目的是：培养造就大批高素质健康与社会照护职业人才，解决我国“一老一小”健康照护的痛点难题；降低慢性病患者、老年人住院频率，缓解医疗资源紧张的现状；充分满足人民群众日益增长的美好生活需求，增强人民群众的幸福感、获得感。

为贯彻落实中央精神和国家政策，满足社会发展和职业教育不断发展的需要，人力资源社会保障部教材办公室组织世界技能大赛中国技术指导专家、行业企业专家、教学专家等，以世界技能大赛健康和社会照护项目技术文件、健康照护师职业任务、学生毕业后从事岗位的能力需求等为依据，开发了全国职业院校健康与社会照护专业教材。

本套教材着重培养学生的基础能力、照护能力、康复保健能力和管理协调能力，重视人文关怀和心理疏导，强调教材内容的针对性和实用性，做到学为所用、用以促学、学用结合。在教材内容的组织上，部分采用了任务驱动教学法的编写思路，结合具体实例，讲解完成任务所需要的相关知识，介绍完成任务的步骤和注意事项，以引导学生运用所学知识分析和解决实际问题。在教材的表现形式上，注重图片、表格及色彩的运用，增强教材的趣味性和可读性。在教材编写的同时，开发了与教材配套的电子课件。电子课件可登录中国技工教育网（http://jg.class.com.cn），搜索相应的书目，在相关资源中下载。部分教材使用了二维码技术，针对教材中的教学重点和难点制作了演示视频，学生使用移动终端扫描二维码即可在线观看相应内容。

本套教材的编写得到了有关学校的大力支持，教材编审人员做了大量的工作，在此我们表示衷心的感谢！同时，恳切希望广大读者对教材提出宝贵的意见和建议。

人力资源社会保障部教材办公室

目　录

模块一

生命体征的观察与照护

生命体征是用来判断人的生命活动是否存在、评估生命质量的可靠指标，主要有体温、脉搏、呼吸、血压、疼痛、瞳孔、意识等，医学上常将体温、脉搏、呼吸、血压称为四大生命体征。某些疾病会导致生命体征的变化或恶化。因此，照护者必须能够对照护对象的生命体征做出正确的判断，通过观察生命体征的动态变化，及时发现照护对象的身体现存的或潜在的健康问题，使之得到及时准确的处理。

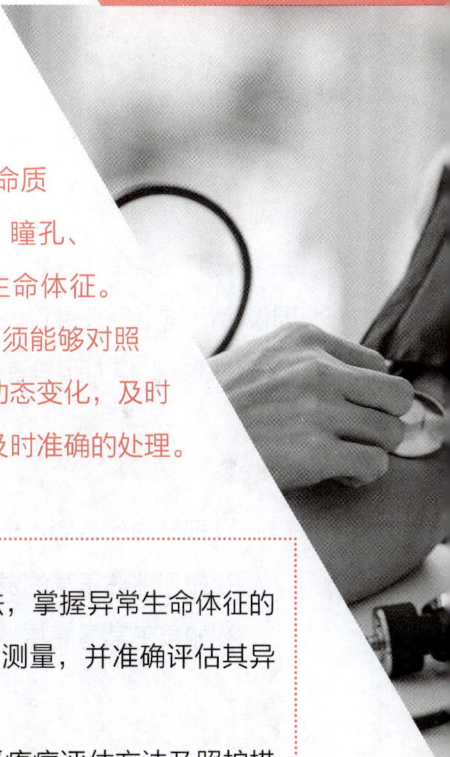

任务目标

◆ 掌握四大生命体征的正常值及生理变化、测量方法，掌握异常生命体征的表现和照护措施，能够熟练、规范地完成四大生命体征的测量，并准确评估其异常情况下需要采取的照护措施。

◆ 熟悉测量和观察生命体征过程中的注意事项，熟悉疼痛评估方法及照护措施，能够对某一特定疼痛进行评估并给予正确的处理指导。

◆ 了解导致生命体征出现异常的常见原因。

任务一 体温的观察与照护

任务描述

王某，男，30 岁，平时身体健康，昨日参加同学聚会，在回家的路上遭遇大雨，因没带雨具全身被淋湿，今日出现寒战、咳嗽、口干、头痛、全身乏力等症状，并有发热现象。作为照护者，首先应该做什么？如何做？

任务讨论

1. 王某为什么会出现这些症状？
2. 如何评估王某的发热程度？
3. 如果王某是高热，照护者应该尽快采取哪些照护措施？

相关知识

一、正常体温及其生理变化

体温是指人体内部的温度，是人体新陈代谢和骨骼肌运动等过程中不断产生热能的结果。由于体内温度不易测量，临床上常用口腔（舌下）、直肠、腋窝等处的温度来代表体温。成年人安静状态下的正常体温为：舌下 36.3~37.2 ℃，直肠 36.5~37.7 ℃，腋下 36.0~37.0 ℃。

人的体温不是固定不变的，它可以因昼夜、年龄、性别、饮食、运动、情绪、用药等因素而出现生理性波动，但其变化范围很小，一般不超过 1.0 ℃。通常，人的体温变化规律是：下午比清晨略高，青壮年比老年人略高，剧烈运动、情绪激动或者进食后略高，女性妊娠期和排卵期比平时略高 0.5 ℃。另外，某些药物（如麻醉药)、环境温度的变化等也可对体温产生一定的影响，这些在测量体温时应加以考虑。

二、异常体温

1. 体温过高

体温高于正常范围称为体温过高，也称为发热。

(1)发热的概念

发热是指致热源作用于体温调节中枢或体温调节中枢功能障碍等原因导致体温超出正常范围。当体温超过正常值的 0.5 ℃或一昼夜体温波动在 1 ℃以上时，即可称为发热。根据体温升高的程度，临床上将发热分为以下四种。

1)低热：体温在 37.3 ~ 38 ℃之间。

2)中热：体温在 38.1 ~ 39.0 ℃之间。

3)高热：体温在 39.1 ~ 41.0 ℃之间。

4)超高热：体温在 41.0 ℃以上。

(2)发热的原因

发热可分为感染性发热和非感染性发热两大类，以感染性发热多见。

1)感染性发热：为最常见的发热原因，由各种病原微生物(如病毒、细菌、真菌、寄生虫等)引起急、慢性感染，致热源导致体温调节中枢的调定点上移引起发热。

2)非感染性发热：由病原微生物以外的原因引起的发热，如无菌性坏死物质的吸收、免疫性疾病、内分泌性疾病、体温调节中枢功能障碍、皮肤散热障碍、自主神经功能紊乱等。

2. 体温过低

体温低于正常范围称为体温过低。若体温低于 35 ℃称为体温不升。体温过低是一种危险信号，常常提示疾病的严重程度和不良预后，表现为体温不升、皮肤苍白、四肢冰冷、呼吸减慢、脉搏细弱、血压下降、感觉和反应迟钝、嗜睡甚至昏迷等。体温过低常见于早产儿和全身性衰竭的危重病人。前者因体温调节中枢尚未发育完善，对外界温度变化不能自行调节所致；后者则由于末梢循环不良，特别是当环境温度较低、保暖措施不当时，机体散热大于产热，而导致体温下降。

三、异常体温的照护

1. 体温过高的照护

（1）降低体温

可选用物理降温或药物降温，并于 30 min 后测量体温，观察降温效果。

（2）加强病情观察

定时测量体温，一般每天测量 4 次，高热者则应每 4 h 测量一次，待体温恢复正常 3 天后改为每天测量 1 次或 2 次。注意判断发热的程度及呼吸、脉搏、血压、饮食、饮水、尿量等的变化，观察是否出现寒战、意识障碍等伴随症状。

（3）补充营养和水分

给予高热量、高蛋白、高维生素、易消化的流质或半流质食物，鼓励多饮水，以维持水和电解质的平衡。

（4）促进舒适

鼓励多休息，选择舒适体位，调节室温并保持环境安静。及时为高热者擦汗，更换衣服和床单，防止着凉，避免对流风。对于长期持续高热者，应协助其改变体位，防止出现压疮、肺炎等并发症。加强口腔护理，保持口腔卫生。

（5）预防并发症

密切观察，一旦出现心跳和呼吸加快以及食欲不振、恶心、呕吐、便秘，甚至意识不清、惊厥等，立即由专业医护人员进行处理。

（6）心理照护

耐心解答各种问题，尽量满足照护对象的需求，给予其精神安慰。

2. 体温过低的照护

（1）适宜的环境温度

提高室温，设法将室温维持在 24 ~ 26 ℃。

（2）加强监测

密切观察病情及生命体征的变化，每小时测量体温 1 次。

（3）提供保暖措施

添加毛毯或被子、足部放热水袋、提供热饮料等，以提高机体温度、减少热量散失。对老年人、婴幼儿及昏迷病人，保暖的同时要注意防止烫伤。

（4）积极配合治疗

积极配合医生治疗，做好抢救准备。

任务实施

王某受凉后出现了咳嗽、头痛、发热等症状，照护者需要对其进行全面的照护评估，根据评估结果采取有效的照护措施。照护者首先需要测量王某的体温，然后再测量王某的其他生命体征。如果通过体温测量判断王某的发热程度为高热，那么照护者应先对王某进行降温处理，并密切观察王某的其他生命体征。

一、体温测量

根据王某的症状，照护者要对其进行体温测量。

1. 测量前准备

（1）人员准备

照护者着装整洁，用七步洗手法消毒双手；评估照护对象的合作能力，确保照护对象 30 min 之内没有喝水、饮食、运动、面部热（或冷）敷；向照护对象及家属解释操作目的，测量并记录体温，判断是否有异常，为诊断或治疗疾病提供依据。

（2）物品准备

1）体温计的消毒与准备：目前常用的体温计有水银体温计、电子体温计、红外线耳道体温计等，如图 1-1-1 所示。此处介绍使用水银体温计检测体温的技术。个人单独使用的体温计，每次使用后用冷水冲洗擦拭备用。公用水银体温计的消毒方法是：将使用后的体温计放入盛有消毒液的容器中浸泡,5 min后取出，清水冲洗，晾干备用。最常用的消毒液为 75% 的酒精或含氯 200 mg/L 的消毒液。测量前用手腕力量将水银柱甩到 35 ℃以下。

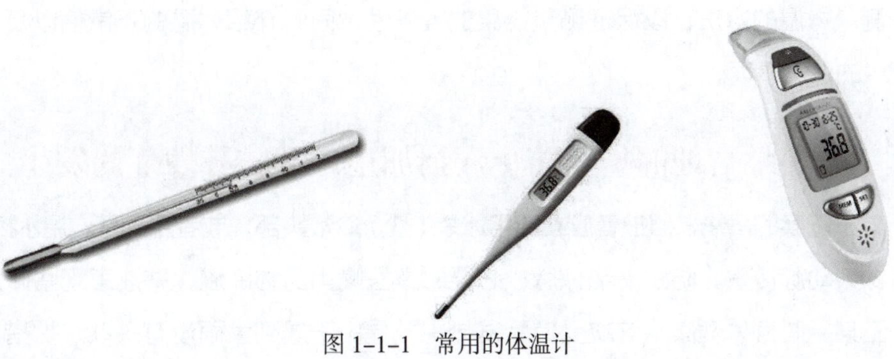

图 1-1-1　常用的体温计

2）其他：弯盘、洗手液、凡士林或肥皂液、纱布 3 块、记录本、记录笔、有秒针的表。

（3）环境准备

室内光线充足，温度适宜，适合操作。注意保护照护对象的隐私。

2. 测量实施

由于环境影响，人体的内部温度略高于体表温度。检测体温的常用部位有口腔、腋下和直肠，照护者根据照护对象的情况选择其中一个检测部位，一般情况采用腋下测量。

（1）口温

将口表的水银端斜放于舌下舌系带两侧，闭嘴以鼻呼吸，禁止咬牙，3 min 后取出读数，并记录。鼻塞、呼吸困难、精神异常、昏迷者不宜用口腔测温法。

（2）腋温

检查腋下皮肤有无破损、伤口或者出汗，出汗者需擦干汗液，将体温表水银端紧贴皮肤放入腋窝深处，屈臂夹紧体温表，10 min 后取出读数，并记录。腋下测量时，体温表需要夹紧，极度消瘦者不宜用腋下测温法。如果腋窝有热水袋或者冷水袋，应在去掉 30 min 后方可进行测量。

（3）肛温

取俯卧或侧卧位，将肛表的水银端涂抹凡士林或者肥皂液，缓缓插入肛门 3 ~ 4 cm，3 min 后取出读数，并记录。腹泻、直肠或肛门有伤口者不宜用直肠测温法。坐浴或灌肠后，须等待 30 min 后方可测量直肠温度。

3. 测量结果

照护者用水银体温计采用腋下测温法测得王某的体温是 39.4 ℃，根据所学知识，判断王某属于高热。照护者应向王某及家属解释体温测量的重要性，教会他们正确测量体温的方法，以保证测量结果的准确性，同时介绍体温的正常值以及测量过程中的注意事项。

二、科学合理照护，防止病情加重，预防并发症的发生

对于王某的高热，照护者应立即用冰袋（囊）冷敷头部，或者用乙醇、温水擦浴，或者做大动脉冷敷，防止高热惊厥；必要时遵医嘱用药物降温，并注意观察降温效果。王某平时身体健康，这次受凉后发热主要是由于遇到大雨没有采取防护措施所

致，是个人健康知识缺乏、健康保护意识不强造成的，照护者可以对其进行以下健康教育。

1. 日常生活中注意锻炼身体、均衡饮食、充足睡眠，增强机体抵抗力。在疾病流行期间尽可能减少公众集会和集体娱乐活动，必须到医院以及其他人员聚集的场所时注意戴口罩。

2. 不滥用广谱抗生素及肾上腺皮质激素类药物，以免降低自身免疫力。

3. 学会正确测量体温的方法，并注意观察 24 h 内体温的变化。

4. 当体温低于 38 ℃时，一般不需特殊处理，此时机体抗感染、细胞免疫能力均增强。如果体温超过 38 ℃，则可用冰袋（囊）冷敷头部，或者用 50% 酒精擦浴（血液病患者慎用）、温水擦浴、大动脉冷敷，或者遵医嘱用药物降温。物理降温时注意肢体保暖，并观察降温效果。

5. 高热时应卧床休息，寒战时要注意保暖，并及时调节室内温度。保持室内空气清新，维持适宜的湿度。

6. 身体情况允许时，进食高热量、高蛋白、高维生素、易消化的流质或半流质食物，多饮水。

7. 发热病人机体抵抗力降低，加之口腔内唾液分泌减少，口腔黏膜干燥，有利于病原微生物的生长繁殖，易发生口腔溃疡和炎症。因此，应在晨起、餐后及睡觉前漱口，保持口腔清洁，口唇干裂者可涂护唇膏。出汗较多者应及时擦干汗液，更换衣物和床单，保持皮肤清洁、干燥，防止着凉。

8. 如果照护对象的病情加重，出现高热惊厥或谵妄等紧急情况，应及时拉起床挡防止坠床。照护对象出现昏迷时，照护者要及时向专业医护人员汇报，并按昏迷病人常规照护。对于长期高热卧床者，应预防压疮和坠积性肺炎等并发症。

能力测评

测评项目		测评标准	最高分	得分
操作前准备	人员准备	每缺少一项扣 2 分	6	
	物品准备			
	环境准备			

续表

<table>
<tr><th colspan="3">测评项目</th><th>测评标准</th><th>最高分</th><th>得分</th></tr>
<tr><td rowspan="14">任务实施</td><td rowspan="4">评估沟通</td><td>（1）正确的问候和自我介绍，核对并确认照护对象的身份</td><td rowspan="4">每缺少一项扣 5 分</td><td rowspan="4">20</td><td rowspan="4"></td></tr>
<tr><td>（2）评估判断适宜的测温方法和部位</td></tr>
<tr><td>（3）照护对象 30 min 内无进食、运动、坐浴、冷热敷、情绪波动等</td></tr>
<tr><td>（4）测量肢体无瘫痪、无功能障碍</td></tr>
<tr><td>确定方法和部位</td><td>观察测量部位（腋窝、口腔舌下、直肠）</td><td>每缺少一项扣 2 分</td><td>6</td><td></td></tr>
<tr><td rowspan="4">操作步骤</td><td>（1）洗手，检查体温计，甩水银柱</td><td>每一处不当扣 2 分</td><td>6</td><td></td></tr>
<tr><td>（2）选择测量方法和部位</td><td>每一处不当扣 2 分</td><td>4</td><td></td></tr>
<tr><td>（3）测腋温，测口温，测肛温</td><td>每一处不当扣 2 分</td><td>18</td><td></td></tr>
<tr><td>（4）读取并记录数值，同时解释结果</td><td>每一处不当扣 2 分</td><td>6</td><td></td></tr>
<tr><td rowspan="5">操作规范</td><td>（1）操作过程中动作规范、有序，关注照护对象的感受</td><td rowspan="4">每一处不当扣 5 分</td><td rowspan="4">20</td><td rowspan="4"></td></tr>
<tr><td>（2）恰当的健康教育：告知体温监测的意义以及紧急情况下的正确处理方式</td></tr>
<tr><td>（3）正确处理照护对象及家属提出的问题</td></tr>
<tr><td>（4）遵守无菌等卫生原则、节力原则</td></tr>
<tr><td>（5）给予恰当的鼓励</td><td>最少鼓励两次，每缺少一次扣 2 分</td><td>4</td><td></td></tr>
<tr><td rowspan="3">综合评价</td><td colspan="2">（1）关注照护对象的生理、心理变化，全程注意照护服务礼仪</td><td>操作过程动作粗暴扣 2 分</td><td>4</td><td></td></tr>
<tr><td colspan="2">（2）照护过程中要足够细心，有足够的耐心、爱心和同理心，操作正确，动作轻柔</td><td>每一处不当扣 1 分</td><td>3</td><td></td></tr>
<tr><td colspan="2">（3）与照护对象及家属沟通时，语言通俗易懂，礼貌、亲切、耐心、详细，并能给出比较中肯的建议</td><td>语言应付、生硬，语速过快各扣 1 分</td><td>3</td><td></td></tr>
<tr><td colspan="4">总分</td><td colspan="2"></td></tr>
</table>

具体内容参见本任务“相关知识”和“任务实施”环节，其余任务同此。

实训演练

刘某，女，65岁，持续高热3天，最高体温40 ℃，脉搏106次/分，呼吸24次/分，面色潮红，口唇干裂，食欲差。作为照护者，应该采取哪些照护措施?

照护要点提示：1. 测量体温；2. 判断发热程度；3. 物理降温；4. 生活照护；5. 健康教育。

任务二
脉搏的观察与照护

任务描述

刘某，女，68 岁，有糖尿病病史 5 年、高血压病史 3 年，因受凉后发热、咳嗽，2 天后到医院就诊，医生诊断开药后回家治疗。今日她来到日间照护中心，自诉发热、头痛、心慌、咳嗽、全身乏力，测量体温为 39.8 ℃，呼吸频率为 20 次 / 分，血压为 140/85 mmHg（服用降压药后）。作为照护者，应该采取哪些照护措施?

任务讨论

1. 照护者进行照护前，首先需要测量照护对象的脉搏，那么脉搏应如何进行测量?

2. 根据测量结果，照护者应该采取哪些照护措施?

相关知识

一、正常脉搏及其生理变化

心脏收缩和舒张时引起的压力变化会导致主动脉管壁发生振动，振动沿着动脉血管壁向外周传递，形成在浅表动脉可以摸到的搏动，称为动脉脉搏，简称脉搏。脉搏反映机体血液循环系统的功能状态。通过观察脉搏的速率、节律、紧张度、强弱等情况，可以帮助判断病变的部位及相对应的疾病特征。

1. 脉率

脉率是指每分钟动脉搏动的次数。健康成年人的脉率在安静清醒状态下为 60 ~ 100 次 / 分，平均约为 72 次 / 分；儿童略快，平均约为 90 次 / 分；老年人略慢。女性脉率较男性略快，白天脉率较夜间睡眠时略快，活动或情绪激动时脉率略快。某些食物和药物也可影响脉搏的次数。正常情况下，脉率和心率一致。但是在某些情况下，心脏的跳动不能产生脉搏，此时脉率就会低于心率，这种情况测量时要特别注意。

2. 脉律

脉律是指脉搏的节律性，反映心脏收缩的节律情况。正常脉搏跳动节律均匀规则，间歇时间相等。但是有时儿童、青年和部分成年人会出现脉搏在吸气时增快、呼气时减慢的情况，称为窦性心律不齐，一般没有临床意义。

3. 脉搏的强弱

脉搏的强弱是指触诊时血流流经血管触诊手指的一种感觉，其强弱程度取决于动脉血管的充盈程度和外周血管的阻力，也与动脉血管壁的弹性有关。

4. 脉搏紧张度

脉搏紧张度是指触诊时感觉到的动脉血管壁的情况。正常动脉血管壁光滑、柔软，富有弹性。

5. 脉搏测量部位

脉搏测量部位为身体浅表且靠近骨骼处的动脉，临床上最常用的部位是桡动脉，也可测量颞动脉、颈动脉、肱动脉、腘动脉、足背动脉、胫后动脉和股动脉。

二、异常脉搏

1. 脉率异常

（1）脉搏增快（心动过速）

当成年人的脉率超过 100 次 / 分时，即为脉搏增快。正常情况下见于剧烈运动或者情绪激动时，病理情况下常见于各种原因引起的发热、贫血、甲状腺机能亢进、心肌炎等。

（2）脉搏减慢（心动过缓）

当成年人的脉率低于 60 次 / 分时，即为脉搏减慢。正常情况下见于运动员等身体强壮的人，病理情况下常见于心脏房室传导阻滞、颅内压增高、甲状腺机能减退等。

2. 脉律异常

（1）期前收缩

在一系列正常均匀的脉搏中，出现一次提前而较弱的搏动，即为期前收缩。正常人在过度疲劳、精神兴奋的情况下偶尔也会出现，病理情况下常见于各种心脏病或者洋地黄药物中毒者。

（2）脉搏短绌

脉搏短绌是指听诊心脏的同时测量脉搏，在相同的时间内发现脉搏的次数少于心跳的次数，属于心跳节律的异常。造成脉搏短绌最常见的疾病是心房颤动。

3. 脉搏强弱异常

（1）水冲脉

水冲脉是指当心输出量增加、周围血管阻力较小时，动脉血管充盈度高，脉压差较大，脉搏强而有力犹如潮水涨落，将病人的手臂抬高过头时能触摸到急促有力的冲击。常见于高热、甲状腺机能亢进、心脏瓣膜病等。

（2）奇脉

奇脉是指当心输出量减少、周围血管阻力较大时，动脉血管充盈度低，脉压差较小，病人吸气时脉搏明显减弱或消失。常见于大失血、休克、心脏病患者。

4. 动脉壁弹性异常

动脉壁弹性异常是指动脉壁变硬、失去弹性、不光滑，动脉变得迂曲呈条索状，触诊时有紧张的条索感，犹如手指按在琴弦上。多见于动脉粥样硬化。

任务实施

刘某受凉后出现了发热、头痛、心慌、咳嗽、全身乏力等症状，照护者需要对其进行全面的照护评估，根据评估结果采取有效的照护措施。发热者一般会出现脉搏加快，因此照护者接下来首先需要做的就是测量其脉搏情况。如果通过脉搏测量结果判断刘某的脉搏异常，那么照护者应对其采取脉搏异常的照护措施，并密切观察其身体的其他体征。

一、脉搏的测量

根据刘某的症状和已知的生命体征，照护者要对其进行脉搏测量。

1. 测量前准备

（1）人员准备

照护者着装整洁，用七步洗手法消毒双手，必要时可以戴手套；评估照护对象的合作能力，确保照护对象处于安静状态且 30 min 之内没有剧烈运动；向照护对象及家属解释操作流程和目的。

（2）测量部位和物品的准备

观察照护对象桡动脉处的皮肤是否完好。需要准备的物品有：带秒针的手表、记录本、记录笔和手消毒剂。

（3）环境准备

室内光线充足，温度适宜，适合操作，必要时关闭门窗。注意保护照护对象的隐私。

2. 测量实施

（1）协助照护对象采取舒适的姿势（平卧或坐位），嘱其不要紧张，保持身心放松，手腕放置舒适（放于床或桌面上）。

（2）照护者食指、中指和无名指并拢，将三指的指腹平放于桡动脉近手腕处，调整施加的压力，以能清楚地触摸到桡动脉的搏动为宜，记下手表上秒针位置的同时开始计数动脉搏动的次数。如果照护对象的动脉搏动规律，则测量时间为 30 s，然后将测得的数值乘以 2，即为照护对象的脉率；如果照护对象的动脉搏动不规律，则测量时间必须达到 1 min。在测量脉搏频率的同时还应注意脉搏的节律、强度、紧张度和弹性。

3. 注意事项

（1）请勿用拇指测量脉搏，因为拇指本身的动脉搏动较强，容易与照护对象的脉搏混淆。

（2）左右手腕均需测量，以做对比。

（3）动脉搏动不规则时应测量 1 min。动脉搏动弱不易触摸时，应改为测量心率，测量时间为 1 min。

（4）如果照护对象是偏瘫者，则应选择测量健侧肢体的脉搏。

（5）在测量脉搏的过程中，如果发现脉搏过快或过缓、间歇脉、短绌脉等异常脉搏，应及时与上级责任护士和医生沟通，调整或完善照护措施。

4. 测量结果

照护者测得刘某的桡动脉处脉搏为 86 次 / 分，节律规整，根据所学知识判断刘某的脉搏属于正常。鉴于刘某有高血压病史，照护者应向其及家属解释脉搏测量的重要性，教会他们正确对脉搏进行动态观察的方法，介绍脉搏的正常值以及测量过程中的注意事项，教会照护对象自我监测脉搏，提高本人及家属对异常脉搏的判断能力。

二、科学合理照护，防止病情加重，预防并发症的发生

1. 加强病情观察

密切观察照护对象脉搏的脉率、脉律、强弱及动脉壁的情况，指导照护对象遵医嘱科学合理使用药物，观察用药后的疗效和不良反应。如果照护对象病情加重，出现严重心慌、呼吸困难等紧急情况，照护者应及时使用床挡防止其坠床，并及时向专业医护人员汇报。

2. 合理休息与活动

指导照护对象增加卧床休息的时间，在身体状况允许的情况下做适当活动，尽可能地减少心肌耗氧量。

3. 健康教育

告知照护对象继续遵医嘱用药，并积极治疗高血压、糖尿病，不滥用广谱抗生素及肾上腺皮质激素类药物，以免降低免疫力。告知照护对象保持心情舒畅、乐观，保持清淡饮食，戒烟酒，不用力排便。教会照护对象及家属动态监测脉搏的方法。

能力测评

<table>
<tr><th colspan="3">测评项目</th><th>测评标准</th><th>最高分</th><th>得分</th></tr>
<tr><td rowspan="3">操作前准备</td><td colspan="2">人员准备</td><td rowspan="3">每缺少一项扣 2 分</td><td rowspan="3">6</td><td rowspan="3"></td></tr>
<tr><td colspan="2">测量部位及物品准备</td></tr>
<tr><td colspan="2">环境准备</td></tr>
<tr><td rowspan="2">任务实施</td><td rowspan="2">评估沟通</td><td>（1）正确的问候和自我介绍，核对并确认照护对象的身份</td><td rowspan="2">每缺少一项扣 5 分</td><td rowspan="2">20</td><td rowspan="2"></td></tr>
<tr><td>（2）评估（意识、基础疾病、过敏史、配合情况等），判断整体状况是否适合操作</td></tr>
</table>

续表

测评项目			测评标准	最高分	得分
任务实施	评估沟通	（3）照护对象 30 min 内无剧烈运动、情绪激动等			
		（4）测量肢体无瘫痪、无功能障碍			
	确定方法和部位	观察测量部位	每缺少一项扣 1 分	5	
	测量步骤	（1）洗手，保持手温暖	每一处不当扣 1 分	2	
		（2）协助采取舒适的姿势，嘱身心放松，手腕放置舒适	每一处不当扣 3 分	9	
		（3）照护者手指放置位置正确，压力大小适宜	每一处不当扣 4 分	8	
		（4）测量正常脉搏方法正确；如果脉搏短绌，测量方法正确	每一处不当扣 2 分	10	
		（5）记录数值，并解释结果	每一处不当扣 2 分	6	
	操作规范	（1）操作过程中动作规范、有序，关注照护对象的感受	每一处不当扣 5 分	20	
		（2）恰当的健康教育：告知脉搏监测的意义以及紧急情况下的正确处理方式			
		（3）正确处理照护对象及家属提出的问题			
		（4）遵守无菌等卫生原则、节力原则			
		（5）给予恰当的鼓励	最少鼓励两次，每缺少一次扣 2 分	4	
综合评价	（1）关注照护对象的生理、心理变化，全程注意照护服务礼仪		操作过程动作粗暴扣 2 分	4	
	（2）照护过程中要足够细心，有足够的耐心、爱心和同理心，操作正确，动作轻柔		每一处不当扣 1 分	3	
	（3）与照护对象及家属沟通时，语言通俗易懂，礼貌、亲切、耐心、详细，并能给出比较中肯的建议		语言应付、生硬，语速过快各扣 1 分	3	
总分					

实训演练

田某，男，68岁，发热3天，体温39.8 ℃，呼吸24次/分，面色潮红，口唇干裂，食欲差，自诉心慌、乏力。作为照护者，除进行发热照护外，还应该采取哪些照护措施？

照护要点提示：1. 测量脉搏；2. 判断脉搏是否正常；3. 生活照护；4. 健康教育。

任务三
呼吸的观察与照护

任务描述

徐某，男，72 岁，吸烟 45 年，每天 1 ~ 2 包，既往有慢性咳嗽、咳痰史。徐某近 5 日出现咳嗽加重、痰量增多且黏稠不易咳出，并伴有发热，自诉咳嗽无力、呼吸困难。作为照护者，应该采取哪些照护措施?

任务讨论

1. 照护者首先需要做什么?
2. 如何评估徐某的呼吸?
3. 照护者如何对徐某进行健康教育?

相关知识

一、正常呼吸及其生理变化

机体在新陈代谢过程中，需要不断地从外界环境中吸取氧气并排出二氧化碳，这种机体和环境之间的气体交换称为呼吸。呼吸运动是借助于膈肌和肋间肌的收缩和松弛来完成的，胸廓随着呼吸运动的扩大和缩小带动肺的扩张和收缩。呼吸包括吸气与呼气两个过程，一吸一呼为一次，可通过观察胸廓和腹壁的起伏来测量呼吸的频率、节律等。

正常成年人在安静时每分钟呼吸 16 ~ 20 次，呼吸运动稳定、节律均匀，呼吸频率与心率的比值一般为 1∶4。男性及儿童以腹式呼吸为主，女性以胸式呼吸为主。

呼吸频率和深浅度可受年龄、运动、情绪等因素的影响而发生变化：年龄越小呼吸越快，老年人呼吸稍慢；活动和情绪激动时呼吸增快，休息和睡眠时呼吸较慢。呼吸的频率和深浅度还可受意识支配。

二、异常呼吸

1. 呼吸频率异常

（1）呼吸增快

成年人呼吸超过 24 次 / 分，即为呼吸增快或气促。常见于发热、心肺疾病、严重贫血、甲状腺机能亢进等。发热时一般体温每升高 1 ℃，呼吸增加约 4 次 / 分。

（2）呼吸减慢

成年人呼吸少于 12 次 / 分，即为呼吸减慢。常见于镇静剂或麻醉剂过量、颅内压增高、临终状态等。

2. 呼吸节律异常

（1）潮式呼吸

潮式呼吸是指开始呼吸为浅慢，以后逐渐变为深快，然后再由深快逐渐变为浅慢，而后呼吸暂停数秒（5 ~ 30 s）后再重复出现上述状态的呼吸。由于其呼吸运动像潮水涨落一般，故称为潮式呼吸。常见于脑出血、颅内压增高等，有些老年人在深睡眠时也可出现潮式呼吸。潮式呼吸为脑动脉硬化、脑供血不足的表现。

（2）间断呼吸

间断呼吸是指在有规律的几次呼吸之后突然停止呼吸，间隔很短时间后又开始呼吸，即呼吸和呼吸暂停交替出现的现象。常见于颅内病变、呼吸中枢衰竭等。

3. 呼吸深浅度异常

（1）呼吸深快

呼吸深快是指深而规则的大呼吸，又称库斯莫呼吸。常见于尿毒症、糖尿病等引起的代谢性酸中毒，剧烈运动、情绪激动时也可出现。

（2）呼吸浅快

呼吸浅快是指浅而快的不规则呼吸。常见于胸壁疾病或外伤，也可见于濒死。

任务实施

徐某，72 岁，免疫力下降，有长期吸烟史以及慢性咳嗽、咳痰史，近几日症状加重。根据徐某的情况，照护者首先需要观测徐某的呼吸情况，由于他最严重的不适为呼吸困难，所以首先采取的措施是给予吸氧，在其呼吸困难缓解后再进行其他生命体征的评估，最后制定有效的照护措施，如教会徐某及家属有效咳嗽、背部叩击排痰、湿化痰液、体位引流、按医嘱药物治疗，教育其形成正确的生活方式，尤其是需要戒烟，并密切观察其病情变化，必要时可以吸痰或者使用人工辅助呼吸机。

一、呼吸测量

根据徐某的主要症状，照护者要对其进行呼吸测量。

1. 测量前准备

（1）人员准备

照护者着装整洁；评估照护对象的合作能力，确保照护对象 30 min 之内没有做过剧烈运动；向照护对象及家属解释操作目的。

（2）物品准备

带秒针的计时器、记录本、记录笔，必要时准备棉花。

（3）环境准备

室内光线充足，温度适宜，适合操作。

2. 测量实施

（1）协助照护对象取自然体位，在情绪稳定时观察其胸部或腹部的起伏次数，一吸一呼为一次，观察 30 s，乘以 2 即为照护对象的呼吸频率。测量呼吸频率的同时，还应注意观察呼吸的节律、深浅度及呼出气体的气味等，如果发现呼吸不规则应测量 1 min。同时，注意观察照护对象的表情，口唇、皮肤、黏膜的颜色。

（2）如果照护对象是危重病人，呼吸微弱不易观察，可用少许棉花置于其鼻孔前，观察棉花被吹动的次数，1 min 后记数；同时观察照护对象的神志情况，有无烦躁不安、意识模糊等严重缺氧的表现。

（3）测量呼吸时应转移照护对象的注意力，使其处于自然呼吸的状态。

3. 测量结果

照护者测得徐某的呼吸频率为 26 次 / 分，属于呼吸加快。根据所学知识结合徐某的症状，向其及家属解释检测呼吸的重要性，教会他们正确监测呼吸的方法，告知其呼吸的正常值及测量过程中的注意事项。

二、合理照护，防止病情加重，预防并发症

徐某有慢性咳嗽、咳痰史，本次症状加重后出现呼吸困难、痰液黏稠不易咳出，与其长期大量吸烟等不良的生活方式和对自身慢性疾病不重视、健康保护意识不强有很大的关系。

1. 密切观察病情变化

徐某患有呼吸系统慢性疾病，而且有长期吸烟的嗜好。照护者应密切观察其呼吸的频率、节律、深度，有无咳嗽、咳痰、咯血等症状，防止有紫绀、呼吸困难等严重情况发生。

2. 快速缓解呼吸困难

根据徐某的具体情况，调整合适的体位，以缓解呼吸困难的症状；及时清除呼吸道分泌物，以保持呼吸道通畅。根据医嘱给药，酌情给予氧气吸入，必要时可用呼吸机辅助呼吸。

3. 提供舒适的环境

保持环境整洁、舒适、安静，室内空气清新、温湿度适宜，空气流通良好。

4. 合理休息与活动

向照护对象解释适当休息的重要性，同时为其创造一个良好的休息环境。身体状况允许时可以增加活动量，以能耐受、不疲劳为宜。

5. 心理照护

消除照护对象的紧张、恐惧与不安心理，稳定照护对象情绪，让其尽量保持良好的心态。

6. 健康教育

向照护对象及家属讲解呼吸监测的方法和意义，指导照护对象学会有效咳嗽，掌握呼吸锻炼的方法（如缩唇呼吸、腹式呼吸），告知其保持呼吸道通畅的重要性。让照护对象认识到吸烟的危害，说服其日常保持正确的生活方式，如合理膳食、适量运动、戒烟限酒、心态积极等，这样有利于慢性疾病的控制和健康状况的恢复。

能力测评

<table>
<tr><th colspan="3">测评项目</th><th>测评标准</th><th>最高分</th><th>得分</th></tr>
<tr><td rowspan="3">操作前准备</td><td colspan="2">人员准备</td><td rowspan="3">每缺少一项扣 2 分</td><td rowspan="3">6</td><td rowspan="3"></td></tr>
<tr><td colspan="2">物品准备</td></tr>
<tr><td colspan="2">环境准备</td></tr>
<tr><td rowspan="11">任务实施</td><td rowspan="3">评估沟通</td><td>（1）正确的问候和自我介绍，核对并确认照护对象的身份</td><td rowspan="3">每缺少一项扣 5 分</td><td rowspan="3">15</td><td rowspan="3"></td></tr>
<tr><td>（2）评估（意识、基础疾病、过敏史、配合情况等），判断状况是否适合操作</td></tr>
<tr><td>（3）照护对象 30 min 内无剧烈运动、情绪波动等</td></tr>
<tr><td rowspan="3">测量步骤</td><td>（1）协助照护对象取舒适体位，嘱精神放松</td><td>每一处不当扣 5 分</td><td>10</td><td></td></tr>
<tr><td>（2）测量呼吸频率方法正确</td><td>每一处不当扣 5 分</td><td>25</td><td></td></tr>
<tr><td>（3）记录数值，并解释结果</td><td>每一处不当扣 5 分</td><td>10</td><td></td></tr>
<tr><td rowspan="5">操作规范</td><td>（1）操作过程中动作规范、有序，关注照护对象的感受</td><td rowspan="4">每一处不当扣 5 分</td><td rowspan="4">20</td><td rowspan="4"></td></tr>
<tr><td>（2）恰当的健康教育：告知呼吸监测的意义以及紧急情况下的正确处理方式</td></tr>
<tr><td>（3）正确处理照护对象及家属提出的问题</td></tr>
<tr><td>（4）遵守无菌等卫生原则、节力原则</td></tr>
<tr><td>（5）给予恰当的鼓励</td><td>最少鼓励两次，每缺少一次扣 2 分</td><td>4</td><td></td></tr>
<tr><td rowspan="3">综合评价</td><td colspan="2">（1）关注照护对象的生理、心理变化，全程注意照护服务礼仪</td><td>操作过程动作粗暴扣 2 分</td><td>4</td><td></td></tr>
<tr><td colspan="2">（2）照护过程中要足够细心，有足够的耐心、爱心和同理心，操作正确，动作轻柔</td><td>每一处不当扣 1 分</td><td>3</td><td></td></tr>
<tr><td colspan="2">（3）与照护对象及家属沟通时，语言通俗易懂，礼貌、亲切、耐心、详细，并能给出比较中肯的建议</td><td>语言应付、生硬，语速过快各扣 1 分</td><td>3</td><td></td></tr>
<tr><td colspan="4">总分</td><td colspan="2"></td></tr>
</table>

实训演练

沈某，女，55 岁，咳嗽、咳痰 3 天，今日感觉发热、乏力、咳嗽咳痰加重，呼吸困难，面色潮红，口唇干裂，食欲差。作为照护者，应该采取哪些照护措施?

照护要点提示：1. 测量生命体征；2. 判断异常生命体征；3. 对症处理；4. 生活照护；5. 健康教育。

任务四
血压的观察与照护

任务描述

张某，男，67 岁，有高血压、冠心病史 5 年，按医嘱服用降压药物治疗，血压略有下降但不稳定，有波动。张某昨天自测血压为 180/130 mmHg，自诉烦躁、紧张、焦虑、失眠。作为照护者，应该如何实施照护？

任务讨论

1. 照护者首先需要做什么？
2. 如何评估张某的血压？
3. 照护者应该如何对张某进行照护？

相关知识

一、正常血压及其生理变化

1. 正常血压

血压是指血液在血管内流动时对血管壁产生的侧压力，一般指动脉血压。当心脏收缩时，血液射向主动脉，此时血液对动脉管壁的侧压力最高，称为收缩压。当心脏舒张时，动脉管壁弹性回缩，血液对动脉管壁的侧压力降至最低，称为舒张压。收缩压与舒张压之差，称为脉压差。

血压一般以肱动脉血压为标准。正常成年人在安静状态下，收缩压为 90 ~ 140 mmHg，舒张压为 60 ~ 90 mmHg，脉压差为 30 ~ 40 mmHg。

2. 生理变化

(1) 年龄

血压随着年龄的增长而逐渐增高，新生儿血压最低，儿童血压比成年人低，老年人由于大动脉硬化而血压偏高，通常收缩压比舒张压升高更显著。

(2) 性别

中年之前，同龄女性血压比男性偏低；但更年期后，女性血压逐渐增高，与男性差别较小。

(3) 昼夜与睡眠

一天中，一般清晨血压最低，傍晚血压最高，夜间睡眠血压降低。如果过度劳累或睡眠不佳，血压会稍有升高。

(4) 情绪

当出现紧张、恐惧、害怕、兴奋、疼痛等时，可导致血压升高。此外，吸烟、饮酒、钠盐摄入过多及某些药物等也会影响血压。

(5) 其他

在寒冷的环境中，血压可略升高；在高温的环境中，血压可略下降。另外，因左右肱动脉解剖位置的关系，一般右上肢血压高于左上肢。

二、异常血压

1. 高血压

成年人收缩压≥140 mmHg和（或）舒张压≥90 mmHg，称为高血压。老年人高血压发病率较高，多数是原发性高血压，也有少数高血压继发于其他慢性疾病如慢性肾炎等。

2. 低血压

成年人血压低于 90/60 mmHg，称为低血压。常见于大量失血、休克、急性心力衰竭等。

3. 脉压差改变

脉压差大于 40 mmHg 则为脉压增大，常见于甲亢、主动脉瓣关闭不全、主动脉硬化等。当脉压差小于 30 mmHg 则为脉压减小，常见于心包积液、缩窄性心包炎、主动脉瓣狭窄等。

任务实施

张某，67 岁，有慢性高血压、冠心病史，虽然进行了药物治疗，但效果并不是很好。从张某自诉的紧张情绪可以看出他很担心，照护者在安抚其情绪的同时首先需要检测其血压情况，然后根据血压值进行评估，最后制定有效的照护措施，如教会张某正确的生活方式、按医嘱药物治疗、自行检测血压，并严密观察病情变化，防止病情加重或者出现严重并发症。

一、血压测量

根据张某的主要症状，照护者要对其进行血压测量。

1. 测量前准备

（1）人员准备

照护者着装整洁；评估照护对象的合作能力，确认照护对象在测量血压 30 min 之内没有做过运动、喝咖啡或者饮酒；向照护对象及家属解释操作目的。

（2）物品准备

血压计、听诊器、酒精棉片、手消毒剂、记录本、记录笔。目前常用的血压计有水银血压计、表式血压计和电子血压计，如图 1-4-1 所示。本任务主要学习使用水银血压计进行血压测量。

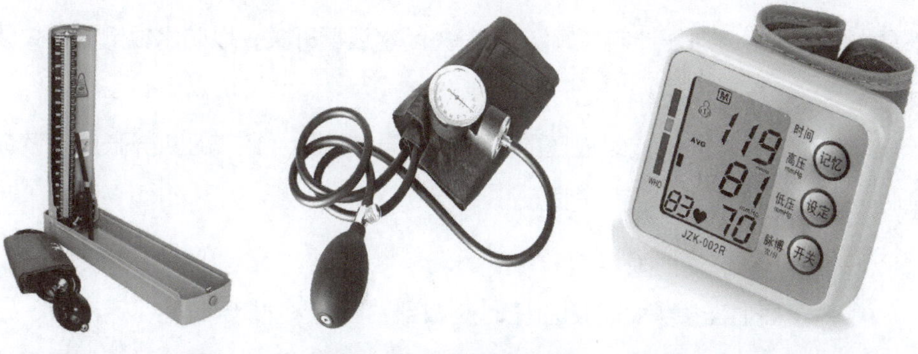

图 1-4-1　常用的血压计

（3）环境准备

室内光线充足，温度适宜，适合操作。必要时关闭门窗，注意保护照护对象的隐私。

2. 测量实施

（1）检查血压计是否符合要求：袖带宽窄适中，水银玻璃管无裂隙，管道连接正确，水银充足，橡胶管和输气球不漏气。

（2）用酒精棉片消毒听诊器的耳塞和胸件，用手将听诊器捂热。

（3）协助照护对象取坐位或仰卧位，手臂自然放于身体两侧，卷起上臂衣袖，伸直肘部，手掌向上。肱动脉与心脏保持在同一水平线，仰卧时平腋中线，坐位时平第四肋间。

（4）放平血压计，打开盒盖成 90° 垂直位置，打开水银槽开关，血压计的表盘面向照护者。

（5）打开放气阀，挤压袖带，排空袖带内的空气，然后关闭放气阀。

（6）用手指尖在肘窝处触摸肱动脉搏动位置，将袖带平整地缠于上臂中部，袖带下缘距肘窝 2 ~ 3 cm，松紧以能放入一指为宜。

（7）戴好听诊器，在袖带下缘将听诊器的胸件放在肱动脉搏动最强处，一手固定胸件，另一手握住输气球向袖带内充气至肱动脉搏动音消失，再升高 20 ~ 30 mmHg。

（8）松开放气阀，使水银柱缓慢下降，速度为 2 ~ 3 mmHg/s，并注视水银柱所对应的刻度和肱动脉搏动声音的变化。当听到第一声搏动音时，水银柱所对应的刻度即为收缩压；随后搏动音逐渐增强，当搏动音突然变弱或消失时，此时水银柱所对应的刻度即为舒张压。

（9）测量完毕，摘下听诊器，整理血压计，按要求消毒袖带和听诊器。将袖带放入盒内适当位置，血压计向右倾斜 45° 关闭水银槽开关，以防水银倒流，关闭血压计盒盖。

（10）根据要求准确记录血压的数值，记录方法为：收缩压 / 舒张压。读血压数值时，应先读收缩压，后读舒张压。

3. 注意事项

（1）对于高血压患者，监测血压时应做到“四定”，即定时间、定部位、定体位、定血压计。也就是要在每天相同的时间、相同的部位、相同的体位使用同一血压计来测量血压，以确保测得数值的准确性及可比性。

（2）定期检查血压计，查看袖带是否漏气、水银是否有泄漏、听诊器的胶管是否有破损等。

（3）发现血压听不清时，应待水银柱降至“0”刻度后重新测量。必要时测量另一侧手臂。

（4）根据所测部位选择合适的袖带，袖带过宽时测得的血压值偏低，袖带过窄时测得的血压值偏高。缠袖带时应松紧合适，过紧会使血管在袖带未充气前已经受压，测得的血压值偏低；过松则使袖带呈气球状，导致有效测量面积变窄，测得的血压值偏高。

（5）充气时不可过猛、过高，以免水银溢出，影响测量结果及引起照护对象不适。水银柱出现漏气时，应及时调节、检修。

（6）如果照护对象是偏瘫者，测量血压时应选择健侧（身体健康的一侧），因为患侧（身体患有疾病的一侧）会有血液循环障碍，不能真实地反映血压的动态变化。

4. 测量结果

照护者测得张某的血压值为 160/130 mmHg，属于高血压。根据所学知识结合张某的症状，照护者应向其及家属说明正常血压的范围，解释检测血压的重要性，教会他们正确测量血压的方法以及测量过程中的注意事项。

二、合理照护，防止病情加重，预防并发症

1. 密切观察病情

当照护对象血压过高时，应卧床休息；血压过低时，应迅速采取平卧位，并通知责任护士做相应处理。

对血压持续增高者，应每日测量血压 2 ~ 3 次，并做好记录，必要时测立、坐、卧位血压，掌握血压变化规律。如果血压波动过大，要警惕脑出血的发生。如果在血压急剧增高的同时出现头痛、视物模糊、恶心、呕吐、抽搐等症状，应考虑高血压脑病的发生。如果出现端坐呼吸、喘憋、紫绀、咳粉红色泡沫痰等，应考虑急性左心衰竭的发生。出现上述各种表现时，均应立即送往医院进行紧急救治。

2. 心理照护

精神紧张、情绪激动、不良刺激等因素均可导致血压升高。因此，对待照护对象应耐心、亲切、和蔼、周到，根据具体情况有针对性地进行心理疏导，同时让其了解控制血压的重要性，训练其自我控制的能力，鼓励其积极参与自身治疗照护方案的制定和实施，坚持服药，定期复查。

3. 饮食照护

限制钠盐、脂肪的摄入，适量补充蛋白质，多吃蔬菜水果，增加粗纤维食物的摄入；鼓励照护对象戒烟，控制酒精、咖啡、浓茶等刺激性饮料的摄入；对服用排钾利尿剂者，应注意补充含钾高的食物，如蘑菇、香蕉、橘子等；肥胖者应限制热能摄入，并将体重控制在理想范围之内。

4. 用药照护

服用降压药应从小剂量开始，逐渐加量；同时，密切观察疗效，如果血压下降过快，应调整药物剂量。在血压长期控制稳定后，可按医嘱逐渐减量，不得随意停药。某些降压药物可引起直立性低血压，在服药后应卧床休息 2 ~ 3 h，必要时可寻求他人帮助协助起床，待坐起片刻无异常后，方可下床活动。

5. 自我管理

至少 1 ~ 2 周测量一次血压。定时服用降压药物，不能随意减量或停药，可以在医生的指导下视病情调整剂量，防止血压反跳。要坚持“三心”（即信心、决心、恒心），只有这样才能防止或延迟机体重要脏器受到损害。

6. 健康教育

向照护对象及家属讲解血压监测的方法和意义，指导其平时要保持正确的生活方式，如合理膳食、适量运动、戒烟限酒、积极的心态等，这样有利于慢性疾病的控制和健康状况的恢复。

能力测评

<table>
<tr><th colspan="3">测评项目</th><th>测评标准</th><th>最高分</th><th>得分</th></tr>
<tr><td rowspan="3">操作前准备</td><td colspan="2">人员准备</td><td rowspan="3">每缺少一项扣 2 分</td><td rowspan="3">6</td><td rowspan="3"></td></tr>
<tr><td colspan="2">物品准备</td></tr>
<tr><td colspan="2">环境准备</td></tr>
<tr><td rowspan="4">任务实施</td><td rowspan="4">评估沟通</td><td>（1）正确的问候和自我介绍，核对并确认照护对象的身份</td><td rowspan="4">每缺少一项扣 5 分</td><td rowspan="4">20</td><td rowspan="4"></td></tr>
<tr><td>（2）评估，判断状况是否适合操作</td></tr>
<tr><td>（3）照护对象 30 min 内无剧烈运动、情绪波动、热敷、沐浴、吸烟等</td></tr>
<tr><td>（4）了解肢体有无偏瘫、功能障碍</td></tr>
</table>

续表

<table>
<tr><th colspan="3">测评项目</th><th>测评标准</th><th>最高分</th><th>得分</th></tr>
<tr><td rowspan="11">任务实施</td><td rowspan="6">测量步骤</td><td>（1）协助照护对象做好准备工作</td><td>每一处不当扣 2 分</td><td>8</td><td></td></tr>
<tr><td>（2）血压计准备</td><td>每一处不当扣 2 分</td><td>6</td><td></td></tr>
<tr><td>（3）听诊器使用</td><td>每一处不当扣 2 分</td><td>8</td><td></td></tr>
<tr><td>（4）血压测量</td><td>每一处不当扣 2 分</td><td>10</td><td></td></tr>
<tr><td>（5）记录数值，并解释结果</td><td>每一处不当扣 2 分</td><td>4</td><td></td></tr>
<tr><td>（6）整理、收纳血压计</td><td>每一处不当扣 2 分</td><td>4</td><td></td></tr>
<tr><td rowspan="5">操作规范</td><td>（1）操作过程中动作规范、有序，关注照护对象的感受</td><td rowspan="4">每一处不当扣 5 分</td><td rowspan="4">20</td><td rowspan="4"></td></tr>
<tr><td>（2）恰当的健康教育：告知血压监测的意义以及紧急情况下的正确处理方式</td></tr>
<tr><td>（3）正确处理照护对象及家属提出的问题</td></tr>
<tr><td>（4）遵守无菌等卫生原则、节力原则</td></tr>
<tr><td>（5）给予恰当的鼓励</td><td>最少鼓励两次，每缺少一次扣 2 分</td><td>4</td><td></td></tr>
<tr><td rowspan="3">综合评价</td><td colspan="2">（1）关注照护对象的生理、心理变化，全程注意照护服务礼仪</td><td>操作过程动作粗暴扣 2 分</td><td>4</td><td></td></tr>
<tr><td colspan="2">（2）照护过程中要足够细心，有足够的耐心、爱心和同理心，操作正确，动作轻柔</td><td>每一处不当扣 1 分</td><td>3</td><td></td></tr>
<tr><td colspan="2">（3）与照护对象及家属沟通时，语言通俗易懂，礼貌、亲切、耐心、详细，并能给出比较中肯的建议</td><td>语言应付、生硬，语速过快各扣 1 分</td><td>3</td><td></td></tr>
<tr><td colspan="4">总分</td><td colspan="2"></td></tr>
</table>

实训演练

李某，男，68 岁，既往无高血压病史。今日早上起床后，李某感觉头晕、头痛、精神萎靡、食欲差，告诉家人不想吃饭，只想睡觉。家人为其测量血压，结果为 160/90 mmHg。作为照护者，应该采取哪些照护措施？

照护要点提示：1. 测量生命体征；2. 判断异常生命体征；3. 对症处理；4. 生活照护；5. 健康教育。

任务五
疼痛的观察与照护

任务描述

邵某，女，45岁，某公司销售部经理。邵某自诉两年来经常出现中上腹疼痛，但并不剧烈，有点儿像饥饿的感觉，严重时会觉得“烧得慌”，疼痛常常在吃饭后减轻。由于工作忙，她从来没有去医院检查，严重时便去药店买一些药师推荐的药物自行服用。最近几周，她由于经常出差，熬夜加班比较频繁，没有按时吃饭，中上腹疼痛症状又出现了，就在今晚加班时突然疼痛加重，在同事的反复劝说下来到照护中心。作为照护者，应该如何实施照护?

任务讨论

1. 邵某中上腹疼痛的原因是什么?
2. 如何评估邵某的腹痛?
3. 照护者应该采取哪些照护措施?

相关知识

一、疼痛的概念和分类

1. 概念

疼痛是机体组织受到一定强度的伤害性刺激所引起的痛觉反应，是一种不愉快的主观感觉和情感反应。疼痛是临床上多种疾病的常见症状。

疼痛本身是人体的一种保护性机制。疼痛的发生，提示人体的健康受到威胁。疼痛与疾病的发生、发展、转归有着密切的联系，是临床诊断、鉴别疾病的主要指标之一，也是评价医疗效果的主要指标。疼痛常伴有不同程度的情绪表现，如紧张、恐惧、焦虑等。剧烈而持久的疼痛还可造成生理功能的紊乱，如面色苍白、出汗、肌肉紧张、血压升高、呼吸心跳加快、恶心呕吐，重者可导致休克，所以对疼痛做出正确评估、有效缓解疼痛是医学治疗的重要手段。

2. 分类

临床上疼痛的分类方法有很多，按疼痛的急缓和病程的长短可分为急性疼痛和慢性疼痛，按疼痛的程度可分为轻微疼痛、轻度疼痛、中度疼痛和剧烈疼痛，按疼痛的性质可分为钝痛、锐痛、跳痛、压榨样痛和牵涉痛，按疼痛的部位可分为头痛、胸痛、腹痛、腰背痛、关节痛、肌肉痛、骨痛等。

二、常见疼痛的病因及临床表现

不同原因引起的疼痛，临床表现各不相同。在观察评估或测量疼痛时，主要从疼痛的部位、起病情况及伴随症状、性质与程度、影响因素等方面进行综合评价。

1. 头痛

（1）病因

头痛是指额部、顶部、颞部及枕部的疼痛。引起头痛的病因有很多，如神经痛、颅内感染、颅内占位病变、脑血管疾病、头面部疾病以及全身性疾病（如急性感染、中毒等）。发病年龄常见于青年、中年和老年。

（2）临床表现

1）部位：颅内疾病引起的头痛多为病变同侧的、位置较深并向同侧放射的疼痛，颅外疾病如眼、鼻、牙齿等部位的病变引起的头痛多为局部的、位置较浅的疼痛，高血压引起的头痛多为额头痛或者全头痛，全身性疾病如急性感染引起的头痛多为全头痛。

2）伴随症状：全身感染性疾病引起的头痛多为伴有发热的急性头痛，颅内血管病变引起的头痛多为伴有不同意识障碍的急性剧烈疼痛，颅内占位性病变引起的头痛多为伴有呕吐、视神经乳头水肿等的慢性进行性头痛。

3）性质与程度：高血压、发热引起的头痛多为搏动性头痛，紧张性头痛多为重压感、钳夹感，神经性头痛多为电击样或刺痛，三叉神经痛、偏头痛、脑膜刺激征引起的疼痛最为剧烈，脑肿瘤多为轻、中度疼痛。

4）影响因素：颅内占位、颅内感染及血管性头痛一般清晨、咳嗽、打喷嚏、摇头时加剧，鼻窦炎引起的头痛多在清晨或上午发生，女性偏头痛多与月经周期有关，紧张性头痛可因活动或按摩颈部肌肉得到缓解。

2. 胸痛

（1）病因

胸痛主要由胸部疾病引起，其他部位的疾病也可有胸痛的症状。胸部疾病包括胸廓疾病，如急性皮肤、软组织炎症及损伤，肋软骨炎、肋间神经炎、肋骨骨折、急性白血病、多发性骨髓瘤等；心血管疾病，如急性心包炎、心肌炎、心绞痛、心肌梗死、主动脉瘤、主动脉窦瘤破裂、心脏神经官能症等；呼吸系统疾病，如自发性气胸、肺炎、急性气管支气管炎、肺癌等；其他如纵膈疾病、食管炎、食管裂孔疝、食管癌等也可引起胸痛。

（2）临床表现

1）部位：胸壁疾病引起的胸痛大多是病变部位的疼痛，且局部有压痛；心血管疾病如心绞痛、心肌梗死引起的胸痛，多数为胸骨后或者心前区的疼痛，可向左肩、左前臂、左颈放射；食管及纵膈疾病引起的疼痛多在胸骨后；肺梗死引起的疼痛也多在胸骨后，可向颈肩部放射。

2）性质与程度：带状疱疹引起的疼痛多为刀割样或烧灼样剧痛，食管炎引起的疼痛多为烧灼痛，心绞痛及心肌梗死引起的疼痛多为压榨性伴有窒息感或濒死感的疼痛，干性胸膜炎引起的疼痛多为隐痛、钝痛或刺痛，肺梗死引起的疼痛多为突发的剧烈刺痛伴有呼吸困难和紫绀。

3）影响因素：胸壁炎症病变引起的疼痛常常在用力呼吸、咳嗽时加重；自发性气胸引起的疼痛多在剧烈咳嗽或剧烈过度用力时发生；心绞痛或心肌梗死引起的疼痛多在过度劳累或情绪激动时诱发，休息或舌下含化硝酸甘油可缓解心绞痛，但对于心肌梗死的胸痛无效；食管病变引起的疼痛可在吞咽时加重，服用抗酸剂或胃动力药后缓解，食管癌引起的疼痛可伴有不同程度的吞咽困难。

3. 腹痛

（1）病因

腹痛大多由腹部疾病引起，也可由其他器官疾病和全身疾病引起。腹痛临床上分为急性腹痛和慢性腹痛。

1）急性腹痛：一般起病急、进展快、病情重。常见原因有腹膜和腹腔器官的急性炎症，如急性腹膜炎、急性胃肠炎、急性胰腺炎、急性胆囊炎等；腹内空腔器官的扭转、阻塞或扩张，如急性胃扩张、肠扭转、肠梗阻、胆道和泌尿道结石、肝脏和脾脏破裂等。

2）慢性腹痛：一般起病慢、反复发作、迁延不愈、病程长。常见原因有腹膜和腹腔器官的慢性炎症，如慢性胃肠炎、慢性胆囊炎、慢性溃疡性结肠炎、结核性腹膜炎、肝炎、肝脓肿；腹腔器官的肿瘤，如胃癌、肝癌、胰腺癌等；消化性溃疡，如胃溃疡、十二指肠溃疡等；胃肠神经功能失常，如胃肠神经官能症、肠易激综合征；中毒与代谢性疾病，如尿毒症、铅中毒等。

（2）临床表现

1）部位：一般多为病变所在部位，如胃、十二指肠、胰腺疾病引起的疼痛多在中上腹，肝胆疾病引起的疼痛多在右上腹，小肠疾病引起的疼痛多在脐周，结肠疾病引起的疼痛多在下腹或左下腹，急性阑尾炎引起的疼痛在右下腹的麦氏点，膀胱炎、盆腔炎、异位妊娠破裂引起的疼痛也在下腹部，急慢性腹膜炎、机械性肠梗阻、急性出血坏死性肠炎、铅中毒等引起的疼痛多为弥漫性或部位不定的疼痛。

2）性质与程度：脏器穿孔或严重炎症引起的疼痛多为刀割样剧烈疼痛，急性腹膜炎引起的疼痛多为突发的持续性伴有腹肌紧张或者板状腹的剧烈疼痛，胆道蛔虫引起的疼痛为剑突下阵发性钻顶样疼痛，慢性胃炎及胃、十二指肠溃疡引起的疼痛多为反复发作的持续性中上腹隐痛、胀痛或钝痛，胆石症或泌尿系统结石引起的疼痛多为阵发性剧烈绞痛。

3）影响因素：急性胰腺炎引起的疼痛发作前常有酗酒、暴饮暴食史，胆囊炎或胆石症引起的疼痛发作前常有进食高脂食物史，胃溃疡引起的疼痛一般在饭后加重，十二指肠溃疡引起的疼痛一般在饥饿后加重而进食后缓解。

三、疼痛的观察评估

疼痛是临床最常见的症状之一，也是第五生命体征。严重的疼痛不仅给人带来身体的不适，也会造成人情绪和情感的痛苦，甚至导致休克等威胁生命。缓解疼痛、解决疼痛带来的不愉快的心理体验是医护人员的重要任务。在疼痛的管理中，疼痛的观察评估是重要内容之一。

1. 观察评估内容

（1）了解相关病史

了解疼痛的部位、性质与程度、影响因素、治疗经过等。

（2）观察身心反应

密切观察四大生命体征和情绪的变化，了解有无恶心、呕吐、腹泻、强迫体位、食欲不振、睡眠障碍等。

（3）注意伴随症状

伴有咳嗽、咳痰、咯血的胸痛多为呼吸道病变，伴有喷射性呕吐和血压升高的头痛多为颅内压增高的病变，伴有压痛、反跳痛、腹肌紧张的急性腹痛多为急性腹膜炎，伴有休克征兆的腹痛多为腹腔脏器的破裂、穿孔或者梗阻，伴有消化道出血的慢性周期性发作的疼痛多为消化性溃疡。

2. 观察评估方法

观察评估方法主要有交谈法和测量工具法。交谈法主要通过问诊和观察来了解疼痛病史，观察其身心对疼痛的反应。测量工具法是根据年龄、病情和认知水平选择相应的评估工具来判断疼痛情况。常用的测量工具有以下几种：

（1）数字评分法

数字评分法用数字 0 ~ 10 代替文字来表示疼痛的程度。数字评分法将一条直线等分为 10 段，按 0 ~ 10 次序评估疼痛程度：0 为无痛，1 ~ 3 为轻度疼痛（疼痛不影响睡眠），4 ~ 6 为中度疼痛，7 ~ 9 为重度疼痛（不能入睡或者睡眠中痛醒），10 为剧痛，如图 1-5-1 所示。书写方式为：在描述过去 24 h 内最严重的疼痛的数字上画圈。常用于治疗前后疼痛的对比。此方法准确简明，但不能用于没有数字概念的患儿。

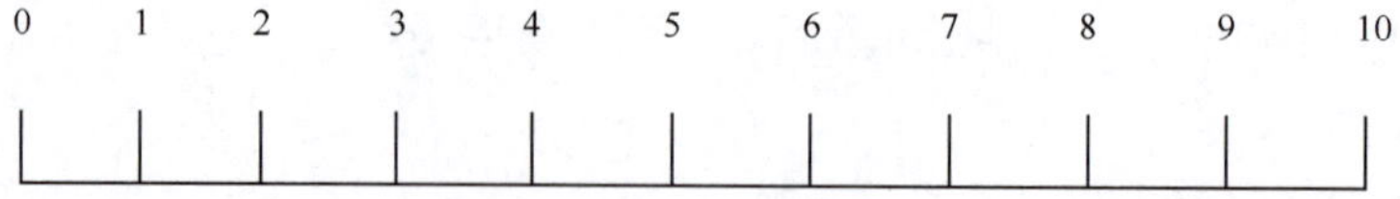

图 1-5-1　数字评分法

（2）文字描述评定法

文字描述评定法把一条直线等分成 5 段，每个点均有相应的描述疼痛程度的文字，从无痛、轻痛、中痛、重痛、剧痛到最痛（无法忍受的疼痛），如图 1-5-2 所示。此方法醒目、便于理解，但对文化程度低或不识字的人难于应用。

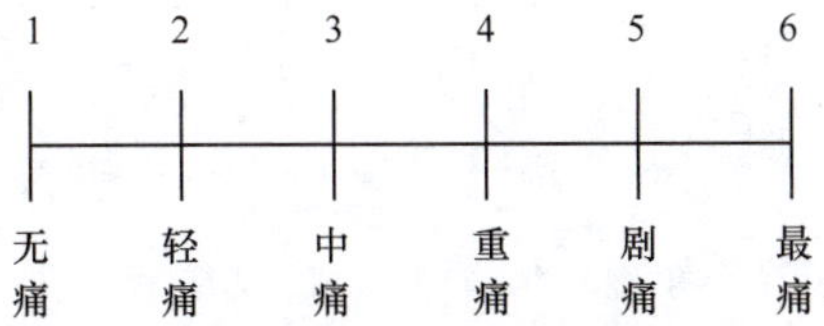

图 1-5-2　文字描述评定法

（3）视觉模拟评分法

视觉模拟评分法在一条直线不做任何划分，仅在直线的两端分别注明无痛和剧痛，让患者根据自己对疼痛的感觉在直线上标记疼痛的程度，如图 1-5-3 所示。此方法简便易行，但精确度稍差。

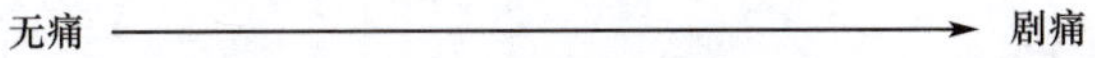

图 1-5-3　视觉模拟评分法

（4）面部表情疼痛评定法

面部表情疼痛评定法采用面部表情来表达疼痛程度，从左到右 6 张面部表情，最左边的脸表示无痛，向右依次表示疼痛越来越重，直到最右边的脸表示剧痛，如图 1-5-4 所示。此方法直观真实，没有文化背景的要求，常用于小儿及表达困难者，但需要观察者仔细辨识。

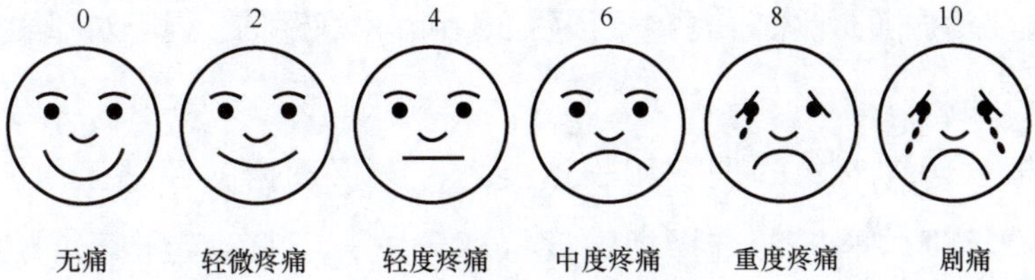

图 1-5-4　面部表情疼痛评定法

（5）WHO 疼痛分级标准

按 WHO 的疼痛分级标准进行分级，疼痛共分为 4 级。

0 级：无疼痛。

1 级（轻度疼痛）：平卧时无疼痛，翻身、咳嗽时有轻度疼痛，但可以忍受，睡眠不受影响。

2 级（中度疼痛）：静卧时有疼痛，翻身、咳嗽时疼痛加剧，不能忍受，睡眠受干扰，主动要求使用镇痛药。

3 级（重度疼痛）：静卧时疼痛剧烈，不能忍受，睡眠严重受干扰，需要使用镇痛药。

任务实施

邵某的职业特点是经常出差、熬夜、不能按时吃饭、应酬较多，所以邵某存在饮食不规律的情况。根据其描述的中上腹不定期但不剧烈、饥饿感、“烧得慌”的疼痛特点，初步判断其可能有消化性溃疡。邵某最近几周熬夜加班，导致症状反复，并于今晚加班时病情突然加重。照护者首先需要对其进行全面评估，然后根据评估结果进行有效的照护和指导。

一、疼痛评估

1. 评估前准备

照护者着装整洁，用七步洗手法消毒双手；评估照护对象的合作能力，根据合作能力选择适合的评估方法及准备恰当的评估工具，并向照护对象及家属解释操作目的。

2. 评估实施

（1）根据照护对象的年龄、性别、基本病情、既往疼痛史、现疼痛情况确定评估时机：发生疼痛随时评估，疼痛干预后 30 min 再次评估。现应对邵某立刻进行疼痛评估。

（2）根据照护对象的理解和表达能力，选择适合的评估工具。邵某为成年人，意识清晰，照护者选择视觉模拟评分法，邵某确定自己的疼痛为中度疼痛。

（3）评估照护对象疼痛的部位、持续时间、疼痛程度及性质，是否曾使用止痛药，了解用药后的效果。邵某的疼痛部位为中上腹，疼痛持续时间不确定，但进食后或用药后缓解，疼痛性质为慢性钝痛，今晚来之前没有使用任何药物。

3. 评估结果

邵某的疼痛为中度慢性钝痛，结合所学知识初步确定其有消化性溃疡。

二、合理照护，防止病情加重，预防并发症

邵某的疼痛多因长期饮食不规律及熬夜造成。照护者应咨询医生或药师后，选择合理有效的缓解或止痛方法，避免或减少引起疼痛的原因或诱因，并对其进行健康教育。

1. 用药指导

在医生的指导下，正确服用各种药物。常用药物包括：①质子泵抑制剂，如奥美拉唑，宜在晨起空腹或晚间睡前服用；②抗酸剂，如铝碳酸镁片，宜在餐后1 h或睡前服用，片剂应该嚼碎服用。指导照护对象正确客观地描述疼痛及使用药物，避免药物成瘾。

2. 疾病知识普及

消化性溃疡主要指发生在胃和十二指肠的慢性溃疡，发病率高，有慢性过程、周期性发作和节律性上腹痛的特点，多发于秋冬和冬春交替之际，且与不良精神刺激、情绪波动、饮食失调等有关。

3. 饮食原则

饮食要有规律，定时定量，少食多餐，细嚼慢咽。在溃疡活动期，可每日进食 4 ~ 5 次，宜细嚼慢咽；食物以清淡、质软、营养丰富、易消化为主，适量食用脱脂牛奶，牛奶宜在两餐之间饮用；避免刺激性食物及饮料，戒烟酒（因为烟酒可延迟胃炎和溃疡的愈合）。

4. 休息与活动指导

溃疡活动期且症状较重者应卧床休息 1 ~ 2 周；病情较轻者应适当活动，积极配合治疗。注意生活规律和劳逸结合。保持环境安静、舒适，保证充足的睡眠。

5. 心理照护

保持乐观情绪，避免精神紧张及情绪不宁。

能力测评

测评项目			测评标准	最高分	得分
操作前准备	人员准备	（1）照护者着装整洁，洗手 （2）照护对象情绪稳定，照护者向其解释疼痛评估的目的并征得其同意	每缺少一项扣 2 分	6	
	物品准备：面部表情疼痛评定法、数字评分法、文字描述评定法等疼痛测量工具、记录本、记录笔、手消毒剂				
	环境准备：环境安全、清洁、安静，光线明亮，温湿度适宜，注意保护照护对象的隐私				
任务实施	评估沟通	（1）正确的问候和自我介绍，核对并确认照护对象的身份	每缺少一项扣 5 分	25	
		（2）评估，判断状况是否适合操作，确定合适的评估时机			
		（3）根据照护对象的具体情况，选择评估时机			
		（4）评估照护对象疼痛的部位、持续时间、疼痛性质、是否使用止痛药及用药效果			
		（5）观察疼痛的伴随症状			
	判断疼痛情况	（1）面部表情疼痛评定法	每一处不当扣 2 分	8	
		（2）数字评分法	每一处不当扣 2 分	8	
		（3）文字描述评定法	每一处不当扣 2 分	8	
	病情告知	（1）告知照护对象及家属，疼痛是可以缓解的	操作不当扣 3 分	3	
		（2）告知照护对象及其他相关人员：使用的疼痛评估工具，照护对象目前的疼痛程度及预期的舒缓目标	每一处不当扣 2 分	6	
		（3）疼痛评分较高时，立即告知医生采取止痛措施	操作不当扣 2 分	2	

续表

测评项目			测评标准	最高分	得分
任务实施	操作规范	（1）操作过程中动作规范、有序，关注照护对象的感受	每一处不当扣 5 分	20	
		（2）恰当的健康教育：告知疼痛监测的意义以及紧急情况下的正确处理方式			
		（3）正确处理照护对象及家属提出的问题			
		（4）遵守无菌等卫生原则、节力原则			
		（5）给予恰当的鼓励	最少鼓励两次，每缺少一次扣 2 分	4	
综合评价	（1）关注照护对象的生理、心理变化，全程注意照护服务礼仪		操作过程动作粗暴扣 2 分	4	
	（2）照护过程中要足够细心，有足够的耐心、爱心和同理心，操作正确，动作轻柔		每一处不当扣 1 分	3	
	（3）与照护对象及家属沟通时，语言通俗易懂，礼貌、亲切、耐心、详细，并能给出比较中肯的建议		语言应付、生硬，语速过快各扣 1 分	3	
总分					

实训演练

朱某，女，35 岁，乳腺癌术后，自述疼痛难忍、影响睡眠。作为照护者，应该采取哪些照护措施？

照护要点提示：1. 评估疼痛；2. 观察生命体征；3. 疼痛照护；4. 生活照护；5. 健康教育。

任务六 意识的观察与照护

任务描述

范某，女，67 岁，其女儿叙述早上醒来时母亲自觉很疲乏，便躺下继续睡觉，10：30 女儿发现母亲鼾睡，呼之不应，压迫眼眶上方有痛苦的表情，出汗多，小便失禁，家人急送医院救治。范某有高血压病史 5 年，1 年前患脑卒中。作为照护者，如何针对范某的情况实施照护?

任务讨论

1. 范某为什么会出现这些症状?
2. 如何评估范某的意识障碍程度?
3. 照护者应该尽快采取哪些照护措施?

相关知识

一、正常意识

意识是大脑高级神经中枢功能活动的综合表现，是人对环境和自身的识别能力和认识的清晰程度。意识正常的人，对答正确、反应精确、语言清楚、思维合理、情感正常，对时间、地点、人物的判断力及定向力正常。

二、意识障碍

意识障碍是指人对外界环境及自身状态的识别能力和觉察能力出现障碍的一种精神状态。许多疾病可以影响大脑的功能活动，引起不同程度的意识障碍。

1. 常见原因

（1）颅内疾病

颅内感染性疾病，如各种脑炎、脑膜炎、脑脓肿等；颅内非感染性疾病，如脑血管疾病、脑肿瘤、脑外伤、癫痫等。

（2）颅外疾病

心血管疾病，如重度休克、急性心肌梗死、心律失常引起的阿－斯综合征等；全身严重感染，如败血症、中毒性菌痢、中毒性肺炎、伤寒等；内分泌与代谢性疾病，如肝性昏迷、糖尿病酮症酸中毒、甲状腺危象、低血糖、尿毒症、肺性脑病等；药物或化学毒物中毒，如安眠药、有机磷农药中毒，一氧化碳、酒精、氰化物中毒等；物理及缺氧性损害，如高温中暑、日射病、高山病、触电等。

2. 临床表现

（1）嗜睡

嗜睡为程度最轻的意识障碍，处于病理性睡眠状态，可以通过刺激被唤醒，醒后能够正确回答问题和做出各种反应，但是反应迟钝，一旦刺激消退又会迅速入睡。

（2）意识模糊

意识模糊的意识障碍程度比嗜睡深。表现为表情淡漠，对自己及周围环境漠不关心，能保持简单的精神活动，能合理回答问题，迟缓而简单，对时间、地点、人物的定向能力发生一定的障碍，思维和语言不连贯，有时候有错觉和幻觉等。

（3）谵妄

谵妄是指以兴奋为主的高级中枢急性功能障碍的状态。表现为急性起病，意识模糊，对客观环境的认识能力和反应能力下降，注意力涣散，定向力消失，感觉错乱，躁动不安，语言错乱等。常有错觉和幻觉，出现紧张、恐惧和兴奋不安、大喊大叫，甚至发生冲动攻击行为。

（4）昏睡

昏睡是比嗜睡更深的接近于不省人事的意识障碍，处于熟睡眠状态，不易被唤醒，即使在强刺激如压迫眶上神经或者摇动身体下唤醒，回答问题含糊不清或者答非所问，很快又再进入深睡眠状态。

（5）昏迷

昏迷是最严重的意识障碍，表现为意识的持续中断或者完全丧失，按程度不同可分为三个阶段。

1）轻度昏迷：意识大部分丧失，无自主运动，对声、光的刺激无反应，对疼痛刺激仅可出现痛苦表情或者肢体退缩等防御反应，角膜反射、瞳孔对光反射、眼球运动、吞咽反射可存在，基本生命体征无明显异常。

2）中度昏迷：对周围事物和各种刺激均无反应，对强烈疼痛刺激可出现防御反应，角膜反射减弱，瞳孔对光反射迟钝，无眼球运动，可有生命体征的轻度异常和不同程度的排便、排尿功能障碍。

3）深度昏迷：意识完全丧失，全身肌肉松弛，对各种刺激均无反应，眼球固定、瞳孔散大，深、浅反射均消失，生命体征明显异常，大小便失禁，可有脑强直。

三、意识障碍者的照护要点

1. 当照护对象出现意识模糊、嗜睡等意识障碍时，应严密观察，以防病情加深而进入昏迷。

2. 昏迷者要绝对卧床休息，保持环境安静，避免各种刺激，并酌情加床档或保护性约束。一般取平卧位，头偏向一侧，取下义齿。舌后坠者应用舌钳。

3. 呼吸困难者应给予吸氧，如果呼吸道不畅、缺氧严重，可由专业的医生做气管切开术或使用人工呼吸机，并给予相应的照护。

4. 有癫痫发作者，要防止跌伤、咬伤。

5. 发热者应给予物理降温。

6. 密切观察瞳孔变化及生命体征，准确及时记录，发现异常及时通知医生处理。正确按医嘱给药，准确记录 24 h 出入量。

任务实施

范某有高血压病史，1 年前患脑卒中，现突然出现意识障碍。照护者首先需要评估其意识状态情况，然后进行其他生命体征的测量，在评估过程中严密观察其身体状况，防止病情恶化或者出现并发症。

一、意识观察

1. 观察前准备

（1）人员准备

照护者着装整洁，用七步洗手法消毒双手；评估照护对象的合作能力；向照护对象及家属解释操作目的。

（2）物品准备

听诊器、体温计、手电筒、大头针、棉签、记录本、记录笔、手消毒剂。

（3）环境准备

室内光线充足，温度适宜，适合操作。注意保护照护对象的隐私。

2. 观察实施

根据照护对象的语言反应、回答问题是否切题、对疼痛刺激的反应、肢体活动、瞳孔大小及对光反射、角膜反射等，可判断其有无意识障碍及意识障碍的程度。

3. 观察结果

根据所学知识，照护者分析范某为轻度昏迷。

二、合理照护，防止病情加重，预防并发症

1. 根据评估意识障碍的程度，动态监测生命体征：定时监测体温、脉搏、呼吸、血压、瞳孔、意识状态、精神，监测动脉血气分析值、血氧饱和度、血糖、钙离子水平。评估范某家属对意识水平改变的了解程度，请范某家属参与制订照护计划。

2. 保持呼吸道通畅，根据医嘱积极地降颅内压，禁忌灌肠，避免精神刺激，保持环境安静。

3. 预防并发症：评估能够造成范某躯体损伤的危险因素。维持适当的肢体活动，偏瘫肢体应保持在功能位，并按定时、定量、循序渐进的原则给予范某被动运动。采取安全防护措施，安装床挡，降低床的高度，将信号灯放在照护对象伸手可及处。维护安全，预防发生意外伤害。

4. 合理的营养：给予优质蛋白、富含维生素和纤维素、易消化的食物，维持水分与电解质的平衡。

5. 清洁卫生：维持身体的清洁和舒适，尤其注意保持皮肤清洁、干燥，保持口

腔清洁，观察有无感染。做好尿道、肠道照护。保护眼睛，预防角膜受刺激。有隐形眼镜者，取出放入保护液中。

6. 记忆力与情感恢复：生命体征稳定后，及时进行积极有效的康复训练。

7. 了解照护对象目前所用的药物，给予用药指导。评估照护对象的近期和远期记忆力，观察其判断力和安全意识，评估其注意力是否集中，评估其遵循指导和连续性解决问题的能力以及沟通能力。

8. 积极与医生和护士沟通，寻找引起意识障碍的原因，做出对症和对因处理。

9. 健康教育：健康教育最好的方法是经常给予鼓励。定期评估照护对象的日常生活自理能力，鼓励家属为其提供熟悉的物品（如相片等），帮助其恢复记忆。鼓励照护对象及家属表达自己的想法或感受。纠正照护对象的错误认知或定向力错误，使用日历、电视、钟表等帮助其恢复定向力，使用“你”或“我”代替“我们”，增强定向力，鼓励其保持独立性。

能力测评

测评项目			测评标准	最高分	得分
操作前准备	人员准备		每缺少一项扣 2 分	6	
	物品准备				
	环境准备				
任务实施	评估沟通	（1）正确的问候和自我介绍，核对并确认照护对象的身份	每缺少一项扣 2 分	4	
		（2）评估，判断状况是否适合操作，确定合适的评估时机	每缺少一项扣 2 分	4	
	评估意识状态	（1）观察照护对象是否意识清醒，有无嗜睡、昏睡、轻度昏迷或者深度昏迷，有无意识混浊、谵妄等	每一处不当扣 5 分	20	
		（2）发现意识改变者，同时观察其生命体征、瞳孔大小及对光反射、眼球运动等中枢神经功能情况	每一处不当扣 8 分	24	
		（3）告知照护对象家属评估结果，并做记录	每一处不当扣 4 分	8	

续表

测评项目			测评标准	最高分	得分
任务实施	操作规范	（1）操作过程中动作规范、有序，关注照护对象的感受	每一处不当扣5分	20	
		（2）恰当的健康教育：告知照护对象家属意识评估的意义以及紧急情况下的正确处理方式			
		（3）正确处理照护对象及家属提出的问题			
		（4）遵守无菌等卫生原则、节力原则			
		（5）给予恰当的鼓励	最少鼓励两次，每缺少一次扣2分	4	
综合评价	（1）关注照护对象的生理、心理变化，全程注意照护服务礼仪		操作过程动作粗暴扣2分	4	
	（2）照护过程中要足够细心，有足够的耐心、爱心和同理心，操作正确，动作轻柔		每一处不当扣1分	3	
	（3）与照护对象及家属沟通时，语言通俗易懂，礼貌、亲切、耐心、详细，并能给出比较中肯的建议		语言应付、生硬，语速过快各扣1分	3	
总分					

实训演练

曾某，女，56岁，独居。邻居8：00左右打电话约曾某打牌，电话无人接听，于是邻居到曾某家敲门，还是没有应答，他立即找来开锁公司打开房门，闻到室内有很大的煤气味，进入房间内发现曾某侧躺在床，呼之不应，走近发现其口唇呈樱红色、四肢发凉、床上有小便、呼吸微弱，迅速拨打120送至医院抢救。作为照护者，应该采取哪些措施？

照护要点提示：1. 观察意识；2. 观察生命体征；3. 昏迷照护；4. 生活照护；5. 健康教育。

模块二
行动照护技术

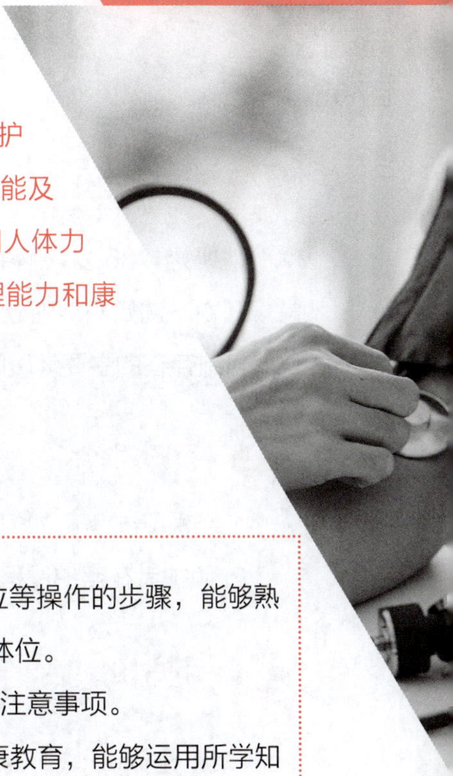

衣食住行是人们日常生活中的基本活动。照护对象由于疾病的影响或机体的老化，自理能力降低，需要照护者的帮助。因此，穿脱衣服、移动身体和改变体位成为失能及半失能照护对象日常照护的重要内容。照护者应充分运用人体力学原理，操作节力、轻柔、安全，协助照护对象提高自理能力和康复信心。

任务目标

◆ 掌握协助照护对象穿脱衣服、移动身体和改变体位等操作的步骤，能够熟练、规范地协助照护对象完成穿脱衣服、移动身体和改变体位。

◆ 掌握穿脱衣服、移动身体和改变体位操作过程中的注意事项。

◆ 熟悉穿脱衣服、移动身体和改变体位过程中的健康教育，能够运用所学知识给予照护对象正确的指导。

任务一
穿脱衣服照护

任务描述

沈奶奶，86 岁，脑中风后导致右侧肢体偏瘫，经治疗后现病情稳定，平时服用常规药物。沈奶奶能独立坐起，但独立穿脱衣服有困难。作为照护者，请你确定沈奶奶目前存在的主要健康问题，并协助其进行穿脱衣服训练。

任务讨论

1. 作为照护者，如何协助沈奶奶穿脱衣服?
2. 照护者在照护过程中，如何帮助照护对象提高自理能力?

相关知识

一、日常生活活动评估

1. 日常生活活动的概念

日常生活活动是指个体为独立生活而必须每天反复进行的最基本的活动，包括完成进食、洗澡、修饰、穿衣、如厕、四处行走等。照护对象参与日常生活活动，有助于避免疾病或衰老导致的能力和机能水平下降。

2. 日常生活活动评估内容

日常生活活动的评估内容包括进食、大便控制、小便控制、如厕、修饰、穿衣、平地移动、床椅转移、上下楼梯、洗澡 10 个项目，评定量表见表 2-1-1。

表 2-1-1　日常生活活动能力（ADL）评定量表（Barthel 指数）

项目	评分	标准	日期							
1. 进食	0	较大程度或完全依赖								
	5	需要部分帮助（切面包、抹黄油、夹菜、盛饭）								
	10	完全自理（能进食各种食物，但不包括取饭、做饭）								
2. 大便控制	0	失禁或昏迷								
	5	偶尔失禁（每周少于 1 次）								
	10	能控制								
3. 小便控制	0	失禁或昏迷								
	5	偶尔失禁（每天少于 1 次）								
	10	能控制								
4. 如厕（去和离开厕所、使用厕所、穿脱裤子）	0	依赖他人								
	5	需要部分帮助								
	10	自理								
5. 修饰（洗脸、刷牙、梳头、剃须）	0	需要帮助								
	5	自理								
6. 穿衣（解系纽扣、拉拉链、穿脱鞋袜、系鞋带等）	0	依赖他人								
	5	需要部分帮助								
	10	自理								
7. 平地移动	0	不能步行								
	5	在轮椅上能独立行动								
	10	需要 1 人帮助步行（语言或身体帮助）								
	15	独立步行（可用辅助器，在家及附近）								
8. 床椅转移	0	完全依赖他人，无坐位平衡								
	5	需要 1 ~ 2 人帮助（身体帮助）								
	10	需要少量帮助（语言或身体帮助）								
	15	自理								

续表

项目	评分	标准	日期							
9. 上下楼梯	0	不能								
	5	需要帮助（语言、身体或手杖帮助）								
	10	独立上下楼梯								
10. 洗澡	0	依赖								
	5	自理（无指导能进出浴池，并自理清洗）								
总分										
评估人										

3. 日常生活活动评估结果

生活自理：100 分，日常生活活动能力良好，不需要他人帮助。

轻度功能障碍：61~99 分，能独立完成部分日常活动，但需要一定帮助。

中度功能障碍：41~60 分，需要极大帮助才能完成日常生活活动。

重度功能障碍：≤40 分，大部分日常生活活动不能完成或完全需要人照料。

Barthel 指数得分 40 分以上者康复治疗的效益最大。

二、协助脱衣操作步骤

1. 协助脱开襟上衣

协助照护对象脱衣服时，先脱健侧，后脱患侧。

做好解释，征得照护对象同意→掀开盖被→解开上衣纽扣或拉链→协助照护对象脱去一侧（健侧）衣袖→其余部分平整地塞于照护对象身下→协助侧身，从身体另一侧拉出衣服→脱下另一侧（患侧）衣袖→整理物品。

2. 协助脱套头上衣

做好解释，征得照护对象同意→将衣服向上拉至腋下或肩部→协助照护对象手臂上举→脱去一侧（健侧）衣袖→从头部脱→再脱去另一侧（患侧）衣袖→整理物品。

3. 协助脱裤

做好解释，征得照护对象同意→解开裤带、裤扣→嘱照护对象抬起臀部→双手将裤腰向下脱至臀部以下→双手分别拉住两裤管口向下把裤子完全脱下→整理物品。

三、协助穿衣操作步骤

1. 协助穿开襟上衣

协助照护对象穿衣时，先穿近侧或患侧，后穿远侧或健侧。

征得照护对象同意→掀开盖被→穿近侧或患侧衣袖→一手扶住照护对象肩部，另一手扶住髋部，协助翻身侧卧，面对照护者→将衣服拉至对侧→穿好另一侧（健侧）衣袖→整理拉平衣服→扣好纽扣或拉好拉链。

2. 协助穿套头上衣

征得照护对象同意→分清衣服前后→照护者手臂从衣服袖口处穿入→握住照护对象患侧手腕→将衣袖轻轻拉至肩部→同样的方法穿好另一侧衣袖→协助将衣领开口套入头部→整理拉平衣服。

3. 协助穿裤

征得照护对象同意→照护者左手手臂从裤管口向上套入→轻握照护对象患侧脚踝→右手将裤管向大腿方向提拉→同样的方法穿好另一条裤管→嘱照护对象抬起臀部→双手向上提拉裤腰至臀部→扣好裤扣，系好裤带。

四、协助特殊照护对象穿脱衣服的技巧

1. 协助留置导尿管的照护对象穿脱衣服

（1）协助留置导尿管的照护对象更换衣服时，不要擅自断开导尿管和集尿袋的连接，防止污染。

（2）协助照护对象更换裤子前，夹闭集尿管。

（3）轻轻拿起集尿袋，让照护对象穿上裤子，检查裤子，防止拉扯到导尿管。

（4）让照护对象站起来后再将裤子提起。

（5）保持集尿袋位于膀胱或腹股沟以下。

2. 协助持续静脉输液的照护对象穿脱衣服

协助持续静脉输液的照护对象更换衣服时，需要护士先将输液器与静脉留置针连接断开，并用肝素帽封闭。如果不断开连接，穿衣过程中输液管可能会出现打折、脱开、留置针脱出血管、出血等现象。绝对不要将输液管从衣袖中穿过，以防污染。

3. 协助患有认知症的照护对象穿脱衣服

（1）用温和、平静、耐心的语气给患有认知症的照护对象一些简单的、分步骤的引导和提示。

（2）选择舒适且方便穿脱的服装，如自粘式上衣、松紧带式裤装。

（3）按照穿衣服的顺序准备好衣服。

（4）在每天相同的时间段协助照护对象更换衣服。

（5）尽量保持照护对象的自理能力。

五、协助穿脱衣服操作中的注意事项

1. 帮助照护对象选取舒适的体位。

2. 将用物放回原处。

3. 洗手。

4. 将床调整到合适的高度。

5. 遵守有关机构的感染管理规范。

6. 将需要清洗的脏衣物放至规定的地方。

任务实施

由于沈奶奶右侧肢体偏瘫，右侧肢体活动受到影响，因此她需要学会使用左侧肢体完成穿衣、洗漱、进食等日常生活活动。照护者的照护目标是帮助沈奶奶通过使用左手来独立完成更换衣服的任务，鼓励她，协助她，这样才能维持她的生活自理能力。照护者千万不要代替沈奶奶完成她自己能够完成的事情，否则，健侧肢体也会废用性萎缩而失去功能。特别需要说明的是，更换衣服前照护者需要对沈奶奶进行全面的照护评估，根据评估结果采取有效的协助措施。

一、穿脱衣服训练前准备

1. 人员准备

照护者着装整洁，用七步洗手法洗净双手，评估照护对象的合作能力、生活自理能力，向照护对象解释操作目的，征得同意。照护对象能独立坐在椅子上。

2. 物品准备

鼓励照护对象自选服装，训练衣服宜宽松适用。

3. 环境准备

室内光线充足，温度适宜，适合操作。注意保护照护对象的隐私。

二、穿脱衣服训练实施

1. 进入房间

轻敲房门，经照护对象允许后进入房间。

2. 沟通交流

照护者要帮助照护对象树立信心，提高其训练欲望。照护者可以说："沈奶奶，您独自坐起来的？太棒了！从现在开始我就要协助您进行穿脱衣服的训练，慢慢地您就能够自己穿脱衣服了，也能做更多的事情了！"

3. 讲解要领

照护者讲解穿脱衣服训练要领：穿衣时先穿患侧，脱衣时先脱健侧。照护者可以说："沈奶奶，我给您做一遍穿脱衣服的示范。"

4. 穿衣训练

照护者站在照护对象患侧，协助其穿患侧衣袖，训练其用健侧手将衣领拉至患肩，健侧手由颈后抓住衣领拉向健侧肩，穿好健侧衣袖并整理。

5. 脱衣训练

照护者站在照护对象健侧，训练其用健侧手从胸前抓住衣领，先脱患侧衣袖使肩露出，照护者协助脱健侧衣袖，训练其用健侧手将患侧衣袖脱出，完成脱衣动作。在训练过程中注意做好保护工作。照护者在此过程中可以询问："沈奶奶，您现在感觉这个穿脱衣服的训练还适应吗？累吗？谢谢您的配合！"

6. 结束工作

整理物品，洗手记录，预约下次训练时间。

三、健康教育

照护者应注意将健康教育贯穿在训练过程中，经常给予语言鼓励，询问照护对象的感受，如有不适应立即停止训练。

能力测评

测评项目			测评标准	最高分	得分
操作前准备	人员准备		每缺少一项扣 4 分	12	
	物品准备				
	环境准备				
任务实施	评估沟通	（1）与照护对象沟通，评估右侧上肢活动能力	每缺少一项扣 2 分	14	
		（2）询问是否愿意配合训练			
		（3）询问训练前有无其他需要			
		（4）帮助树立信心，提高训练欲望			
		（5）语言有说服力和亲和力			
		（6）讲解穿脱衣服训练的目标			
		（7）讲解穿脱衣服训练的意义			
	穿脱衣训练	（1）照护者讲解穿脱衣服训练要领	顺序错误不得分	3	
		（2）照护者进行穿脱衣服示范	步骤错误不得分	8	
		（3）穿衣训练（按操作步骤计分）	每缺少一项扣 3 分	15	
		（4）脱衣训练（按操作步骤计分）	每缺少一项扣 3 分	15	
		（5）做好保护工作	未做到不得分	3	
	观察	（1）训练过程中经常给予鼓励	至少鼓励两次，每缺少一次扣 2 分	4	
		（2）询问照护对象的感受	每缺少一项扣 3 分	12	
		（3）如有不适应立即停止训练，适当休息			
		（4）根据情况安排下一次训练			
		（5）整理物品			
	注意事项	（1）在进行训练时，照护者可将复杂的动作分解成若干单一的动作，循序渐进，持之以恒	每缺少一项扣 2 分	4	
		（2）依据照护对象每日训练的实际情况适当给予协助，但不可催促、不可代替			

续表

测评项目		测评标准	最高分	得分
综合评价	（1）动作熟练、准确，无重复、多余的动作	操作过程动作粗暴扣 2 分	4	
	（2）语言通俗易懂，礼貌、亲切	语言应付、生硬，语速过快各扣 1 分	3	
	（3）操作过程中要保护照护对象的安全	没有保护意识不得分，保护意识不强适当扣分	3	
总分（如果在操作过程中照护对象摔倒，该任务不得分）				

实训演练

赵奶奶，75 岁，左侧肢体偏瘫半年，患有阿尔茨海默病，现病情稳定，协助下能坐立。作为照护者，应该采取哪些照护措施？

照护要点提示：1. 评估日常生活活动能力；2. 穿脱衣服训练；3. 提高日常生活活动能力；4. 生活照护；5. 健康教育。

任务二
移动与转运照护

任务描述

李爷爷，78 岁，患脑梗塞致左侧肢体偏瘫一年多，现卧床，不能独立移动身体，协助下能短时间站立，服用抗凝、改善脑代谢药物治疗，病情稳定。为提高李爷爷的生活自理能力，请你作为照护者协助他进行移位训练。

任务讨论

1. 作为照护者，如何协助李爷爷完成从床到轮椅、从轮椅到座椅的安全移位？
2. 在照护过程中，照护者如何帮助照护对象提高自理能力及生活品质？

相关知识

一、体位转移

体位转移是指人体从一种姿势转移到另一种姿势的过程，包括从卧位到坐位、从坐位到站位、从床到轮椅、从轮椅到座椅之间的转移等。

1. 体位转移的目的

体位转移的目的是使瘫痪者能够独立地完成各项日常生活活动，帮助其学会从卧、坐、站到行走，从床到轮椅，从轮椅到卫生间的各种转移方法。当瘫痪者不能独立完成转移时，为了保证移位安全，家属应学习辅助和被动的转移方法。

2. 体位转移的分类

体位转移一般分为独立转移、辅助转移和被动转移三大类。独立转移是指照护对象可以独自完成，不需他人帮助的转移方法。辅助转移是指由照护者协助的转移方法。被动转移是指照护对象因瘫痪程度较重而不能对抗重力完成独立转移及辅助转移时，完全由外力将照护对象整个抬起，从一个地方转移到另一个地方的转移方法。被动转移又分为人工搬运和机械搬运。

3. 体位转移的原则

（1）独立转移的原则

1）水平转移时，相互转移的两个平面的物体应稳定并尽可能靠近，高度应尽可能相等。

2）床垫和椅面应有一定的硬度。

3）照护者应教会照护对象利用体重转移。

4）转移时应注意安全。

5）照护对象学习独立转移的时机要适当。

6）当有多种转移方法可供选择时，最安全、最容易的方法为首选。

（2）辅助转移的原则

1）照护者与照护对象应互相信任。

2）照护者应熟知照护对象的病情。

3）转移前照护者必须准备好必要的设施与空间。

4）照护者需要掌握一定的技巧，而不能单独依靠体力。

5）照护者必须穿防滑的鞋子。

6）照护者的指令应简单、明确。

7）转移过程中，照护者应留意照护对象突然或不正常的动作，以避免意外发生。

8）随着照护对象功能的恢复，照护者提供的帮助应逐渐减少。

（3）被动转移的原则

1）照护对象应放松，对照护者要有信心。

2）搬运时照护对象应向前看，而不是向地板或向照护者看。

3）照护对象应保持转移开始时的姿势不变。

4）如果有多人辅助转移，要提前交流和沟通好转移方案。

5）利用机械搬运时，转移前照护者应检查器械是否完好，并保证空间通畅无障碍。

4. 体位转移方法的选择

（1）照护对象能够独立转移时则尽量不提供帮助，能提供少量帮助时则不要提供大量帮助。被动转移要作为最后选择的转移方法。

（2）照护对象自理能力较差或存在认知障碍时，不要勉强其进行独立转移训练。

（3）照护对象移位距离较远时，照护者可以请求他人的帮助，转移频繁时不便使用升降机。

二、移位常用辅助设备

1. 步态带

步态带（见图 2–2–1）适用于部分依赖他人、愿意合作且具有一定体重负担的照护对象。步态带只能用来辅助引导照护对象，不能用于提升，不得用步态带承受照护对象全部或大部分体重。步态带可用于从床到轮椅、从座椅到轮椅、从轮椅到汽车的移位。

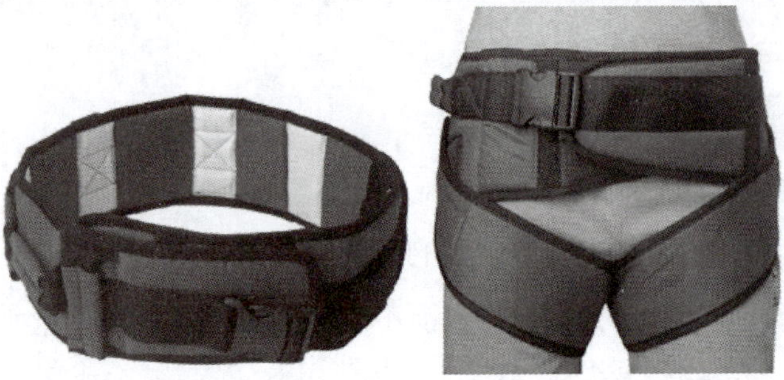

图 2–2–1　步态带

2. 滑板

滑板（见图 2–2–2）用于坐姿从一个表面到另一个相对等高表面的移位。滑板表面平整，通常为树脂或木质材质，起到承托、桥梁的作用。只要使用滑板，一定使用步态带，照护对象必须听从指令，配合移位。

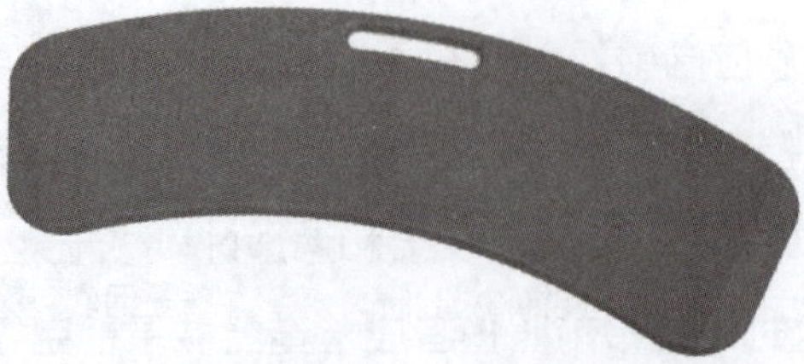

图 2–2–2　滑板

3. 滑移垫

滑移垫（见图 2-2-3）适用于部分或无法承担体重的照护对象，在光滑的表面移位效果最佳。移位时滑移垫用来承担照护对象上背部与大腿之间的重量，至少两个人合作才能使用滑移垫移位。

图 2-2-3　滑移垫

三、床与轮椅之间的转移

1. 操作步骤

（1）将轮椅与床成 30° ~ 45° 夹角固定，协助照护对象坐于床边。

（2）照护者将步态带固定于照护对象腰部，双脚放于照护对象双脚前方，膝部抵住照护对象膝部，手掌向上握住步态带，使用“1—2—3 起”的口头指令协调运动，并将照护对象扶起至站立位。

（3）照护者以脚为轴完成转身，协助照护对象靠近轮椅，照护者重心下移，背部不要扭曲，辅助照护对象坐在轮椅上，确保其背部靠向轮椅的椅背，取下步态带。

（4）照护者放下轮椅脚踏板，让照护对象把脚放在脚踏板上。

轮椅转移至床、轮椅转移至座椅采用同样的方法。

2. 注意事项

（1）使用前先检查轮椅性能，保证完好方可使用。

（2）轮椅放置位置合理，移动前先固定轮椅。

（3）若照护对象坐不稳，当乘轮椅下斜坡时，要用约束带保护。下坡时，倒转轮椅，缓慢下行，照护对象头及背部应靠近椅背。

（4）照护对象如果有下肢水肿、溃疡或关节疼痛等症状，可将脚踏板抬起，并垫软枕。

（5）保证照护对象安全、舒适，注意保暖，骨折者应固定好骨折部位再转移。

（6）轮椅使用中注意观察照护对象病情变化，确保安全。

四、床与平车之间的转移

1. 操作步骤

（1）单人搬运

单人搬运适用于身体较轻的照护对象。协助照护对象屈膝，照护者一手臂自照护对象腋下伸至对侧肩部外侧，另一手臂伸至大腿下，同时提醒照护对象双臂交叉放于照护者颈后，移动照护对象至平车上。

（2）双人搬运

两名照护者站在床的同侧，一人一手托住照护对象颈肩部，另一手托其腰部，另一人一手托其臀部，另一手托其膝下部，两人同时抬起照护对象移向近侧床沿，也可同时起身使照护对象身体向照护者倾斜，合力搬运照护对象至平车上。

2. 注意事项

（1）搬运前首先固定平车，检查平车性能是否完好、平车放置位置是否合理。搬运时应注意照护对象头部位于平车大轮端，动作轻稳，协调一致。

（2）推车时小轮在前，车速适宜，拉起护栏，照护者站于照护对象头侧，上下坡时照护对象头部应在高处一端。

（3）运送过程中保证输液和引流通畅，特殊引流管经医护人员同意后可先行夹闭，防止牵拉脱出。

（4）平车使用中注意观察病情变化，确保安全。

（5）保证照护对象安全、舒适，注意保暖，骨折者应固定好骨折部位再转移。

（6）遵循节力原则，速度适宜。

（7）颅脑损伤者采取平车搬运，取平卧位，头偏向一侧，保持呼吸道通畅。颈椎损伤者用沙袋、软枕等固定头部左右，一人托住头部后再转移。

任务实施

李爷爷左侧肢体瘫痪，他需要学会使用健侧肢体完成移动身体等日常生活活动。

照护者的照护目标是帮助李爷爷通过使用健侧肢体独立完成身体移位。为了安全地移动照护对象，照护者首先要对照护对象进行评估，确定移动方式、是否需要移动设备或其他团队成员配合、照护对象听从指令的能力。照护者要尽可能培养照护对象的独立性，协助其外出参加有意义的社会活动，随时准备给予帮助，同时照护对象的身体状况会经常发生变化，因此评估要定时更新。

一、移动身体与转运训练前准备

1. 人员准备

照护者仪表端庄、着装整洁，主动热情、态度和蔼，用七步洗手法洗净双手；评估照护对象的意识状态、肌力、平衡力、体重、听从指令能力、合作能力，向照护对象解释移位目的，征得同意。

2. 物品准备

轮椅、步态带、两个软枕、一条毛毯。检查轮椅性能是否完好。

3. 环境准备

室内宽敞明亮，温湿度适宜，无障碍物，适合操作。注意保护照护对象的隐私。

二、协助移位至轮椅与转运操作实施

1. 进入房间

轻敲房门，经照护对象允许后进入房间。

2. 评估沟通

照护者与照护对象充分沟通，做好评估，提高其训练欲望。照护者可以说："李爷爷，早上好！您最近感觉怎么样？您别担心，只要您坚持康复训练，身体会慢慢好起来的。今天天气不错，一会儿我推轮椅带您出去晒晒太阳，这样也有利于您康复，可以吗？"

3. 讲解流程

照护者讲解从床移位至轮椅的训练要领：将轮椅置于照护对象的健侧，固定步态带，使用"1—2—3 起"的口头指令等。照护者可以说："李爷爷，我给您做一遍从床移位至轮椅的示范。"

4. 移位与转运训练

照护者将轮椅置于照护对象的健侧，与床成 30° ~ 45° 夹角固定；协助照护对象坐起，穿防滑鞋；固定步态带于照护对象腰部，照护者膝部抵住照护对象患肢膝部外侧，手掌向上握住步态带，使用“1—2—3 起”的口头指令协调运动，扶起照护对象成站立位；以脚为轴完成转身，协助照护对象靠近轮椅，健侧手（右手）抓住轮椅扶手，照护者重心下移，辅助照护对象坐在轮椅上，靠椅背坐稳，后背垫软枕，放下脚踏板，取下步态带，系好安全带。照护者可以说：“李爷爷，您真棒，多训练几次您就可以独立移位啦！”

“现在我陪您去晒太阳！”照护者打开轮椅手刹稳步前行。“李爷爷，您乘坐轮椅时如果有什么不舒服，一定要告诉我。”上坡的时候要迎着坡面走，下坡的时候采取倒行的方式，上台阶和出电梯的时候先压起前轮后抬起后轮，照护对象先出照护者后出，下台阶和进电梯的时候采取倒行的方式，先抬起后轮再压起前轮，照护者先进照护对象再进。“李爷爷您感觉怎么样？”“有点儿累了啊！那我们今天的训练就到这儿吧！明天上午再进行训练，谢谢您的配合！”在轮椅转运过程中注意观察照护对象的身体状况，询问有无头晕、疲劳，如有不适应立即停止训练，适当休息。

轮椅转移至座椅、轮椅转移至床采用同样的方法训练。

5. 结束工作

整理物品，洗手，记录移位的日期和时间、移位转运过程中出现的异常情况，操作者签名，预约下次训练时间。

三、健康教育

照护者应注意将健康教育贯穿在移位训练过程中，经常给予语言鼓励、肢体语言鼓励；移位过程中注意询问照护对象的感受，如有不适立即停止训练；充分利用健康宣教画报进行健康教育。

能力测评

测评项目		测评标准	最高分	得分
操作前准备	人员准备	每缺少一项扣 2 分	6	
	物品准备			
	环境准备			

续表

测评项目			测评标准	最高分	得分
任务实施	评估沟通	（1）与照护对象沟通，语言有亲和力	每缺少一项扣 1 分	8	
		（2）帮助树立信心，提高训练欲望，语言有说服力			
		（3）询问是否愿意配合训练			
		（4）询问训练前有无其他需要			
		（5）判断右侧上肢活动能力			
		（6）评估左侧肢体肌力、平衡力			
		（7）评估意识状态			
		（8）讲解移位训练的目的和意义			
	移位与转运训练	（1）照护者讲解移位与转运训练要领	顺序错误不得分	4	
		（2）照护者进行移位示范	步骤错误不得分	6	
		（3）移位训练（按操作步骤计分）	每缺少一项扣 5 分	35	
		（4）转运训练（按操作步骤计分）	每缺少一项扣 2 分	20	
	观察	（1）训练过程中经常给予鼓励	至少鼓励两次，每缺少一次扣 2 分	4	
		（2）询问照护对象的感受，如有不适应立即停止训练，适当休息	每缺少一项扣 1 分	3	
		（3）根据情况预约下次训练			
		（4）整理物品，洗手，记录			
	注意事项	（1）在进行训练时，照护者可将复杂的动作分解成若干单一的动作，循序渐进，持之以恒	每缺少一项扣 2 分	4	
		（2）依据照护对象每日训练的实际情况适当给予协助，但不可催促、不可代替			
综合评价	（1）节力，注意保护照护者自身 （2）动作熟练、准确，无重复、多余的动作		每缺少一项扣 2 分，动作粗暴扣 4 分	4	
	（3）语言通俗易懂，礼貌、亲切		语言应付、生硬，语速过快各扣 1 分	3	
	（4）操作过程中注意保护照护对象的安全（全程随时提醒）		没有保护意识不得分，保护意识不强适当扣分	3	
总分（如果轮椅置于患侧或在操作过程中照护对象跌倒，该任务不得分）					

实训演练

王奶奶，86 岁，脑血管后遗症，右侧肢体偏瘫 3 个月，现病情稳定、神志清楚，不能独立移位，协助下能坐立。作为照护者，请找出王奶奶的主要健康问题，并制定详细的照护方案。

照护要点提示：1. 评估日常生活活动能力、意识状态、肌力、合作能力；2. 移位与转运训练；3. 提高日常生活活动能力；4. 生活照护；5. 健康教育。

任务三
卧位变换照护

任务描述

姜爷爷，68 岁，脑血栓后遗症，左侧肢体活动障碍，长期卧床，自主翻身困难。根据姜爷爷存在的主要健康问题，请照护者指导姜爷爷进行从仰卧位变换至半坐卧位的卧位变换训练。

任务讨论

1. 作为照护者，如何协助姜爷爷进行卧位变换？

2. 在照护工作中，照护者如何防止长期卧床的姜爷爷皮肤出现压力性损伤？

相关知识

一、压力性损伤

身体的受压部位指的是那些能够在皮肤表面看到骨骼突起的部位（称为骨隆突）。这些部位的皮肤容易受到压力出现皮肤发红或破溃，这就是压力性损伤。

压力性损伤的原因主要有两个：①垂直压力：长时间作用于皮肤与皮肤之间以及皮肤与坚硬物体表面之间的垂直压力，是导致压力性损伤的主要原因。②剪切力：在变换体位的过程中，皮肤与坚硬物体表面之间存在剪切力，该剪切力导致的皮肤损伤叫作剪切伤。

易出现压力性损伤的部位有肘关节、足跟部和脚踝、膝关节内侧、髋关节、骶尾部、肩关节、枕部、耳朵等。

二、卧位

卧位是指照护对象休息和接受医疗照护服务时所需采取的卧位姿势。

1. 卧位的性质

（1）主动卧位

照护对象身体活动自如，体位可随意改变。

（2）被动卧位

照护对象自身无改变卧位的能力，躺在被安置的位置上，如瘫痪、肌无力、极度虚弱、意识丧失者。

（3）被迫卧位

被迫卧位是指照护对象意识清晰，有变换卧位的能力，但由于疾病影响被迫采取的卧位。被迫卧位有两种情况：①主动，如哮喘发作时所致的端坐卧位；②被迫，如破伤风所致的角弓反张。

2. 常用的卧位

（1）仰卧位

仰卧位也称平卧位，是指自然放松地平躺在床上的身体姿势。处于仰卧位时，可在肩颈、脚踝和腰部垫上柔软的靠垫或软枕，以缓解压力，但不要将靠垫或软枕垫在膝关节下面，以免影响双腿的血液循环。

（2）屈膝仰卧位

屈膝仰卧位是在仰卧位的基础上，将双腿屈膝立起并稍向外侧展开。屈膝仰卧位常用于会阴部护理和导尿术等操作，当照护对象处于屈膝仰卧位时要特别注意保护隐私。

（3）侧卧位

侧卧位是一种非常常见的体位。侧卧位时下腿伸直上腿弯曲，面向一侧，可在两膝之间、腰背部和身体前方垫上软枕增大支撑面积、缓解压力，增加舒适感。

（4）半坐卧位

半坐卧位是指上半身抬高至与床面成 30° ~ 50° 的体位。半坐卧位有利于患有心脏疾病或肺部疾病者呼吸，长期卧床或者需要鼻饲者进食前必须将体位调整至半坐卧位。半坐卧位时，可在头后方、肩颈部和腰背部垫上柔软的靠垫。

（5）坐立位

坐立位是指上半身抬高至与床面成 50° ~ 90° 的体位。坐立位时，可在头后方和肩颈部垫上柔软的靠垫，也可在双腿下面垫上柔软轻薄的软枕，使膝盖稍稍弯曲。

3. 舒适卧位的基本要求

（1）卧位姿势应尽量符合人体力学的要求，维持关节的正常功能位。

（2）经常更换卧位，预防压疮、关节挛缩等并发症。

（3）保护隐私，促进照护对象身心舒适。

三、变换卧位

为了减轻照护对象的痛苦，促进康复，照护者应根据疾病特点，协助并指导照护对象摆放正确、舒适的卧位。

1. 变换卧位的目的

（1）提升舒适感。

（2）保证照护对象的安全。

（3）缓解身体受压部位的压力。

（4）保护皮肤完整性。

（5）改善血液循环和关节肌肉的活动能力。

2. 变换卧位的操作步骤

（1）协助移向床头

1）单人法：枕头横立于床头，照护对象仰卧屈膝，双手握住床头栏杆。照护者两腿适当分开，一手托住照护对象肩背部，一手托住其膝部，嘱照护对象脚蹬床面，同时臀部提供助力，照护者和照护对象一起说“3—2—1—起”的口令，同时用力，协调一致将照护对象抬起移向床头。

2）双人法：照护对象仰卧屈膝，双手握住床头栏杆。枕头横立于床头，避免撞伤照护对象。

方法一：两名照护者站于照护对象同侧，一人托住照护对象颈肩部和腰部，另一人托住其臀部和腘窝，两名照护者和照护对象一起说“3—2—1—起”的口令，同时用力，协调一致将照护对象抬起移向床头。

方法二：两名照护者分别站于床的两侧，两人双手相接，手指相互交叉，托住照护对象颈肩部和臀部。两名照护者和照护对象一起说“3—2—1—起”的口令，同时用力，协调一致将照护对象抬起移向床头。

（2）协助仰卧位变换至侧卧位

1）单人协助翻身侧卧法：照护对象仰卧位，两手放于腹部，双腿屈曲。照护者先将照护对象肩部、臀部向照护者侧移动，再将其双下肢移向近照护者侧的床沿，一手托肩一手扶膝，轻轻将照护对象转向对侧，使照护对象背对照护者，按侧卧位要求在其背部、胸前及两膝间放置软枕，扩大支撑面，必要时使用床挡，使照护对象安全、舒适。

2）双人协助翻身侧卧法：两名照护者站在床的两侧，将照护对象的身体稍微向一侧倾斜，一名照护者把部分移位床单塞在照护对象的身体下面，另一名照护者从另一侧取出床单，并将床单铺平。照护对象双手交叉放于胸前，照护者双脚分开与肩同宽，腰背挺直，双手握住移位床单。两名照护者一起说“3—2—1—推”的口令，将照护对象滑向床边的一侧，并立即拉起床挡。两名照护者的双手分别扶住照护对象的肩、腰、髋、腿，然后一起说“3—2—1—翻”的口令，动作一致地将照护对象的身体翻向远侧床边的方向成侧卧位，此时照护对象侧卧于床的中间位置。在照护对象腰背部和两膝之间垫上靠垫和软枕，以扩大支撑面，保持体位平衡和舒适感。

（3）协助仰卧位变换至半坐卧位

1）使用电动床协助变换至半坐卧位：体重超重、个头超高的照护对象建议使用电动床。照护者只需按下半坐卧位的按键，再根据照护对象的要求调整合适的角度就可以完成操作。

2）双人协助变换至半坐卧位：将影响操作的医疗设备及物品妥善整理或移开，并将枕头立于床头。两名照护者站在床的两侧，将照护对象的身体稍向一侧倾斜，一名照护者把部分移位床单塞于照护对象身体下面，另一名照护者从另一侧取出床单，并将床单铺平。照护对象双手交叉放于胸前，照护者双脚分开与肩同宽，腰背挺直，双手握住移位床单。两名照护者和照护对象一起说“3—2—1—起”的口令，将照护对象移向床头方向。

对于双臂和上身有力量的照护对象，可以让他们握住床挡或助力吊架，在照护者的监督保护下自己坐起来，然后立即在照护对象身后垫上靠垫或软枕，确保照护对象安全和舒适。如果有需要，可以在照护对象身体两侧垫上其他辅具，以保持身体平衡。

对于无法协助移位的照护对象，应使用电动床将其从仰卧位变换至半坐卧位，或使用机械移位设备将其移位至轮椅、座椅上取坐立位。

3. 变换卧位的注意事项

（1）照护者应注意节力原则。

（2）协助照护对象翻身时，动作应轻稳，不可拖拉、用力过猛，防止损伤皮肤，防止骨折。

（3）当照护对象身上置有多种导管时，翻身前应将导管安置妥当，翻身后及时检查，防止导管脱落、移位或扭曲。

（4）根据照护对象的病情及皮肤受压情况，确定翻身间隔时间。对于长期卧床的照护对象，要至少每 2 h 改变卧位一次，或根据照护计划的要求变换卧位。

（5）若照护对象坐在轮椅上且自己能够移动，建议每 15 min 活动一下身体，每小时调整一下身体的姿势。

（6）有认知功能障碍或记忆力下降的照护对象，照护者应及时询问是否舒适，及时调整体位。

（7）观察照护对象有无头晕、恶心等不适，若出现异常情况应立即停止操作。

任务实施

姜爷爷长期卧床，身体受压部位的皮肤会在垂直压力或剪切力的影响下出现压力性损伤。因此，照护者需要经常检查照护对象受压部位的皮肤，及时调整或变换体位，协助照护对象进行由仰卧位变换至侧卧位、由仰卧位变换至半坐卧位等卧位变化，防止出现压力性损伤。操作过程中要特别注意安全，鼓励姜爷爷尽最大努力配合用力，达到训练的目的。需要特别说明的是，卧位变换前，照护者需要对姜爷爷进行全面的照护评估，根据评估结果采取有效的协助措施。

一、卧位变换操作前准备

1. 人员准备

两名照护者着装整洁，用七步洗手法洗净双手，身份识别（使用两种身份识别的方法确认照护对象的身份），评估照护对象的合作能力、肢体活动能力，向照护对象解释操作目的，征得其同意。

2. 物品准备

移位床单一条，靠垫或软枕两个，床挡或助力吊架一个。

3. 环境准备

室内光线充足，温湿度适宜，适合操作。注意保护照护对象隐私。

二、协助仰卧位变换至半坐卧位操作实施

1. 进入房间

轻敲房门，经照护对象允许后进入房间。

2. 评估交流

照护者评估照护对象是否能够配合床上移动身体。照护者介绍训练目标：提高床上生活自理能力，改善患侧肢体的运动功能，防止出现压疮、下肢静脉血栓等并发症。照护者可以说：“您好，姜爷爷！从今天开始我和我的搭档小王要协助您进行卧位变换的训练，慢慢地您就能够自己坐起来了。”

3. 讲解要领

照护者讲解协助仰卧位变换至半坐卧位的要领，鼓励照护对象握住床挡或助力吊架自己坐起。照护者可以说：“姜爷爷，为锻炼您的手臂和身体力量，在操作的过程中您配合我们一下，可以吗？”

4. 仰卧位变换至半坐卧位训练实施

两名照护者站在床的两侧，将枕头立在床头，将照护对象的身体稍向一侧倾斜，一名照护者把部分移位床单塞于照护对象的身体下面，另一名照护者从另一侧取出床单，并将床单铺平。照护对象双手交叉放于胸前，照护者双脚分开与肩同宽，腰背挺直，双手握住移位床单。照护者和照护对象一起说“3—2—1—起”的口令，将照护对象移向床头方向，同时嘱照护对象用健侧手握住床挡或助力吊架自己坐起，照护者随后立即在照护对象身后垫上靠垫或软枕。其间，照护者可以说：“姜爷爷，您真棒！”操作过程中观察照护对象有无不适，确保照护对象安全和舒适。

5. 结束工作

整理物品，洗手，记录，预约下次训练时间。

三、健康教育

照护者应注意将健康教育贯穿在训练过程中，经常给予语言鼓励，询问照护对象的感受，如有头晕、恶心，立即停止操作。

能力测评

测评项目			测评标准	最高分	得分
操作前准备	人员准备		每缺少一项扣2分	6	
	物品准备				
	环境准备				
任务实施	沟通	（1）推车携物至照护对象床前，了解照护对象有无训练意愿	每缺少一项扣2分	4	
		（2）做好解释，取得合作			
	评估	（1）评估照护对象训练配合能力	每缺少一项扣3分	6	
		（2）检查肢体活动能力			
	介绍训练目标	（1）训练卧位变换，提高照护对象的床上生活自理能力	每缺少一项扣2分	4	
		（2）改善患侧肢体的运动功能，防止并发症			
	介绍训练要领		每缺少一项扣2分	4	
	介绍训练时间	（1）根据具体情况，确定照护对象每天训练至少2次	每缺少一项扣2分	4	
		（2）每次不超过30 min，循序渐进			
	移位（协助仰卧位变换至半坐卧位）（按操作步骤计分）		每缺少一项扣3分	42	
	结果评价	（1）询问照护对象掌握情况	每缺少一项扣1分	3	
		（2）当照护对象基本掌握后，再开始下一步训练			
		（3）根据身体情况逐步增加训练时间			
	观察记录	（1）照护者随时观察照护对象反应及感受	每缺少一项扣1分	3	
		（2）随时擦净汗液			
		（3）发现头晕等异常立即停止操作			
		（4）及时与照护对象沟通	每缺少一项扣2分	4	
		（5）照护对象表现有进步时应及时给予鼓励			
		（6）洗手	每缺少一项扣2分	4	
		（7）记录（训练时间、内容、感受、反应等）			

续表

<table>
<tr><th colspan="3">测评项目</th><th>测评标准</th><th>最高分</th><th>得分</th></tr>
<tr><td rowspan="3">任务实施</td><td rowspan="3">注意事项</td><td>（1）根据照护对象肢体障碍情况，选择不同的康复训练项目</td><td rowspan="3">每缺少一项扣2分</td><td rowspan="3">6</td><td rowspan="3"></td></tr>
<tr><td>（2）照护对象的康复训练要有计划性、规律性，并持之以恒</td></tr>
<tr><td>（3）照护者要尊重照护对象，鼓励照护对象及家属主动参与、积极配合训练</td></tr>
<tr><td rowspan="3">综合评价</td><td colspan="2">（1）指导动作熟练、准确，操作规范</td><td>每缺少一项扣1分，动作粗暴扣3分</td><td>3</td><td></td></tr>
<tr><td colspan="2">（2）语言通俗易懂，礼貌、亲切</td><td>语言应付、生硬，语速过快各扣1分</td><td>3</td><td></td></tr>
<tr><td colspan="2">（3）操作过程中保护照护对象安全</td><td>没有保护意识不得分，保护意识不强适当扣分</td><td>4</td><td></td></tr>
<tr><td colspan="4">总分（如果照护对象在训练过程中坠床，该任务不得分）</td><td colspan="2"></td></tr>
</table>

实训演练

夏奶奶，88岁，脑出血后遗症，右侧肢体活动障碍，长期卧床，自主翻身困难。根据夏奶奶存在的主要健康问题，请照护者制定照护方案，指导夏奶奶进行由仰卧位变换至侧卧位的卧位变换训练。

照护要点提示：1. 评估双侧肌力；2. 仰卧位变换至侧卧位的训练；3. 生活照护；4. 防止压疮等并发症；5. 健康教育。

任务四
协助行走照护

任务描述

盛爷爷,69 岁，脑中风后遗症 1 年，左侧肢体偏瘫，经过康复治疗后站立稳定，但不能独立行走，家人希望盛爷爷学会使用助行器行走。根据盛爷爷存在的主要健康问题，请照护者指导盛爷爷使用助行器进行行走训练。

任务讨论

1. 作为照护者，如何指导盛爷爷使用助行器进行行走训练?

2. 在协助行走训练过程中，照护者如何防止照护对象跌倒?

相关知识

助行器、拐杖、轮椅是常见的辅助行走的康复辅具。

一、助行器

辅助人体支撑体重、保持平衡和行走的工具称为助行器，也称助行架。助行器是常用的协助行走和移位的康复辅具，主要作用是保证行走过程中的身体平衡，缓解双腿承受的体重压力。正确地使用助行器可以提升照护对象的行走能力和自理能力，并能让照护对象拥有更多的社交机会。不同类型的助行器能够承受不同的身体重量，照护者应根据照护对象的身体平衡能力和使用用途合理选择助行器。

1. 助行器的类型及用途

（1）标准型助行器

标准型助行器（见图 2-4-1）能够较好地承受身体的重量，稳定性好，用于协助行走困难者或术后者练习站立。此类助行器没有轮子，在移动过程中需要将助行器完全抬离地面，因此需要照护对象手臂有一定的力量。

（2）两轮式助行器

两轮式助行器（见图 2-4-2）用于在行走过程中提供少许助力，缓解手臂的压力。主要用于身体平衡能力较差、行走困难者或术后进行康复训练者。

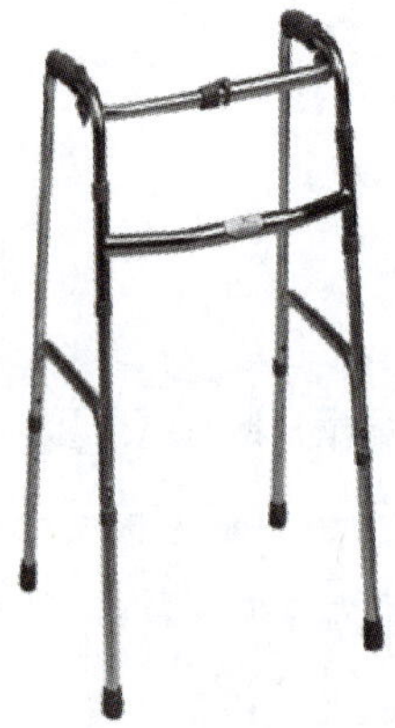

图 2-4-1　标准型助行器

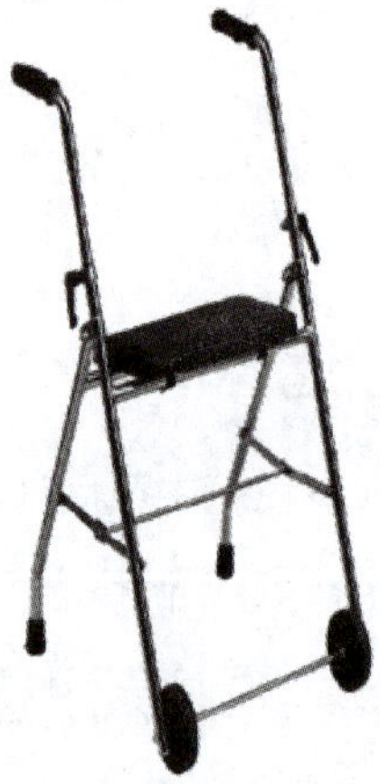

图 2-4-2　两轮式助行器

（3）三轮式助行器

三轮式助行器（见图 2-4-3）为使用者提供较少的平衡支持，方便放置重物，使用者应具备较好的平衡能力和行走能力。

（4）四轮式助行器

四轮式助行器（见图 2-4-4）的支撑面积比其他助行器更大，除有置物筐外，还配有座位，更加实用和方便。

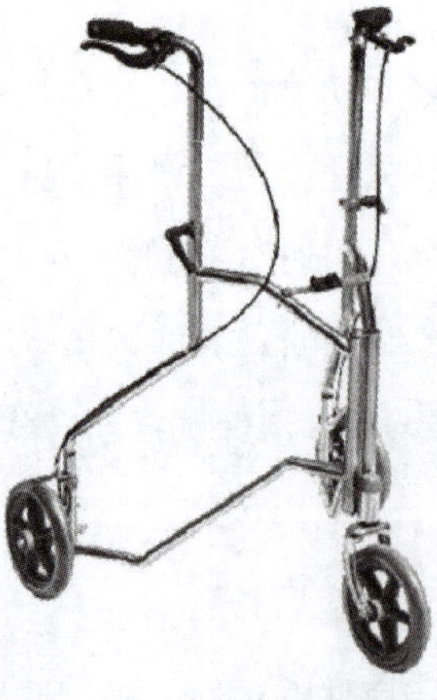

图 2-4-3　三轮式助行器

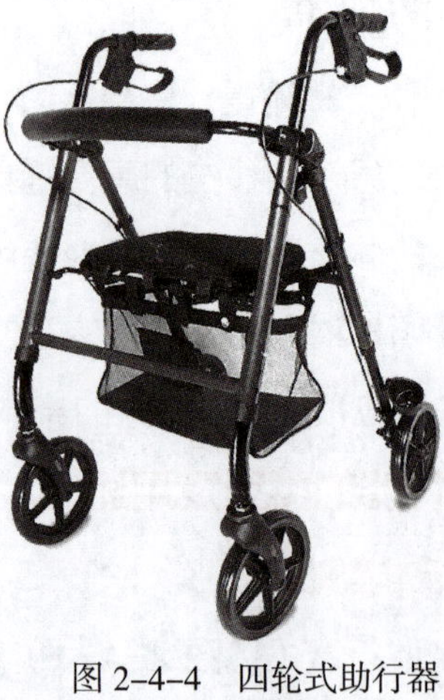

图 2-4-4　四轮式助行器

2. 使用助行器的适应证

（1）单侧下肢无力者，如偏瘫者。

（2）全身或双下肢肌力减弱或协调性差，需独立站立者，如帕金森病患者。

（3）平衡障碍者。

（4）下肢骨与关节病变者。

（5）单侧下肢截肢者。

（6）长期卧床或患病的老年人等。

3. 助行器的使用方法

（1）打开并固定好助行器

首先正确打开助行器，然后固定好助行器。使用前，一定要将助行器调节至与照护对象的身高相匹配的高度，保持舒适的姿势。

（2）握扶助行器

放松肩膀，双手自然下垂放于助行器上，紧握两旁的扶手，肘关节自然弯曲约150°，保持正立姿势，目视前方。

（3）起立的方法

将助行器放于正前方，健侧手放在架上，患侧手按在椅面，臀部向前移，双膝微屈，重心向前倾，然后起立。

（4）行走的方法

将助行器向身体前方移动约一步的距离，保持后背挺直，不要将身体压在助行器上；迈出患侧腿，患侧脚落在助行器的中间位置，但不要离支撑腿太近；迈出健侧腿至患侧腿同一水平线。

（5）坐下的方法

身体慢慢后移，直至双腿接触椅边；健侧手放在架上，患侧手按在椅子扶手上，健侧腿膝微屈，患侧腿伸前一步；双手扶稳椅子扶手，上身稍前倾，慢慢坐下，保持膝关节低于髋部。

4. 使用助行器的注意事项

（1）每次使用前，一定要检查助行器橡皮头及螺丝有无变形或损坏，如果有损坏应重新更换。

（2）避免地面潮湿、光线不足及有障碍物时行走，以免滑倒或绊倒。

（3）使用助行器时不可只穿袜子而不穿鞋，且应避免穿拖鞋或高跟鞋，要穿防滑鞋。

（4）行走前先站稳，步伐不宜太大，以到助行器的一半为宜，太过前倾容易导致重心不稳而向前跌倒。眼睛向前看，不要向下看。

（5）行走前必须确定四个角都已放稳，方可向前跨步。

（6）要循序渐进，一开始速度宜慢，熟练以后再增加活动量。

二、拐杖

1. 拐杖的类型及适用对象

（1）T 型拐杖

T 型拐杖（见图 2-4-5）适用于自身具备行走能力，膝关节能够支撑身体重量，在行走或站立过程中需要少量外力支撑来维持平衡的人群。

（2）三脚支撑拐杖或四脚支撑拐杖

三脚支撑拐杖或四脚支撑拐杖（见图 2-4-6）适用于脚踝、双下肢、膝关节或髋关节术后、脑卒中或衰弱的人群。

（3）腋下支撑拐杖

腋下支撑拐杖（见图 2-4-7）通常用于满足手术后短期行走需要，特别是一侧脚无法接触地面，另一侧脚能够承受重量的人群。

（4）前臂支撑拐杖

前臂支撑拐杖（见图 2-4-8）适用于自身具备行走能力，膝关节能够支撑身体重量，需要部分外力支撑来维持平衡或分担双腿压力的人群。前臂支撑拐杖能够给双臂更多的力量支撑，使用更加方便、舒适。

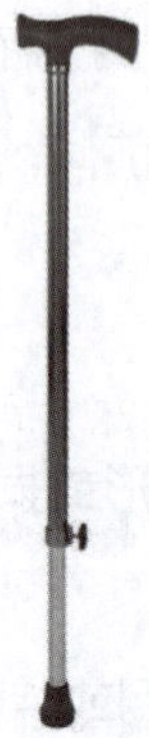

图 2-4-5　T 型拐杖

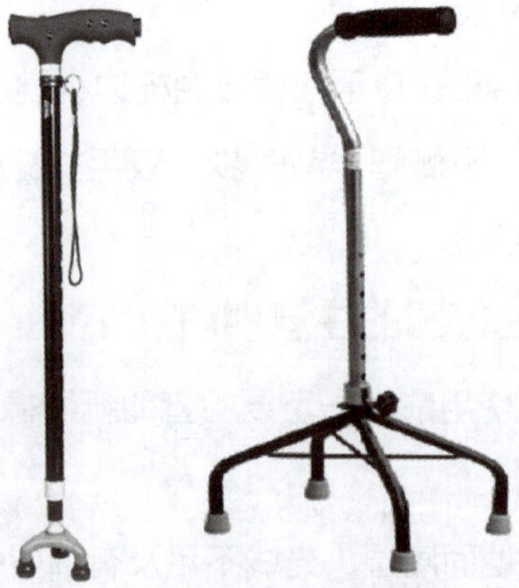

图 2-4-6　三脚支撑拐杖和四脚支撑拐杖

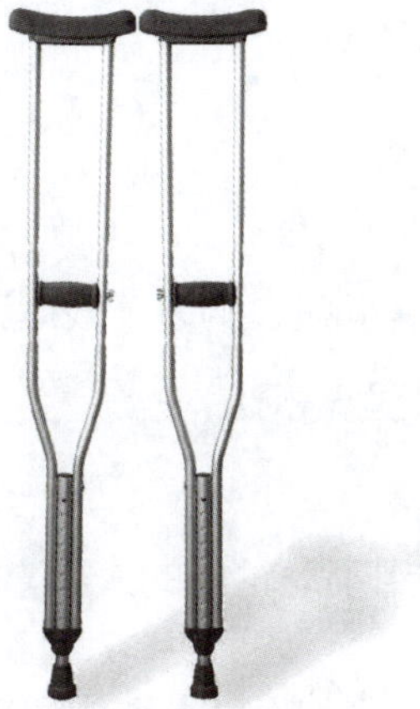

图 2-4-7　腋下支撑拐杖

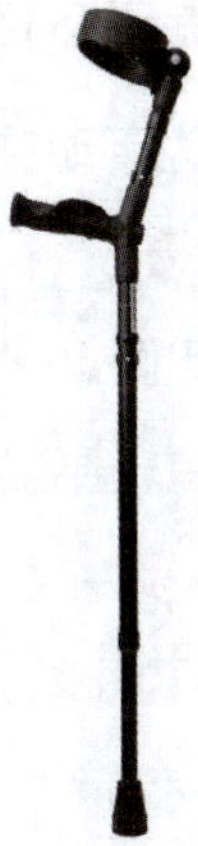

图 2-4-8　前臂支撑拐杖

2. 拐杖的使用方法

（1）拐杖的长度应该是使用者在站立并且双手自然下垂的情况下正好握住拐杖扶手的长度，拐杖的扶手与手腕应处于同一水平线。拐杖只有调节至与使用者身高匹配的长度，才能分担肩膀、手臂和手腕的压力。

（2）使用过程中拐杖应放于健侧腿一侧，在患侧腿行走时拐杖能在健侧腿一侧分担患侧腿承受的身体压力。

（3）行走的方法：首先迈出患侧腿，同时伸出拐杖协助支撑身体平衡，也就是拐杖与患侧腿同时落地。然后迈出健侧腿，让身体重量移至健侧腿。

（4）上台阶的方法：首先健侧腿迈上台阶，然后把拐杖移至台阶上，放在与健侧腿平行的位置，最后借助拐杖的支撑力量，协助患侧腿登上台阶。

（5）下台阶的方法：首先将拐杖和患侧腿向下移至低一层的台阶，健侧腿跟上患侧腿向下迈一个台阶。

（6）走路过程中保持后背挺直，身体的重心不要过于前倾，拐杖伸向前方的距离应与照护对象的步幅大小一致，防止重心前移发生跌倒。

三、轮椅

轮椅是带有轮子的座椅，主要用于功能障碍者或行走困难者代步。轮椅既是常用的代步工具，又是个人转移的重要辅助器具。它的意义在于让活动受限的人仍然能够独立生活，并拥有社交机会。

1. 轮椅的类型及适用对象

轮椅主要分为手动轮椅和电动轮椅。

（1）手动轮椅

手动轮椅（见图 2-4-9）适用于下肢残疾、偏瘫、胸以下截瘫者及行动不便者。常见的手动轮椅有轻便型轮椅、大号轮椅和坐卧型轮椅。

（2）电动轮椅

电动轮椅（见图 2-4-10）适用于无法使用手动轮椅的人群，如患有心血管疾病和呼吸系统疾病者可以选择使用电动轮椅。

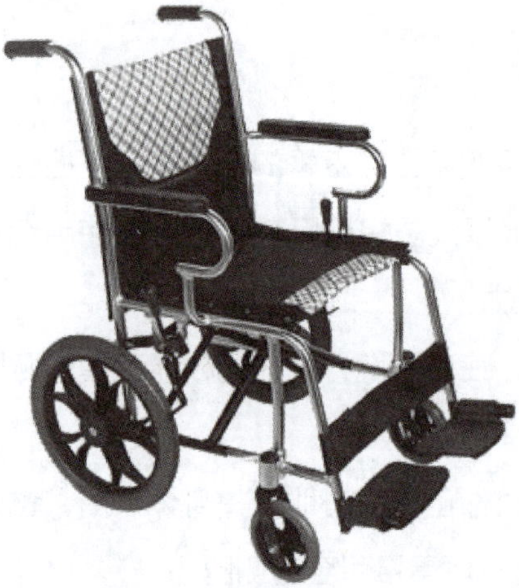

图 2-4-9　手动轮椅

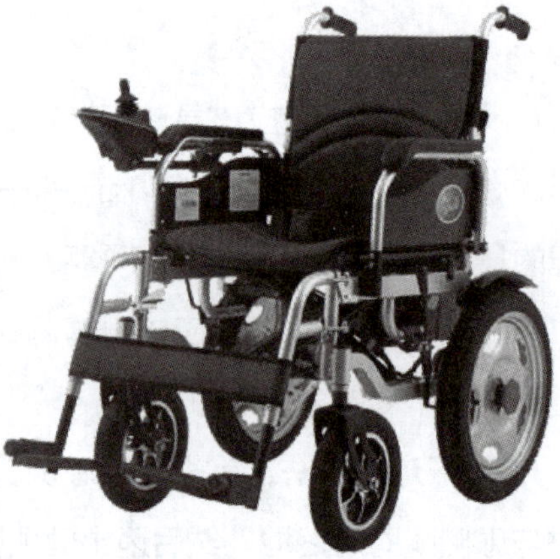

图 2-4-10　电动轮椅

2. 轮椅的使用方法

（1）定期检查与维修保养

轮椅应定期检查与维修保养，否则存在跌倒的安全隐患，建议每周检查一次。检查内容：刹车装置的性能、轮子是否有磨损、脚踏板和扶手是否松动变形。

（2）上台阶的方法

将轮椅脚踏板推至台阶的边缘处，照护者用脚用力踩下轮椅后侧控制轮椅角度的踏板，使前面的两个小轮离开地面，然后将轮椅后方的两个大轮向前推至台阶的边缘，两个小轮落地的同时，顺势将两个大轮推上台阶。

（3）下台阶的方法

照护者手握轮椅推手，轮椅背对路边台阶，让轮椅后面两个大轮先下台阶，轮椅角度稍微向后倾斜，再将前面两个小轮放下台阶，这样操作更加安全、省力。

任务实施

盛爷爷的主要健康问题是因脑中风后遗症左侧肢体偏瘫导致运动功能障碍。

一、协助使用助行器训练前准备

1. 人员准备

照护者着装整洁，用七步洗手法洗净双手，评估照护对象的平衡能力和肢体肌力，向照护对象解释操作目的，征得其同意。照护对象衣服合身，穿防滑鞋，并在照护者协助下排尿后坐在座椅上。

2. 物品准备

助行器、座椅。

3. 环境准备

环境宽敞明亮、温湿度适宜，地面平整、干燥、无障碍物。

二、协助使用助行器训练实施

1. 进入房间

轻敲房门，经照护对象允许后进入房间。

2. 评估沟通

"您好，盛爷爷！今天我来教您怎样使用助行器，助行器适用于您这种平衡能力比较差、肢体肌力减弱的情况，它可以保持身体平衡、增强肌力，提高您的生活质量。您配合我一下，好吗？"经评估：盛爷爷双上肢肌力 4 级，双下肢肌力 4 级，可以使用助行器。

3. 讲解要领

照护者展示使用助行器的要领：起立的方法、行走的方法、坐下的方法等。

4. 协助使用助行器训练

"盛爷爷，我刚才的展示您看清楚了吗？如果没有问题，接下来您来操作一遍，我在旁边协助您。有任何不舒服请告诉我，我们可以随时停止。"盛爷爷重复上述步骤，从起立、站立、行走到坐下，在照护者的指导下，独立完成训练任务。"真棒，盛爷爷，谢谢您的配合！"

5. 结束工作

整理物品，洗手，记录，预约下次训练时间。

三、健康教育

照护者要将健康教育贯穿在训练过程中：使用前一定要检查助行器橡皮头及螺丝有无变形或损坏，如有损坏应重新更换；避免地面潮湿、光线不足及有障碍物时行走，以免滑倒或绊倒；使用助行器时要穿防滑鞋；转身时步伐要小，动作要慢，否则容易跌倒。照护者要经常给予鼓励，以提高照护对象训练的积极性；及时询问照护对象的感受，如有不适应立即停止训练。

能力测评

测评项目			测评标准	最高分	得分
操作前准备	人员准备		每缺少一项扣2分	6	
	物品准备				
	环境准备				
任务实施	沟通	（1）推车携物至照护对象面前，了解照护对象有无训练意愿	每缺少一项扣2分	4	
		（2）做好解释，取得合作			
	评估	（1）评估照护对象训练配合能力	每缺少一项扣3分	6	
		（2）检查肢体肌力、平衡力			
	介绍训练目标	（1）训练使用助行器行走，提高照护对象的生活自理能力	每缺少一项扣2分	4	
		（2）改善患侧肢体的运动功能，防治并发症			
	介绍训练要领		每缺少一项扣1分	4	
	介绍训练时间	（1）根据具体情况，确定照护对象每天训练至少2次	每缺少一项扣1分	2	
		（2）每次不超过30 min，循序渐进			
	协助使用助行器行走训练	（1）助行器放置正确，起立正确	每缺少一项扣8分	24	
		（2）步行方法正确			
		（3）坐下方法正确			

续表

<table>
<tr><th colspan="3">测评项目</th><th>测评标准</th><th>最高分</th><th>得分</th></tr>
<tr><td rowspan="14">任务实施</td><td>健康教育</td><td>将健康教育贯穿在训练过程中（按具体教育内容计分）</td><td>每缺少一项扣4分</td><td>20</td><td></td></tr>
<tr><td rowspan="3">结果评价</td><td>（1）询问照护对象掌握情况</td><td rowspan="3">每缺少一项扣1分</td><td rowspan="3">3</td><td rowspan="3"></td></tr>
<tr><td>（2）当照护对象基本掌握后，再开始下一步训练</td></tr>
<tr><td>（3）根据身体情况逐步增加训练时间</td></tr>
<tr><td rowspan="7">观察记录</td><td>（1）照护者随时观察照护对象反应及感受</td><td rowspan="3">每缺少一项扣1分</td><td rowspan="3">3</td><td rowspan="3"></td></tr>
<tr><td>（2）随时擦净汗液</td></tr>
<tr><td>（3）发现头晕等异常立即停止操作</td></tr>
<tr><td>（4）及时与照护对象沟通</td><td rowspan="2">每缺少一项扣2分</td><td rowspan="2">4</td><td rowspan="2"></td></tr>
<tr><td>（5）照护对象表现有进步时应及时给予鼓励（语言及肢体语言）</td></tr>
<tr><td>（6）洗手</td><td rowspan="2">每缺少一项扣2分</td><td rowspan="2">4</td><td rowspan="2"></td></tr>
<tr><td>（7）记录（训练时间、内容、感受、反应等）</td></tr>
<tr><td rowspan="3">注意事项</td><td>（1）根据照护对象肢体障碍情况，选择不同的康复辅具训练项目</td><td rowspan="3">每缺少一项扣2分</td><td rowspan="3">6</td><td rowspan="3"></td></tr>
<tr><td>（2）照护对象的康复训练要有计划性、规律性，并持之以恒</td></tr>
<tr><td>（3）照护者要尊重照护对象，鼓励其及家属主动参与、积极配合训练</td></tr>
<tr><td rowspan="3">综合评价</td><td colspan="2">（1）指导动作熟练、准确，操作规范</td><td>每缺少一项扣1分，动作粗暴不得分</td><td>3</td><td></td></tr>
<tr><td colspan="2">（2）语言通俗易懂，礼貌、亲切</td><td>语言应付、生硬，语速过快各扣1分</td><td>3</td><td></td></tr>
<tr><td colspan="2">（3）操作过程中保护照护对象安全</td><td>没有保护意识不得分，保护意识不强适当扣分</td><td>4</td><td></td></tr>
<tr><td colspan="4">总分（如果照护对象在训练过程中跌倒，该任务不得分）</td><td></td><td></td></tr>
</table>

实训演练

王奶奶，76 岁，1 年前患帕金森病，右上肢静止性震颤，动作缓慢，慌张步态，经过康复治疗后站立稳定，但不能独立行走。作为照护者，请确定王奶奶存在的主要健康问题，制定照护方案，并协助其使用助行器进行行走训练。

照护要点提示：1. 评估照护对象平衡力、双侧肌力；2. 协助使用助行器进行行走训练；3. 生活照护；4. 健康教育。

模块三
冷、热疗技术

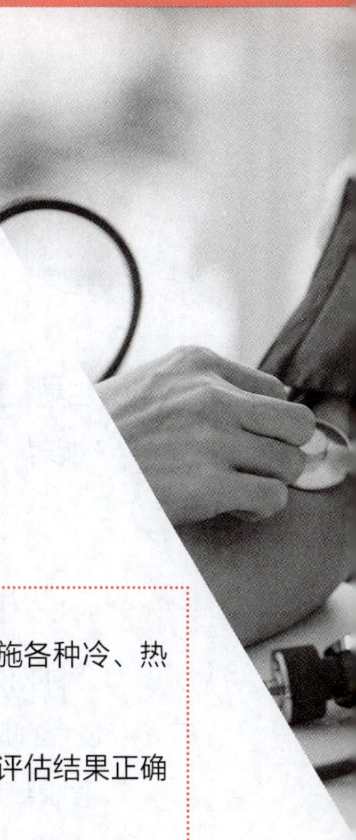

冷、热疗技术是利用低于或高于人体温度的物质作用于体表皮肤，通过神经传导引起皮肤和内脏器官血管的收缩与扩张，从而改变机体各系统体液循环和新陈代谢，达到治疗目的的方法。照护者应掌握正确的冷、热疗技术，了解冷、热疗技术的效应，观察照护对象的反应，并对治疗效果进行及时评价，以促进疗效，减少损伤发生。

任务目标

◆ 掌握冷、热疗技术的作用、禁忌证、使用方法，能够正确实施各种冷、热疗技术的操作。

◆ 熟悉冷、热疗技术的目的和影响因素，能够根据照护对象的评估结果正确应用冷、热疗技术。

◆ 了解冷、热疗技术的生理效应和继发效应，能够及时发现和处理异常情况。

任务一 冷疗技术

任务描述

1. 何某，男，36 岁，扁桃体切除术后，伤口局部有少量出血。

2. 江某，男，38 岁，骑摩托车时两车相撞，颅脑外伤，持续高热。

3. 王某，女，19 岁，跳绳比赛时不慎将踝部扭伤。

4. 刘某，男，40 岁，发热待查，神志清醒，面色潮红，皮肤灼热，体温 39.8 ℃。

任务讨论

1. 上述四位照护对象均适合采用冷疗技术进行治疗，请问治疗过程中分别发挥了冷疗技术的哪些作用?

2. 有哪些部位不能冷疗？为什么?

3. 冷疗的方法有几种？四位照护对象分别适用哪种冷疗技术?

相关知识

一、冷疗技术的概念和种类

冷疗技术是指用低于人体温度的物质作用于机体的局部或全身，以达到止血、止痛、消炎和退热的物理治疗方法。根据用冷面积及方式，冷疗可分为局部冷疗和全身冷疗两大类。局部冷疗技术有冰袋（囊）、冰帽、冷湿敷等，全身冷疗技术有温水擦拭、乙醇擦拭等。

二、冷疗技术的作用

1. 降低体温

当冷直接作用于皮肤时，可通过传导和蒸发等方式使体温降低，因此常用于高热、中暑等人群。头部用冷可降低脑细胞的代谢，提高脑组织对缺氧的耐受性，减少脑细胞损害，适用于脑外伤、脑缺氧者。

2. 减轻局部组织充血或出血

冷疗可使局部血管收缩，毛细血管通透性降低，减轻局部充血；还可使血流速度减慢，增加血液黏稠度，促进血液凝固从而控制出血。常用于局部软组织损伤初期（48 h 内）、鼻出血、扁桃体摘除术后、牙科手术后等。

3. 减轻疼痛

冷疗可通过抑制细胞活动，减慢神经冲动传导，降低末梢神经的敏感性而减轻疼痛。同时，冷疗还可使血管收缩，局部渗出减少，减轻由于组织充血、肿胀而压迫神经末梢所引起的疼痛。适用于烫伤、牙痛、急性损伤初期等。

4. 控制炎症扩散

冷疗可使局部血管收缩，血流速度减慢，降低细胞的新陈代谢和细菌的活力，从而抑制炎症的扩散。因此，在炎症早期使用冷疗技术，可抑制化脓，控制炎症扩散。

三、冷疗技术的禁忌证

1. 血液循环障碍

冷疗技术会使毛细血管收缩，加重血液循环障碍，导致局部组织缺血、缺氧而变性坏死。因此，全身微循环障碍、大面积组织受损、休克、水肿、周围血管病变等禁用冷疗技术。

2. 慢性炎症或深部化脓病灶

冷疗技术可使局部血管收缩，血液循环速度减慢，血流量减少，进而影响炎症的吸收。因此，慢性炎症或深部化脓病灶禁用冷疗技术。

3. 组织损伤、破裂

冷疗技术可致血液循环不良，增加组织损伤，导致组织营养不良，影响伤口愈合。因此，组织损伤、破裂，特别是大范围组织损伤禁用冷疗技术。

4. 对冷过敏

对冷过敏者冷疗后，可能出现皮肤红斑、荨麻疹、关节疼痛、肌肉痉挛等过敏症状。因此，对冷过敏禁用冷疗技术。

四、冷疗技术的禁忌部位

1. 枕后、耳廓、阴囊处

枕后、耳廓、阴囊处皮肤薄，血液供应少，易引起冻伤。

2. 心前区

心前区用冷可致反射性心率减慢、心房纤颤或心室纤颤及房室传导阻滞。

3. 腹部

腹部用冷易出现腹痛、腹泻。

4. 足底

足底用冷可致反射性末梢血管收缩而影响散热或引起一过性冠状动脉收缩。因此，高热降温及心脏病患者严禁足底用冷。

五、影响冷疗效果的因素

1. 方式

冷疗分为湿冷法和干冷法两大类，不同的冷疗方式产生的效果也有所不同。水是良好的导体，其传导力和渗透力比空气强，所以在相同的温度下湿冷的效果明显优于干冷。

2. 部位

用冷部位不同，产生的效果也不同。不同厚度的皮肤对冷刺激的敏感性不同：皮肤较厚的区域，如手掌和脚底，对冷刺激的耐受力强，冷疗效果较差；而皮肤较薄的区域，如前臂内侧、颈部，对冷刺激较为敏感。此外，血液循环良好的部位可增强冷疗的效果，如颈部、腋下、腹股沟、肘窝、腘窝等处。

3. 面积

冷疗的效果与作用面积大小成正比：面积越大，冷疗效果越强；反之，面积越小，冷疗效果越弱。但需注意，使用面积越大，照护对象的耐受性也越差，可能会引起全身反应。例如，大面积冷疗导致血管收缩，使照护对象血压升高。

4. 时间

冷疗需要一定的时间才能产生效果，在一定的时间内，冷疗效果随着时间的延长而逐渐增强。一般冷疗时间为20 ~ 30 min。如果冷疗时间过长，则会产生继发效应而抵消治疗效应，甚至出现不良反应，如疼痛、皮肤苍白、冻伤等。

5. 温度

用冷的温度与人体体表的温度相差越大，机体对冷刺激的反应越强；反之，则越弱。此外，环境温度也能影响冷疗效果，如室温越低，冷疗效果也会越强。

6. 个体差异

年龄、性别、居住习惯、肤色、身体状况等也会影响冷疗的效果。婴幼儿由于体温调节中枢功能尚未发育成熟，对冷刺激的反应较为强烈；老年人由于体温调节中枢功能减退，对冷刺激的敏感性降低，反应比较迟钝；昏迷、血液循环障碍、血管硬化、感觉迟钝者等对冷刺激的敏感性同样降低。在为这些人进行冷疗时，应特别注意温度的选择，防止发生冻伤。通常情况，长期居住在寒带地区的人群对冷的耐受能力较强，女性对冷刺激的敏感性较男性强，浅肤色者比深肤色者对冷刺激反应更强烈。当同一个体长期使用同一温度时，其对刺激的敏感性会逐渐降低。

任务实施

照护者首先要对照护对象进行全面的照护评估，根据评估结果采取有效的照护措施。何某扁桃体切除术后，伤口局部少量出血，应采用局部用冷技术，即冰袋（囊）冷敷颈部。江某颅脑外伤，持续高热，应采用局部用冷技术，即冰帽。王某踝部扭伤早期，应采用局部用冷技术，即冷湿敷踝部。刘某高热待查，应采用全身用冷技术，即温水或乙醇擦拭。

一、冰袋（囊）的使用

何某扁桃体切除术后，伤口局部少量出血，应采用冰袋（囊）冷敷颈部用于伤口止血。

1. 目的

降温、止血、镇痛、消炎。

2. 操作程序

（1）评估

1）照护对象的病情、治疗情况、意识状态及合作程度。

2）照护对象局部皮肤状况，如皮肤颜色、温度，有无硬结、淤血，有无感觉障碍及对冷过敏等。

3）环境温度及湿度。

（2）准备

1）人员准备：照护者衣帽整洁，修剪指甲，洗手，戴口罩。

2）物品准备

①治疗盘内备：冰袋（囊）（见图 3–1–1）、布套、毛巾。

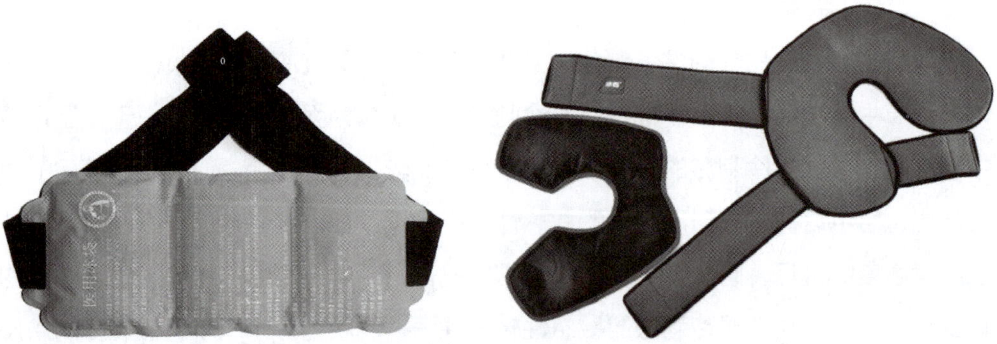

图 3–1–1　冰袋（囊）

②治疗盘外备：冰块、脸盆、冷水、勺、手消毒剂。

3）环境准备：室温适宜，酌情关闭门窗，避免对流风直吹照护对象。

（3）实施（见表 3–1–1）

表 3–1–1　冰袋（囊）的使用

操作流程	操作步骤	要点说明
准备冰袋（囊）	1）备冰：将冰块放入帆布袋内，用木槌敲成小块，再放入盆中，用水融化其棱角	• 避免冰棱角引起照护对象不适及损坏冰袋
	2）装袋：将冰块装入冰袋（囊）1/2 ~ 2/3 满	• 避免冰袋（囊）与照护对象皮肤直接接触
	3）排气：排出袋（囊）内空气后，将袋口夹紧	• 空气可加速冰的融化，影响治疗效果
	4）检查：擦干冰袋（囊）后，将其倒提晃动	• 检查冰袋（囊）有无破损、漏水
	5）装套：检查不漏水后套上布套	• 避免与皮肤直接接触

续表

操作流程	操作步骤	要点说明
核对解释	携物至床旁，核对照护对象的床号、姓名，对其进行解释，检查用冷部位皮肤情况	• 核对并询问照护对象的床头卡、手腕带，做到核对无误 • 使照护对象建立安全感，并取得合作
放置冰袋（囊）	1）高热降温，将冰袋置于前额、头顶部（见图 3-1-2）和体表大血管流经处，如颈部外侧、腋下、腹股沟等 2）扁桃体摘除术后，将冰袋（囊）紧贴皮肤，置于颈前颌下（见图 3-1-3），减少出血 3）放置时间不超过 30 min	• 放置于前额时，应将冰袋（囊）悬吊在支架上，以减轻局部压力，但冰袋（囊）必须与前额皮肤接触 • 防止继发效应
密切观察	观察局部血液循环情况、体温变化及冷疗用物是否漏水	• 局部皮肤出现青紫、麻木感，应停止使用
整理物品	1）撤除物品，整理床单元 2）将冰袋（囊）内水倒空后，倒挂晾干，吹入少量空气，夹紧袋口备用；布套及时送洗	• 有利于保存，防止变形
洗手记录	记录使用部位、时间、效果和反应	• 便于评价

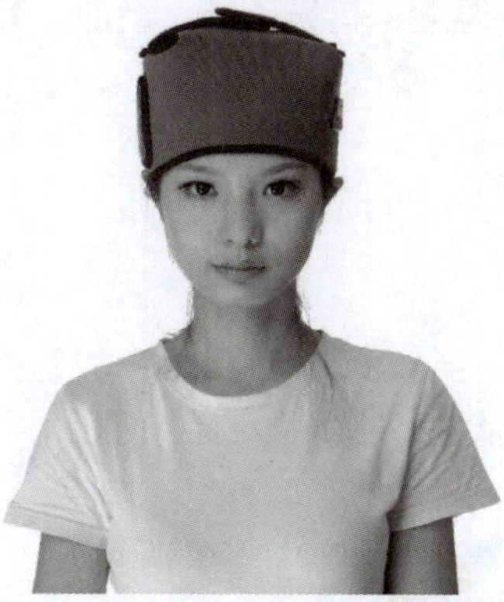

图 3-1-2　冰袋（囊）置于前额

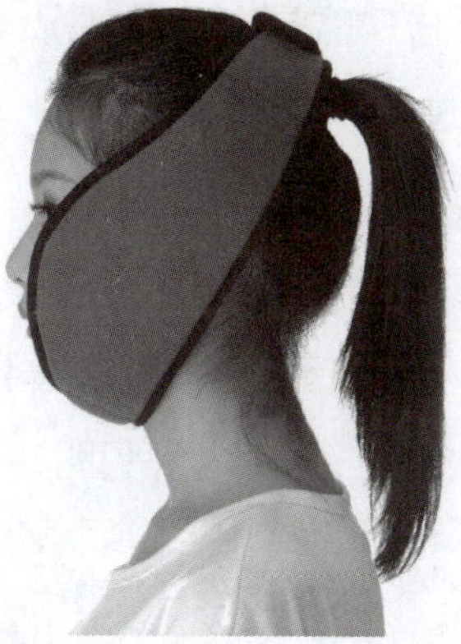

图 3-1-3　冰袋（囊）置于颈前颌下

（4）评价

1）用冷的时间正确。

2）照护对象局部皮肤无发紫、麻木及冻伤发生。

3）冰袋（囊）完整、无漏水，布套干燥。

4）与照护对象沟通有效，了解冷疗技术的作用及使用的注意事项。

3. 注意事项

（1）注意观察冰袋（囊）有无漏水，冰块融化后应及时更换，保持布套干燥。

（2）密切观察照护对象病情变化及用冷部位血液循环情况。定时检查用冷部位皮肤颜色，避免冻伤，出现异常情况立即停止用冷。

（3）为防止继发反应，冷疗的时间不得超过 30 min。如果用于高热降温，则 30 min 后应进行体温测量，当体温降至 39 ℃以下，应取下冰袋（囊），做好记录。如果需长时间用冷，可间隔 1 h 后再重复使用。

二、冰帽的使用

江某颅脑外伤持续高热，应采用冰帽用于头部降温。

1. 目的

用于头部降温，可防止脑水肿，降低脑细胞代谢，减少其需氧量，提高脑细胞对缺氧的耐受性。

2. 操作程序

（1）评估

1）照护对象的病情、治疗情况、意识状态及合作程度。

2）照护对象局部皮肤状况，如皮肤颜色、温度，有无硬结、淤血，有无感觉障碍及对冷过敏等。

3）环境湿度及温度。

（2）准备

1）人员准备：照护者衣帽整洁，修剪指甲，洗手，戴口罩。

2）物品准备：冰帽（见图 3–1–4）、冰块、脸盆、冷水、水桶、肛表、手消毒剂。

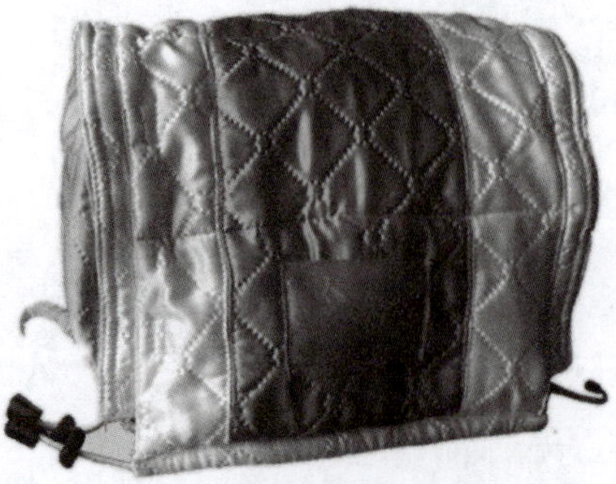

图 3–1–4　冰帽

3）环境准备：室温适宜，酌情关闭门窗，避免对流风直吹照护对象。

（3）实施（见表 3-1-2）

表 3-1-2　冰帽的使用

操作流程	操作步骤	要点说明
核对解释	携物至床旁，核对照护对象的床号、姓名，对其进行解释，检查用冷部位皮肤情况	• 核对并询问照护对象的床头卡、手腕带，做到核对无误 • 使照护对象建立安全感，并取得合作
头部降温	将照护对象头部置于冰帽中，将海绵垫垫于后颈部、枕部、双耳廓处，排水管放于水桶内	• 防止枕后、外耳冻伤
密切观察	密切观察照护对象体温和心率的变化，维持肛温在 33 ℃左右，不可低于 30 ℃	• 以防发生心室纤颤等并发症
整理物品	1）撤除物品，整理床单元 2）将冰帽内水倒空，收起备用	
洗手记录	记录使用部位、时间、效果和反应	• 便于评价

（4）评价

1）用冷的时间正确。

2）照护对象局部皮肤无发紫、麻木及冻伤发生。

3）冰帽无破损、漏水。

4）与照护对象沟通有效，了解冷疗技术的作用及使用的注意事项。

3. 注意事项

（1）注意观察冰帽有无破损、漏水，冰块融化后应及时更换或添加。

（2）密切观察照护对象病情变化及用冷部位血液循环情况。定时检查用冷部位皮肤颜色，避免冻伤，出现异常情况立即停止用冷。

（3）为防止继发反应，冷疗的时间不得超过 30 min。

三、冷湿敷法

王某踝部扭伤早期，应采用冷湿敷踝部用于止血、止痛。

1. 目的

降温、止血、消炎、止痛。

2. 操作程序

（1）评估

1）照护对象的病情、治疗情况、意识状态及合作程度。

2）照护对象局部皮肤状况，如皮肤颜色、温度，有无硬结、淤血，有无感觉障碍及对冷过敏等。

3）环境温度及湿度。

（2）准备

1）人员准备：照护者衣帽整洁，修剪指甲，洗手，戴口罩。

2）物品准备

①治疗盘内备：敷料钳2把、敷布2块、凡士林、棉签、纱布、橡胶单及治疗巾。

②治疗盘外备：盛放冰水的容器、手消毒剂、医疗垃圾桶、治疗车。必要时备换药用物。

3）环境准备：室温适宜，酌情关闭门窗。如果需要暴露照护对象，可用屏风或床帘遮挡。

（3）实施（见表 3–1–3）

表 3–1–3　冷湿敷法

操作流程	操作步骤	要点说明
核对解释	携物至床旁，核对照护对象的床号、姓名，对其进行解释，检查用冷部位皮肤情况	• 核对并询问照护对象的床头卡、手腕带，做到核对无误 • 使照护对象建立安全感，并取得合作
垫巾冷敷	1）暴露患处，观察皮肤情况，将橡胶单和治疗巾垫于受敷部位下，受敷部位涂凡士林后盖一层纱布 2）将敷布置于冰水中，待敷布浸湿后，用敷料钳夹起拧至不滴水为度，再将敷布抖开敷于患处 3）每 3 ~ 5 min 更换一次敷布，持续时间为 15 ~ 20 min	• 保护皮肤及床单位 • 防止继发效应
密切观察	注意观察局部血液循环、皮肤情况和照护对象的全身反应、体温变化情况	• 局部皮肤出现青紫、麻木感，应停止使用
整理物品	1）冷湿敷结束后，撤掉敷布，用纱布擦去凡士林，干毛巾擦拭皮肤 2）协助照护对象取舒适卧位，整理床单位	
洗手记录	记录使用部位、时间、效果和反应	• 便于评价

（4）评价

1）用冷的时间正确。

2）照护对象局部皮肤无发紫、麻木及冻伤发生。

3）与照护对象有效沟通，了解冷疗技术的作用及使用的注意事项。

3. 注意事项

（1）注意观察局部皮肤变化及照护对象反应。

（2）敷布湿度得当，拧干至不滴水为宜。

（3）冷敷后测量体温，并记录测量结果。

（4）如果冷敷部位为开放性伤口，则需按无菌技术操作，敷后按外科换药法处理伤口。

四、温水（乙醇）擦拭

刘某高热待查，可采用全身冷疗技术，即温水或乙醇擦拭。

1. 目的

为高热者降温。

2. 操作程序

（1）评估

1）照护对象的病情、治疗情况、意识状态及合作程度。乙醇擦拭前需询问照护对象有无乙醇过敏史。

2）照护对象局部皮肤状况，如皮肤颜色、温度，有无硬结、淤血，有无感觉障碍及对冷过敏等。

3）环境温度及湿度。

（2）准备

1）人员准备：照护者衣帽整洁，修剪指甲，洗手，戴口罩。照护对象排空大小便。

2）物品准备

①治疗盘内备：大、小毛巾各 2 块，热水袋、冰袋（囊）及布套，清洁衣裤。

②治疗盘外备：脸盆内盛 32 ~ 34 ℃温水约 2/3 满，或盛放浓度为 25% ~ 35% 乙醇溶液 200 ~ 300 mL。必要时备屏风、便器。

3）环境准备：室温适宜，酌情关闭门窗。如果需要暴露照护对象，可用屏风或床帘遮挡。

（3）实施（见表 3-1-4）

表 3-1-4　温水（乙醇）擦拭

操作流程	操作步骤	要点说明
核对解释	携物至床旁，核对照护对象的床号、姓名，对其进行解释，检查用冷部位皮肤情况	• 核对并询问照护对象的床头卡、手腕带，做到核对无误 • 使照护对象建立安全感，并取得合作
照护对象准备	松开床尾盖被，协助照护对象根据需要放松腰带，脱去上衣，大毛巾垫于擦拭部位下，将冰袋（囊）置于头部，热水袋置于足底	• 冰袋（囊）置于头部有助于降温，防止擦拭时全身表皮血管收缩，引起头部充血 • 热水袋置于足底可使照护对象感觉舒适，并促进足底血管扩张，有利于散热
全身擦拭	将小毛巾浸入温水（乙醇）中，拧至半干后缠于手上呈手套状，以离心方式轻轻拍拭 1）双上肢：照护对象取仰卧位，按顺序擦拭 ①颈部外侧→肩→上臂外侧→前臂外侧→手背 ②侧胸→腋窝→上臂内侧→前臂内侧→手心 2）腰背部：照护对象取侧卧位，从颈下肩部擦拭至臀部，擦拭完毕，用大毛巾擦干皮肤，穿好上衣，脱去裤子 3）双下肢：照护对象取仰卧位，按顺序擦拭 ①外侧：髂骨→大腿外侧→足背 ②内侧：腹股沟→大腿内侧→内踝 ③后侧：臀下→大腿后侧→腘窝→足跟 擦拭完毕，用大毛巾擦干皮肤后穿好裤子	• 腋窝、肘窝、手心、腹股沟、腘窝处稍用力拍拭，并延长拍拭时间，以促进散热
密切观察	注意观察局部皮肤及照护对象反应、体温变化	• 照护对象出现寒战、面色苍白或脉搏、呼吸异常，立即停止擦拭
整理物品	协助照护对象取舒适卧位，整理床单元，撤除物品，将物品消毒后备用	
洗手记录	记录擦拭时间、效果和照护对象反应	• 便于评价

(4)评价

1)与照护对象沟通有效，能满足其身心需要。

2)操作方法正确，达到照护目的，照护对象感觉舒适、安全。

3. 注意事项

(1)擦拭应以拍拭方式进行，避免摩擦生热。注意保护照护对象隐私。

(2)擦拭时要随时观察照护对象情况，询问其感受，如有异常应停止擦拭。

(3)每侧部位可拍拭 3 min，全过程不超过 20 min。

(4)擦拭后 30 min 测量体温并记录，若照护对象体温在 39 ℃以下，应撤去冰袋（囊）。

(5)新生儿、血液疾病患者等应慎用乙醇擦拭，以免发生不良反应。

能力测评

一、冰袋（囊）的使用

测评项目		测评标准	最高分	得分
操作前准备	评估	每缺少一项扣 2 分	6	
	人员准备	每一处不当扣 1 分	4	
	物品准备	每缺少一件或一项操作不当扣 1 分，物品放置不合理扣 1 分	6	
	环境准备	每一处不当扣 2 分	4	
任务实施	（1）备冰	每缺少一项或顺序错误扣 2 分	8	
	（2）装袋	操作不当扣 4 分	4	
	（3）排气	每一处不当扣 2 分	4	
	（4）检查、装套	操作不当扣 2 分	2	
	（5）核对解释	每缺少一项或顺序错误扣 2 分	8	
	（6）将冰袋（囊）紧贴皮肤，置于颈前颌下	每一处不当扣 5 分	10	
	（7）放置时间不超过 30 min	操作不当扣 2 分	2	

续表

测评项目			测评标准	最高分	得分
任务实施	（8）密切观察		每一处不当扣 2 分	6	
	（9）撤除物品，整理床单元		操作不当扣 2 分	2	
	（10）将冰袋（囊）内水倒空后，倒挂晾干，吹入少量空气，夹紧袋口备用；布套及时送洗		每一处不当扣 2 分	10	
	（11）记录使用部位、时间、效果和反应		每一处不当扣 1 分	4	
	注意事项	（1）注意观察冰袋（囊）有无漏水，冰块融化后应及时更换，保持布套干燥	每一处不当扣 1 分	2	
		（2）密切观察照护对象病情变化及用冷部位血液循环情况，定时检查用冷部位皮肤颜色			
综合评价	（1）全程动作熟练、规范		全程动作不熟练、不规范扣 8 分，其余每一处不当扣 2 分	18	
	（2）与照护对象有效沟通，了解冷疗技术的作用及使用的注意事项				
	（3）操作方法正确，用冷时间正确				
	（4）冰袋完整、无漏水，布套干燥				
	（5）照护对象局部皮肤无发紫、麻木及冻伤发生				
	（6）语言通俗易懂，礼貌、亲切				
总分					

二、冰帽的使用

测评项目		测评标准	最高分	得分
操作前准备	评估	每缺少一项扣 2 分	6	
	人员准备	每一处不当扣 1 分	4	
	物品准备	每缺少一件或一项操作不当扣 1 分，物品放置不合理扣 1 分	6	
	环境准备	每一处不当扣 2 分	4	

续表

测评项目			测评标准	最高分	得分
任务实施	（1）携物至床旁，核对照护对象的床号、姓名，对其进行解释，检查用冷部位皮肤情况		每缺少一项或顺序错误扣2分	8	
	（2）将照护对象头部置于冰帽中，将海绵垫垫于后颈部、枕部、双耳廓处，排水管放于水桶内		每一处不当扣4分	20	
	（3）密切观察照护对象体温和心率的变化，维持肛温在33 ℃左右		每一处不当扣5分	15	
	（4）撤除物品，整理床单元		每一处不当扣5分	10	
	（5）将冰帽内水倒空，收起备用		操作不当扣2分	2	
	（6）记录使用部位、时间、效果和反应		每一处不当扣2分	6	
	注意事项	（1）注意观察冰帽有无破损、漏水，冰块融化后应及时更换或添加	每缺少一项扣1分	4	
		（2）密切观察照护对象病情变化及用冷部位血液循环情况，定时检查用冷部位皮肤颜色			
		（3）冷疗的时间不得超过30 min			
		（4）每30 min测量一次肛温，使之维持在33 ℃左右，不宜低于30 ℃			
综合评价	（1）全程动作熟练、规范		全程动作不熟练、不规范扣5分，其余每一处不当扣2.5分	15	
	（2）与照护对象有效沟通，了解冷疗技术的作用及使用的注意事项				
	（3）操作方法正确，用冷时间正确				
	（4）照护对象局部皮肤无发紫、麻木及冻伤发生				
	（5）语言通俗易懂，礼貌、亲切				
总分					

三、冷湿敷法

测评项目			测评标准	最高分	得分
操作前准备	评估		每缺少一项扣 2 分	6	
	人员准备		每一处不当扣 1 分	4	
	物品准备		每缺少一件或一项操作不当扣 1 分，物品放置不合理扣 1 分	6	
	环境准备		每一处不当扣 2 分	4	
任务实施	（1）携物至床旁，核对照护对象的床号、姓名，对其进行解释，检查用冷部位皮肤情况		缺少一项或顺序错误扣 2 分	8	
	（2）暴露患处，观察皮肤情况，将橡胶单和治疗巾垫于受敷部位下，受敷部位涂凡士林后盖一层纱布		每一处不当扣 4 分	16	
	（3）将敷布置于冰水中，待敷布浸湿后，用敷料钳夹起拧至不滴水为度，再将敷布抖开敷于患处		每一处不当扣 5 分	20	
	（4）冷湿敷结束后，撤掉敷布，用纱布擦去凡士林，干毛巾擦拭皮肤		每一处不当扣 2 分	6	
	（5）协助照护对象取舒适卧位，整理床单位		每一处不当扣 3 分	6	
	（6）记录使用部位、时间、效果和反应		每一处不当扣 2 分	4	
	注意事项	（1）注意观察局部皮肤变化及照护对象反应	每缺少一项扣 1 分	4	
		（2）敷布湿度得当，拧干至不滴水为宜			
		（3）每 3 ~ 5 min 更换一次敷布，持续时间为 15~20 min			
		（4）在冷敷 30 min 后测量体温，并记录测量结果			
综合评价	（1）全程动作熟练、规范		全程动作不熟练、不规范扣 6 分，其余每一处不当扣 2.5 分	16	
	（2）与照护对象有效沟通，了解冷疗技术的作用及使用的注意事项				
	（3）操作方法正确，用冷时间正确				
	（4）照护对象局部皮肤无发紫、麻木及冻伤发生				
	（5）语言通俗易懂，礼貌、亲切				
总分					

四、温水（乙醇）擦拭

<table>
<tr><th colspan="3">测评项目</th><th>测评标准</th><th>最高分</th><th>得分</th></tr>
<tr><td rowspan="4">操作前准备</td><td colspan="2">评估</td><td>每缺少一项扣 2 分</td><td>6</td><td></td></tr>
<tr><td colspan="2">人员准备</td><td>每一处不当扣 2 分</td><td>4</td><td></td></tr>
<tr><td colspan="2">物品准备</td><td>每缺少一件或一项操作不当扣 1 分，物品放置不合理扣 1 分</td><td>6</td><td></td></tr>
<tr><td colspan="2">环境准备</td><td>每一处不当扣 2 分</td><td>4</td><td></td></tr>
<tr><td rowspan="13">任务实施</td><td colspan="2">（1）携物至床旁，核对照护对象的床号、姓名，对其进行解释，检查用冷部位皮肤情况</td><td>每缺少一项或顺序错误扣 2 分</td><td>8</td><td></td></tr>
<tr><td colspan="2">（2）松开床尾盖被，协助照护对象根据需要放松腰带，脱去上衣，大毛巾垫于擦拭部位下，将冰袋（囊）置于头部，热水袋置于足底</td><td>每一处不当扣 2 分</td><td>10</td><td></td></tr>
<tr><td colspan="2">（3）将小毛巾浸入温水（乙醇）中，拧至半干后缠于手上呈手套状，以离心方向轻轻拍拭</td><td>每一处不当扣 2 分</td><td>8</td><td></td></tr>
<tr><td colspan="2">（4）擦拭双上肢</td><td>每一处不当扣 2 分</td><td>4</td><td></td></tr>
<tr><td colspan="2">（5）擦拭腰背部</td><td>每一处不当扣 2 分</td><td>6</td><td></td></tr>
<tr><td colspan="2">（6）擦拭双下肢</td><td>每一处不当扣 2 分</td><td>6</td><td></td></tr>
<tr><td colspan="2">（7）注意观察局部皮肤及照护对象反应、体温变化</td><td>每一处不当扣 2 分</td><td>4</td><td></td></tr>
<tr><td colspan="2">（8）协助照护对象取舒适卧位，整理床单元，撤除物品，将物品消毒后备用</td><td>每一处不当扣 2 分</td><td>8</td><td></td></tr>
<tr><td colspan="2">（9）记录擦拭时间、效果和照护对象反应</td><td>每一处不当扣 2 分</td><td>6</td><td></td></tr>
<tr><td rowspan="4">注意事项</td><td>（1）擦拭应以拍拭方式进行，对血管丰富处适当延长时间。注意保护照护对象隐私</td><td rowspan="4">每一处不当扣 1 分</td><td rowspan="4">4</td><td rowspan="4"></td></tr>
<tr><td>（2）擦拭时要随时观察照护对象情况，询问其感受，如有异常应停止擦拭</td></tr>
<tr><td>（3）每侧部位可拍拭 3 min，全过程不超过 20 min</td></tr>
<tr><td>（4）擦拭后 30 min 测量体温并记录，若照护对象体温在 39 ℃以下，应撤去冰袋（囊）</td></tr>
</table>

续表

测评项目		测评标准	最高分	得分
综合评价	（1）全程动作熟练、规范	全程动作不熟练、不规范扣 7 分，其余每一处不当扣 3 分	16	
	（2）与照护对象有效沟通，能满足其身心需要			
	（3）操作方法正确，达到照护目的，照护对象感觉舒适、安全			
	（4）语言通俗易懂，礼貌、亲切			
总分				

实训演练

孙某，男，60 岁，感冒发热 2 天，体温在 39 ~ 39.5 ℃之间，面色潮红，口渴，食欲减退。作为照护者，应采取哪些照护措施？

照护要点提示：1. 测量体温；2. 物理降温（温水或乙醇擦拭）；3. 生活照护；4. 健康教育。

任务二 热湿敷

任务描述

任某，女，40 岁，2 个月前因腓骨骨折住院治疗，出院后骨折处仍肿胀、疼痛，遵医嘱需在家进行热湿敷。作为照护者，首先应该做什么？如何实施照护？

任务讨论

1. 照护者进行照护前，首先需要做什么？
2. 热湿敷过程中，照护者应特别注意观察什么？
3. 有伤口的部位热湿敷时，照护者应如何操作？
4. 如何对任某进行心理照护？

相关知识

一、热疗技术的概念和种类

热疗技术是指用高于人体温度的物质，作用于机体的局部或全身，以达到促进血液循环、消炎、解痉和缓解疼痛等目的的物理治疗方法。热疗技术可分为干热技术和湿热技术两大类。干热技术包括热水袋、烤灯等，湿热技术包括热湿敷、热水坐浴、温水浸泡法等。

二、热疗技术的作用

1. 促进炎症的消散和局限

热疗可使局部血管扩张，血流量增加，白细胞数量增多，吞噬能力和新陈代谢均增加。因此，在炎症早期用热，可促进炎性渗出物的吸收和消散；在炎症后期用热，白细胞释放蛋白溶解酶，有助于溶解、清除坏死组织，使炎症局限。适用于睑腺炎（麦粒肿）、乳腺炎、扭伤 48 h 后等。

2. 减轻深部组织充血

热疗使皮肤血管舒张、血流量增加，由于全身循环血量的重新分布，使深部血流量减少，从而减轻深部组织充血。

3. 减轻疼痛

热疗能改善血液循环，减轻炎性水肿，加速致痛物质排出及渗出物吸收，也可降低痛觉神经的兴奋性，从而解除局部神经末梢因刺激和压迫而引起的疼痛。热疗还可使肌肉和韧带等组织松弛，缓解因肌肉痉挛、僵硬、关节强直而引起的疼痛。常用于腰肌劳损、肾绞痛、胃肠痉挛等。

4. 保暖

热疗可使局部血管扩张，促进血液循环，使照护对象感到温暖、舒适。适用于年老体弱者、早产儿及末梢循环不良者、危重症者等。

三、热疗技术的禁忌证

1. 未经确诊的急性腹痛

用热能减轻疼痛，因而易掩盖病情真相，贻误诊断和治疗。

2. 软组织损伤或扭伤早期（48 h 内）

用热可促进局部血液循环、扩张血管、提高通透性，从而加重皮下出血、肿胀及疼痛。

3. 各种脏器内出血

用热可使局部血管扩张，增加脏器的血流量和血管的通透性，从而加重出血倾向。

4. 面部危险三角区感染

面部危险三角区血管丰富又无静脉瓣，且与颅内海绵窦相通，用热能使该处血管扩张、血流量增多，导致细菌和毒素进入血液循环，造成颅内感染或败血症。

5. 其他

心、肝、肾功能不全者，皮肤湿疹者，孕妇，金属移植物部位等禁忌。急性炎性反应（如牙龈炎、中耳炎、结膜炎等）不宜采用热疗。恶性肿瘤部位及麻痹、感觉异常者慎用。

四、影响热疗效果的因素

1. 方式

不同的热疗方式，产生的效果有所不同。使用湿热技术时，温度应比干热技术低，以防止烫伤。

2. 部位

不同厚度的皮肤，对热刺激的敏感性有所差异：皮肤较厚的区域（如四肢），对热刺激的耐受力强，热疗效果较差；皮肤较薄的区域（如躯体），对热刺激的耐受力差，热疗效果较好。此外，血液循环情况也影响热疗效果，血液循环良好的部位，热效应增强。

3. 面积

热疗技术的效果与作用面积大小成正比：面积越大，热疗效果越强；反之，面积越小，热疗效果就越弱。但大面积热疗会导致血管扩张，若血压急速下降，照护对象容易发生晕厥。

4. 时间

热疗技术也需要一定的时间才能产生效果，其效果与时间成正比。一般热疗时间为 20 ~ 30 min。如果作用时间过长，机体对热的耐受性增强，敏感性降低，会影响热疗作用，甚至出现不良反应。

5. 温度

热疗技术的温度与人体体表的温度差异越大，机体对热刺激的反应越强；反之，则越弱。环境温度也能影响热疗效果，如室温越低，散热越快，热效应也会逐之降低。因此，在热疗技术应用的过程中，应考虑人体体表温度和环境温度对治疗效果的影响。

6. 个体差异

年龄、性别、居住习惯、肤色、身体状况不同，对热的耐受力也有所差异。老年人对热刺激的反应迟钝，婴幼儿对热刺激的适应能力较低，女性对热刺激较男性敏感，身体虚弱、意识不清、昏迷、感觉迟钝、麻痹、血液循环障碍者的热敏感性较低。

任务实施

任某因下肢骨折出现局部皮肤肿胀、疼痛，照护者首先需要对其进行全面的照护评估，根据评估结果对其进行热湿敷照护。操作过程中照护者应注意观察局部皮肤状况，每3～5 min更换一次敷布，以保持适当温度，有伤口的部位需按无菌技术操作进行。由于照护对象患病已久，照护者还需要对其进行心理照护。

一、操作程序

1. 评估

（1）照护对象的年龄、病情、意识状态及治疗状况。

（2）照护对象治疗部位的皮肤情况，有无局部或肢体末梢循环不良、感觉迟钝等。

（3）照护对象的自理能力、表达能力及合作程度。

2. 计划

（1）人员准备：照护者衣帽整洁，修剪指甲，洗手，戴口罩。

（2）物品准备：敷料钳2把、敷布2块、纱布、凡士林、棉签、橡胶单、治疗巾、棉垫、水温计、治疗盘、装有热水的小盆，酌情备大毛巾、热水袋，必要时备换药用物。

（3）环境准备：室温适宜，酌情关闭门窗。如果需要暴露照护对象，可用屏风或床帘遮挡。

3. 实施（见表3-2-1）

表3-2-1　热湿敷法

操作流程	操作步骤	要点说明
核对解释	携物至床旁，核对照护对象的床号、姓名，对其进行解释	• 核对并询问照护对象的床头卡、手腕带，做到核对无误 • 使照护对象建立安全感，并取得合作
照护对象安置	安置照护对象处于舒适卧位，充分暴露治疗部位	• 注意保暖，保护隐私

续表

操作流程	操作步骤	要点说明
患处准备	观察皮肤情况，将橡胶单和治疗巾垫于受敷部位下，受敷部位涂凡士林后盖一层纱布	• 保护皮肤及床单位 • 凡士林可减缓热传导，使热疗效果持久
热湿敷	（1）将敷布置于 50 ~ 60℃的热水中浸湿后，将布取出拧至不滴水，抖开敷布，用手腕掌侧试温，不烫手即可，敷于患处 （2）每 3 ~ 5 min 更换一次敷布，持续时间为 15 ~ 20 min	• 如果照护对象感觉过热，可揭开敷布一角散热 • 防止继发效应
密切观察	观察局部皮肤情况及照护对象反应	• 防止烫伤
整理物品	撤除物品，用纱布擦净患处，整理床单元	
洗手记录	记录热敷部位、时间、效果和照护对象反应	• 便于评价

4. 评价

（1）与照护对象有效沟通，满足其身心需要。

（2）操作方法正确，达到照护目的，照护对象感觉舒适、安全，无烫伤。

二、注意事项

1. 有伤口的部位做热湿敷时，需按无菌技术操作进行，敷后按外科换药法处理伤口。

2. 面部热敷者，热敷结束 15 min 后方可离开，以防感冒。

能力测评

测评项目		测评标准	最高分	得分
操作前准备	评估	每缺少一项扣 2 分	6	
	人员准备	每一处不当扣 1 分	4	
	物品准备	每缺少一件或一项操作不当扣 1 分，物品放置不合理扣 1 分	6	
	环境准备	每一处不当扣 2 分	4	

续表

测评项目		测评标准	最高分	得分
任务实施	（1）携物至床旁，核对照护对象的床号、姓名，对其进行解释	每缺少一项或顺序错误扣 2 分	8	
	（2）安置照护对象于舒适卧位，充分暴露治疗部位	每一处不当扣 2 分	4	
	（3）观察皮肤情况，将橡胶单和治疗巾垫于受敷部位下，受敷部位涂凡士林后盖一层纱布	每一处不当扣 4 分	12	
	（4）将敷布置于 50 ~ 60 ℃的热水中浸湿后，将布取出拧至不滴水，抖开敷布，用手腕掌侧试温，不烫手即可，敷于患处	每一处不当扣 4 分	16	
	（5）每 3 ~ 5 min 更换一次敷布，持续时间为 15 ~ 20 min	每一处不当扣 3 分	6	
	（6）观察局部皮肤情况及照护对象反应	每一处不当扣 2 分	4	
	（7）撤除物品，用纱布擦净患处，整理床单元	每一处不当扣 2 分	6	
	（8）记录热敷部位、时间、效果和照护对象反应	每一处不当扣 1 分	4	
综合评价	（1）全程动作熟练、规范	全程动作不熟练、不规范扣 8 分，其余每一处不当扣 4 分	20	
	（2）与照护对象有效沟通，能满足其身心需要			
	（3）操作方法正确，达到照护目的，照护对象感觉舒适、安全，无烫伤			
	（4）语言通俗易懂，礼貌、亲切			
总分				

实训演练

王某，男，65 岁，2 天前外出不慎扭伤右脚，拍片显示无骨折，现局部皮肤肿胀、疼痛，无伤口。作为照护者，应该采取哪些照护措施？

照护要点提示：1. 判断局部皮肤情况；2. 判断扭伤程度；3. 进行热湿敷；4. 生活照护；5. 健康教育。

任务三
热水坐浴

任务描述

孙某，男，33 岁，内痔 3 个，外痔 2 个，3 年前做过一次手术，3 个月前复发，现肛门瘙痒、坠痛，医生建议其热水坐浴。作为照护者，应该如何实施照护?

任务讨论

1. 照护者进行照护前，首先需要了解什么?
2. 热水坐浴适宜的水温是多少?
3. 照护者在操作过程中应注意观察什么?

相关知识

同“任务二　热湿敷”。

任务实施

孙某因痔疮术后复发，出现了肛门瘙痒、坠痛等症状，按医生建议进行热水坐浴，用以消肿、镇痛、减轻充血。照护者首先需要对其进行全面的照护评估，根据评估结果采取有效的照护措施。坐浴时最适宜的水温是 40 ~ 45 ℃。照护者在操作过程中应密切观察照护对象的面色、脉搏和呼吸，如果照护对象诉乏力、眩晕、心慌等不适，应停止坐浴。建议最好用中药坐浴。

一、操作程序

1. 评估

（1）照护对象的年龄、病情、意识状态及治疗状况。

（2）照护对象热疗部位的皮肤情况，有无局部或肢体末梢循环不良、感觉迟钝等。

（3）照护对象的自理能力、表达能力及合作程度。

2. 准备

（1）人员准备：照护者衣帽整洁，修剪指甲，洗手，戴口罩。

（2）物品准备：坐浴椅、消毒坐浴盆、水温计、热水壶、药液（遵医嘱）、毛巾、无菌纱布，必要时备屏风、换药用物。

（3）环境准备：室温适宜，酌情关闭门窗。如果需要暴露照护对象，可用屏风或床帘遮挡。

3. 实施（见表 3–3–1）

表 3–3–1　热水坐浴法

操作流程	操作步骤	要点说明
核对解释	携物至床旁，核对照护对象的床号、姓名，对其进行解释	• 做到核对无误，使照护对象建立安全感，并取得合作
物品准备	将备好的药液置于坐浴盆内 1/2 满，调节水温至 40 ~ 45 ℃	
照护对象准备	嘱照护对象排尿、排便，清洁双手，清洁外阴	• 注意保护照护对象隐私
协助坐浴	（1）照护对象取坐位，协助将裤子脱至膝部 （2）用纱布蘸取药液清洗外阴皮肤 （3）待适应水温后，再坐入盆中，时间为 15 ~ 20 min	• 臀部完全泡入水中 • 注意调节水温，添加热水时嘱照护对象偏离坐浴盆，以防止烫伤
密切观察	观察照护对象反应及局部皮肤情况	
整理物品	坐浴完毕，擦干臀部，穿好裤子，将物品消毒后备用	
洗手记录	记录坐浴时间、效果和照护对象反应	• 便于评价

4. 评价

（1）与照护对象有效沟通，满足其身心需要。

（2）操作方法正确，达到热疗目的，照护对象感觉舒适、安全，无烫伤。

二、注意事项

1. 观察照护对象的面色、脉搏和呼吸，如果照护对象诉乏力、眩晕、心慌等不适，应停止坐浴。

2. 对会阴、肛门部位有伤口者，应准备无菌浴盆及坐浴液，并于坐浴后按无菌换药法处理伤口。

3. 女性在月经期、妊娠末期、产后2周内及阴道出血、盆腔器官有急性炎症时，不宜坐浴，以免引起或加重感染。

能力测评

测评项目		测评标准	最高分	得分
操作前准备	评估	每缺少一项扣2分	6	
	人员准备	每一处不当扣1分	4	
	物品准备	每缺少一件或一项操作不当扣1分，物品放置不合理扣1分	6	
	环境准备	每一处不当扣2分	4	
任务实施	（1）携物至床旁，核对照护对象的床号、姓名，对其进行解释	每缺少一项或顺序错误扣2分	8	
	（2）将备好的药液置于坐浴盆内1/2满，调节水温至40 ~ 45 ℃	每一处不当扣2分	4	
	（3）嘱照护对象排尿、排便，清洁双手，清洁外阴	每缺少一项扣3分	12	
	（4）照护对象取坐位，将裤子脱至膝部	每一处不当扣4分	8	
	（5）用纱布蘸取药液清洗外阴皮肤	操作不当扣4分	4	
	（6）待适应水温后，再坐入盆中，时间为15 ~ 20 min	每一处不当扣4分	12	
	（7）观察照护对象反应及局部皮肤情况	每一处不当扣1分	2	

续表

<table>
<tr><th colspan="3">测评项目</th><th>测评标准</th><th>最高分</th><th>得分</th></tr>
<tr><td rowspan="3">任务实施</td><td colspan="2">（8）坐浴完毕，擦干臀部，穿好裤子，将物品消毒后备用</td><td>每一处不当扣 1 分</td><td>4</td><td></td></tr>
<tr><td colspan="2">（9）记录坐浴时间、效果和照护对象反应</td><td>每一处不当扣 2 分</td><td>6</td><td></td></tr>
<tr><td>注意事项</td><td>观察照护对象面色、脉搏和呼吸，如果照护对象诉乏力、眩晕、心慌等不适，应停止坐浴</td><td>每一处不当扣 1 分</td><td>2</td><td></td></tr>
<tr><td rowspan="4">综合评价</td><td colspan="2">（1）全程动作熟练、规范</td><td rowspan="4">全程动作不熟练、不规范扣 6 分，其余每一处不当扣 4 分</td><td rowspan="4">18</td><td rowspan="4"></td></tr>
<tr><td colspan="2">（2）与照护对象有效沟通，能满足其身心需要</td></tr>
<tr><td colspan="2">（3）操作方法正确，达到热水坐浴目的，照护对象感觉舒适、安全，无烫伤</td></tr>
<tr><td colspan="2">（4）语言通俗易懂，礼貌、亲切</td></tr>
<tr><td colspan="4">总分</td><td colspan="2"></td></tr>
</table>

实训演练

刘某，女，65 岁，已患多发性硬化症半年，左腿轻度残疾。刘某近一个月来大便干结、排便困难，致肛门充血，医生开出热水坐浴医嘱。作为照护者，应该采取哪些照护措施？

照护要点提示：1. 指导正确坐浴；2. 指导预防便秘；3. 生活照护；4. 健康教育。

模块四

给药及氧气吸入疗法

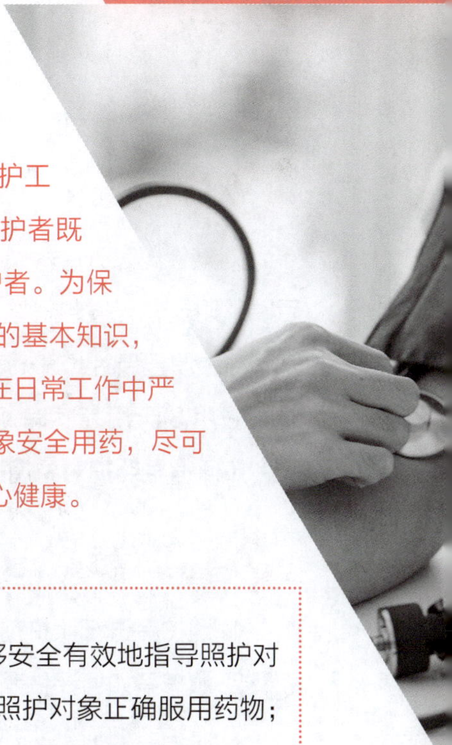

药物疗法是临床中最常用的治疗方法之一。在日常照护工作中，照护者的重要职责之一是遵医嘱执行药物治疗。照护者既是药物疗法的直接实施者，又是照护对象用药安全的监护者。为保证照护对象用药安全、有效、准确，照护者必须了解药物的基本知识，包括药物剂型、给药途径、给药时间等，熟记给药原则，在日常工作中严格遵守操作规程，熟练掌握正确的给药技术，指导照护对象安全用药，尽可能地降低给药错误事故的发生概率，以增进照护对象的身心健康。

任务目标

◆ 掌握并能严格遵守给药原则，遵守查对制度，能够安全有效地指导照护对象遵医嘱使用药物；掌握并能实施口服给药法，能够指导照护对象正确服用药物；掌握皮下注射技术，能够以正确的手法完成皮下注射操作；掌握雾化吸入法，能够正确完成超声波雾化吸入法和手压式雾化吸入法的操作；掌握并能实施滴药法、皮肤给药法、舌下给药法等局部给药方法，并能够指导照护对象正确应用。

◆ 熟悉影响药物疗效的因素，能够指导照护对象识别并避免影响因素；熟悉药物保管原则，能够指导照护对象正确保管药物；熟悉缺氧程度的判断及氧气吸入疗法的健康教育、常见并发症和预防处理方法。

◆ 了解医院常用外文缩写及中文译意。

任务一
口服给药

任务描述

刘某，男，76 岁，5 天前因受凉出现咳嗽、有少量白色黏痰且不易咳出，活动后喘憋明显，无发热、咯血、胸痛等。刘某到日间照护中心咨询用药，医生诊疗后开了盐酸溴己新片（8 mg/ 次，每日 3 次）和蛇胆川贝液（10 mL/ 次，每日 2 次）。刘某服用 3 天后症状有所减轻，但仍有喘憋症状。作为照护者，应该如何实施照护？如何指导照护对象用药？

任务讨论

1. 照护者进行照护前首先需要了解什么？
2. 照护者如何评估照护对象用药后的效果？并分析影响药效的因素。
3. 照护者如何协助并指导照护对象合理用药？

相关知识

一、药物基础知识

1. 药物的种类

（1）按剂型分类

1）内服药：分为固体剂型和液体剂型，其中固体剂型包括片剂、丸剂、散剂、胶囊等，液体剂型包括溶液、合剂、酊剂等。

2）外用药：包括软膏、溶剂、粉剂、洗剂、擦剂、碘酊、滴剂、栓剂、涂膜等。

3）注射药：包括水溶液、混悬液、油剂、粉剂、结晶等。

4）新型制剂：包括黏膜敷片、置入慢溶药片、胰岛素泵等。

（2）按是否需要处方分类

1）处方药：为了保证用药安全，由国家卫生行政部门规定或审定，必须凭执业医师或执业助理医师处方才可调配、购买和使用的药品。

2）非处方药：为方便公众用药，在保证用药安全的前提下，经国家卫生行政部门规定或审定后，不需要凭执业医师或执业助理医师处方即可自行判断、购买和使用的药品，简称 OTC。非处方药分为甲类和乙类两类。

2. 药物的保管

照护者应按规定对照护对象使用的药物进行定期检查，指导照护对象根据药物性质采用不同的保管方法，确保用药安全。

（1）一般药物放在通风、干燥、光线明亮处，但不宜放在阳光直射处。

（2）对易氧化和遇光易变质的药物，如氨茶碱、维生素 C 等，应装在有色密闭瓶中，置于阴凉处。硝普钠等使用过程中也应避光。

（3）对易挥发、潮解、风化的药物，如乙醇、过氧乙酸、糖衣片、干酵母等，需置于瓶内并盖紧瓶盖。

（4）对易过期的药物，如抗生素、胰岛素等，应定期检查，并按有效期的先后有计划地使用，避免浪费。

3. 医院常用外文缩写及中文译意

医院常用外文缩写及中文译意见表 4-1-1，常见给药时间缩写及时间安排见表 4-1-2。

表 4-1-1　医院常用外文缩写及中文译意

外文缩写	中文译意	外文缩写	中文译意
qod	隔日 1 次	biw	每周 2 次
qm	每晨 1 次	am	上午
qd	每日 1 次	pm	下午
qn	每晚 1 次	12n	中午 12 点
qid	每日 4 次	12mn	午夜 12 点
qh	每小时 1 次	ac	饭前
q6h	每 6 小时 1 次	pc	饭后

续表

外文缩写	中文译意	外文缩写	中文译意
tid	每日 3 次	aa	各
bid	每日 2 次	gtt	滴
DC	停止	Hs	临睡前
prn	需要时（长期）	St	立即
sos	需要时（限用 1 次，12 h 内有效）	kg	千克
ad	加至	g	克
OD	右眼	mg	毫克
OS	左眼	μg	微克
OU	双眼	L	升
AD	右耳	mL	毫升
AS	左耳	po	口服
AU	双耳	H	皮下注射

表 4–1–2　常见给药时间缩写及时间安排

给药时间	安排	给药时间	安排
qm	6：00	q2h	6：00，8：00，10：00，12：00……
qd	8：00	q3h	6：00，9：00，12：00，15：00……
bid	8：00，16：00	q4h	8：00，12：00，16：00……
tid	8：00，12：00，16：00	q6h	8：00，14：00，20：00，2：00
qid	8：00，12：00，16：00，20：00	qn	20：00

二、影响药物作用的因素

药物的作用受许多因素的影响，了解和掌握这些影响因素，有助于更好地发挥药物的作用。除药物的体内过程对药物作用的影响外，影响药物作用的因素主要还有以下三个方面。

1. 机体方面的因素

（1）生理因素

1）年龄与体重。机体的生理功能及功能状态随着年龄阶段的不同而存在差异，其对药物的作用会产生明显影响。通常所称的药物“治疗量”是针对成年人而言，儿童和老年人对药物的反应与成年人不同。儿童组织器官尚未发育成熟，代谢功能尚未完善，易发生不良反应；老年人组织器官的功能随着年龄增长而减退，药物的代谢和排泄速度也相应减慢，对药物的耐受性差。一般情况下，65 岁以上的老年人用药剂量为成年人的 3/4 左右，80 岁以上的老年人用药剂量为成年人的 1/2 左右。

体重对药物的作用也有影响，一般药物用量与体重成正比，因此比较科学的给药剂量应以体表面积为计算依据。

2）性别。性别不同也会影响药效，如男性对醋氨酚、阿司匹林的清除率分别比女性高 40%、60%。女性用药时要考虑“三期”（即月经期、妊娠期、哺乳期）对药物作用的反应，如子宫对泻药、子宫收缩药及刺激性较强的药物较敏感，可引起子宫收缩，容易造成月经过多、早产或流产。此外，有些药物可能引起畸形，有些药物可通过胎盘进入胎儿体内或经乳汁进入婴儿体内引起中毒。因此，女性在月经期、妊娠期、哺乳期用药要特别谨慎。

（2）病理因素

疾病可影响药物在体内的过程，也可影响机体对药物的敏感性，从而影响药物的疗效。如解热镇痛药只对发热病人有效，对正常人无降低体温的作用。在病理因素中，肝肾功能受损对药效的影响特别明显。肝功能受损可导致肝药酶减少，因此肝功能受损者服用苯巴比妥、洋地黄毒苷等主要在肝脏代谢的药物时要减量、慎用或禁用。肾功能受损时，主要经肾脏排泄的药物半衰期延长，致使药物在体内蓄积，产生毒性反应。因此，肾功能受损者使用氨基苷类抗生素、磺胺类药物、头孢唑啉等药物时应减量或避免使用。

（3）个体差异

药物反应因人而异，有些个体对药物非常敏感，低于常用量即可产生较好的疗效，此反应称为高敏性；反之，有些个体需要高于常用量才能出现药物效应，此反应称为低敏性。某些个体用药可以发生变态反应，还有一些个体对某些药物会发生特异质反应等。

（4）心理因素

心理因素在一定程度上可以影响药物的效应，其中以病人的情绪、对药物的信赖度、医护人员的语言、暗示作用等最为重要。病人情绪积极乐观、对医护人员信任、用药依从性好，有利于疾病的治疗；反之，将不利于疾病的治疗，有些甚至对预后不利。

安慰剂对受心理因素控制的自主神经系统功能影响较大，如血压、心率、内分泌等，因此头痛、心绞痛、神经官能症等给予安慰剂，病情常能获得一定程度的改善。给药时，照护者应充分了解照护对象的心理状态，采取合理方式调动照护对象的主观能动性，激发其自身的抗病能力，以便更好地发挥药物作用。

2. 药物方面的因素

（1）药物剂量

药物必须达到一定的量才能产生效应。在一定范围内，药物的效应随剂量增加而增加，但不良反应也随之增大，甚至产生毒性反应。药物的作用达到最大效应之后再增加剂量，其治疗效果非但不会增加，反而可能导致药物毒性作用增加。

不同个体对同一药物的反应存在差异，如不同人群对普萘洛尔的需要量为40～600 mg不等，因此应注意做到个体化用药。不同剂型的药物剂量也存在差异，应用时要注意。

照护者应了解药物适合于大多数人使用的常用量，即临床规定的治疗量或有效量，这是执行药物治疗最基本的要求。

（2）药物剂型

药物的剂型可影响药物的吸收和消除。同一药物的不同剂型吸收量与吸收速度一般不同，口服液体制剂比固体制剂吸收更快，肌内注射时的吸收速度为水溶液＞混悬液＞油剂。

（3）给药途径与时间

根据药物的性质、剂型、机体组织对药物的吸收情况和治疗需求不同，可选择不同的给药途径。常用的给药途径有口服给药、注射给药、雾化给药、滴药、皮肤给药、舌下给药等。

不同的给药途径，药物的吸收速度和吸收程度不同，药物的作用强弱和起效快慢也不同。注射剂比口服制剂吸收更快，疗效更显著。静脉给药时药物直接进入血液循环，作用最快。口服制剂安全、方便、经济，临床应优先选择。缓释、控释制剂减少了给药次数和剂量，能够维持稳定、持久的血药浓度。

同一种药物给药途径不同，作用也不同。如硫酸镁口服发挥导泻、利胆作用，肌内注射则产生抗惊厥、降压作用。

给药时间可以影响药物的疗效，一般根据药物的性质、对胃肠道的刺激性、病人的耐受力、人体的生物节律等确定给药时间。一般口服药物饭前空腹服用吸收好、作用快，如助消化药、降血糖药、胃黏膜保护药等，但如果是对胃黏膜有刺激的药物，则必须饭后服用。某些药物为了维持其在血液中的有效浓度，必须做到定时给药。若肝、肾功能不良，应适当调整给药间隔时间。

（4）联合用药

联合用药是指两种或两种以上药物同时或先后应用。合理的联合用药可以增强疗效，减少毒副作用，如异烟肼和乙胺丁醇合用能增强抗结核作用，乙胺丁醇还可减缓异烟肼产生耐药性的速度。不合理的联合用药会降低疗效，增加毒性反应，如庆大霉素与呋塞米合用可致永久性耳聋，维生素 C 与磺胺类药物合用会增加不良反应。

3. 其他因素

食物可以影响药物的体内过程，从而影响药物的疗效。

（1）促进药物吸收，增加疗效

食物能促进某些药物的吸收。例如，酸性食物可促进铁的吸收，粗纤维食物可增强驱虫药的疗效，高脂食物可促进脂溶性维生素的吸收。

（2）干扰药物吸收，降低疗效

食物可干扰某些药物的吸收。例如，补钙时不宜同吃菠菜，因为菠菜中含有大量的草酸，能与钙络合而影响钙的吸收；铁剂不能与茶水、高脂食物同时服用，因为茶中的鞣酸与铁结合形成铁盐，妨碍铁的吸收，脂肪抑制胃酸分泌，妨碍铁的吸收，从而使疗效降低。

三、给药原则

1. 根据医嘱准确给药

给药不是独立性的照护操作，必须遵照医嘱。紧急情况下，照护者可执行口头医嘱，但医生要在6 h内补写医嘱并签字。照护者应具备一定的药理知识，熟悉临床常用药物的作用、不良反应、用法、配伍禁忌、中毒表现及处理办法，这样才能准确根据医嘱给药。对医嘱或药物有疑问时，照护者可询问医师，不可盲目执行，也不得擅自更改医嘱。

2. 严格执行查对制度

照护者在执行给药时，要想做到安全有效，必须做到给药的五个核心要素。这五个核心要素常被称为“五个准确”，即将“准确的药物”按“准确的剂量”，用“准确的方法”在“准确的时间”给予“准确的服药者”。给药的“五个准确”原则是确保给药安全的基础，任何一个环节出错，都会带来极为严重的后果，为此应做到“三查八对”。

（1）“三查”

操作前查、操作中查、操作后查。

（2）“八对”

对床号、姓名、药名、浓度、剂量、用法、时间、有效期。

3. 安全正确用药

给药前应评估照护对象的病情、用药史和所用药物，对易发生过敏反应的药物，用药前须了解照护对象的过敏史，并按要求做过敏实验，结果为阴性方可使用。备好的药物及时分发或使用，避免药物污染或药效降低。给药前应向照护对象解释，征得照护对象同意后方可应用，并根据不同药物给予相应的用药指导，提高照护对象的用药依从性。

4. 用药后的观察及宣教

用药要遵守以人为本的原则，在为照护对象分发药物之前，应根据照护对象的具体情况介绍药物的疗效和副作用、用药的注意事项。此外，还要询问照护对象用药后的感受，观察照护对象服药后的药物疗效，并准确记录。

在给药过程中，照护者应观察照护对象对药物治疗的信赖程度、情绪反应。若有药物依赖、滥用或不遵医嘱行为等，照护者应采取相应的心理照护和行为指导。给药后，照护者还应提供完整的给药记录、正确的用药评价等。

四、口服给药的注意事项及用药指导

口服给药是指药物经口服后被胃肠道吸收进入血液，通过血液循环到达局部或全身组织，达到防病、治病的目的。口服给药方便，药物不直接损伤皮肤或黏膜，但吸收较慢且不规则，药效易受胃肠功能及胃肠内容物的影响，某些药物会对胃肠产生不良刺激作用，某些药物如青霉素、胰岛素口服易被破坏而失效。需急救者、意识不清或昏迷者、频繁呕吐及禁食者不宜口服给药。

1. 注意事项

（1）严格执行查对制度，防止差错事故发生；对有不确定的药物信息，要及时询问医护人员，禁止盲目执行或擅自更改医嘱。

（2）严格执行无菌操作原则，防止药物污染。

（3）给药前详细评估照护对象的有关情况，选用正确的方法指导照护对象用药，照护对象通常取半坐卧位或直立体位。如果照护对象有疑问，需重新核对，在确认无误后给予解释并指导服用。

（4）熟悉照护对象所服药物的作用、不良反应及某些药物服用时的特殊要求，如果照护对象需要了解，应及时告知。

（5）观察照护对象服药后的药效和反应，若发现异常，应及时与医护人员联系，酌情处理。

2. 用药指导

（1）需吞服的药物用温开水送服，不宜用茶水送服。

（2）缓释片、肠溶片、胶囊吞服时不可嚼碎。舌下含片应放在舌下或两颊黏膜与牙齿之间待其溶化。

（3）一般情况下，健胃药、刺激食欲的药物、降糖药宜饭前服，助消化药及对胃黏膜有刺激的药物宜饭后服，催眠药睡前服，驱虫药空腹或半空腹服。

（4）止咳糖浆及口含药物口服时勿稀释，服用后不宜立即饮水，以免冲淡药液，降低药效。若同时服用多种药物，应最后服用止咳糖浆。

（5）抗生素及磺胺类药物应按时服用，以确保有效的血药浓度。磺胺类药物和退烧药服用后要多饮水。

（6）对牙齿有腐蚀作用或易使牙齿染色的药物，如酸剂、铁剂，服用时应避免与牙齿接触，可用吸管吸服，用药后及时漱口。

（7）强心苷类药物服用前应先测心率及心律，如果心率低于 60 次 / 分或心律不齐，应停服并报告医护人员，用药期间应监测心率及心律。

（8）麻醉药、催眠药、抗肿瘤药等特殊药物，照护者须待照护对象服下后方可离开。

任务实施

刘某，76 岁，受凉后出现咳嗽、有少量白色黏痰、活动后喘憋明显等症状。照护者首先需要评估照护对象的身体状况及生活方式，判断其有无其他疾病，根据评估结果分析是否存在影响药物效果的因素，依据分析结果指导照护对象正确服用药物，提示照护对象及家属在用药过程中应注意的问题，指导照护对象及家属识别并避免影响因素。

一、协助照护对象口服药物

根据刘某的症状，照护者首先要对其进行评估，分析是否存在影响药效的因素，然后协助其服药。

1. 操作前准备

（1）人员准备

照护者着装整洁，修剪指甲，用七步洗手法清洗双手，戴口罩。照护对象取舒适体位（坐立位或半卧位），必要时洗手。

（2）物品准备

治疗盘或发药车、药杯、量杯、药匙、包药纸、纱布、治疗巾、医嘱单、小药卡、服药本、饮水管、小水壶（内盛温开水）、盐酸溴己新片、蛇胆川贝液。

（3）环境准备

环境清洁、安静，光线明亮，注意保护照护对象的隐私。

2. 评估照护对象及分析影响药物的因素

刘某为 76 岁的老年人，照护者需评估其意识是否清晰，询问是否有基础疾病，如高血压、糖尿病等慢性疾病，有无口腔或食管疾患以及有无恶心、呕吐，有无过敏的药物或食物，能否自己用药，能否进行自主吞咽，能否配合，并向照护对象解释操作目的。

照护者还需询问照护对象用药后症状是否减轻，药效是否符合预期，其间是否使用过其他药物，自己如何用药，服用蛇胆川贝液时是否用温水送服，服药后是否立即饮水，是否出现药物副作用等。

根据对照护对象的评估，照护者分析是否有影响药物作用的因素存在。如有，随后纠正，并告知照护对象服用药物的作用。

3. 协助照护对象服用药物

（1）核对

核对医嘱单与服药本，核对药物。

检查并核对物品：药匙、药杯、治疗巾。检查药物：盐酸溴己新片，规格 8 mg/ 片，蛇胆川贝液，规格 10 mL/ 支，均在有效期内。洗手，戴口罩。

（2）备药

核对药物后，将小药卡插入药盘内，放好药杯，取一片盐酸溴己新片放于药杯，取一支蛇胆川贝液放于治疗盘。

（3）给药

携用物至照护对象旁。

1）确定身份：使用两种不同的身份识别方式（如姓名、性别、年龄等）确定照护对象的身份。

2）再次核对：再次核对药物，无误后发药。

3）协助取舒适体位：为了方便照护对象服药，先帮其取舒适体位（坐立位或半卧位），如果需要摇高床头，应先拉起床挡再摇床，摇床过程中询问照护对象是否有不适，如有要及时告知照护者；如果半卧位，可以铺治疗巾。

4）协助服用：取水、试水温，取药，先给照护对象盐酸溴己新片，递温水送服，并告知盐酸溴己新片的作用，随后让照护对象服用蛇胆川贝液，并告知该药的作用，强调服用后不宜立即饮水。

5）用药后检查：照护对象用药后检查其舌下，看药物是否已吞咽下去。再次核对照护对象及药物。

6）告知药物不良反应及注意事项：告知照护对象盐酸溴己新片的不良反应主要是胃肠道刺激，可能会出现恶心、胃部不适，故要饭后服用，嘱其如果用药后出现不适，立即停药并告知医生；在服用蛇胆川贝液期间，忌食辛辣、油腻食物。

（4）整理

协助照护对象服药后，帮助其取舒适体位。收回药杯，消毒双手。

（5）记录

记录的内容包括药物的名称、剂量，口服给药的日期和时间，在服药过程中照护对象是否出现异常反应，操作人签名。

二、指导照护对象合理、正确用药，防止病情加重

刘某的年龄较大，健康意识不强，照护者可给予相应的健康教育。

1. 日常生活中要加强锻炼，均衡饮食，充足睡眠，增强抗病能力。在疾病流行期，尽可能减少公众集会和集体娱乐活动。到医院以及其他人多的场所时，注意佩戴口罩。

2. 注意个人卫生，勤洗手，不随地吐痰，不在人前打喷嚏及咳嗽。

3. 按时服药，可以做标记提示自己用药或让家属提醒按时用药。

4. 由于照护对象年龄较大，告知家属一定注意药物看服到口。

5. 服用蛇胆川贝液后，不要立即饮水，蛇胆川贝液连续服用不宜超过一周。

6. 如果自己在家中用药，需要经常查看药物的有效期，过期后不能使用。将药物放在干燥阴暗处及儿童不宜接触到的地方。

7. 如果用药过程中出现发烧、痰液增多等症状，应立即就医，以免耽误病情。

能力测评

测评项目			测评标准	最高分	得分
操作前准备	人员准备		每缺少一项扣 2 分	4	
	物品准备		每缺少一项扣 2 分	2	
	环境准备		每缺少一项扣 1 分	4	
任务实施	评估沟通	（1）正确的问候和自我介绍	每缺少一项扣 5 分	15	
		（2）全面评估			
		（3）分析是否有影响因素，对照护对象存在的不当之处给予纠正			
	核对、备药	准确、全面	每缺少一项扣 1 分	5	
	给药过程	（1）协助服药过程中动作规范、有序，关注照护对象的感受	每一处不当扣 2 分	20	
		（2）恰当的健康教育：告知照护对象药物的不良反应、正确的生活方式以及紧急情况下的正确处理方式	从零分开始加，每说出一个正确方式加 2 分，最高 10 分	10	
		（3）正确处理照护对象及家属提出的问题	从零分开始加，每正确处理一个问题加 2 分，最高 10 分	10	
		（4）遵守无菌等卫生原则、节力原则	每一处不当扣 2 分	10	
		（5）给予恰当的鼓励	从零分开始加，每鼓励一次加 2 分，最高 4 分	4	
	整理并记录	准确无误	每缺少一项扣 1 分	6	

续表

测评项目		测评标准	最高分	得分
综合评价	（1）关注照护对象的生理、心理变化，全程注意照护服务礼仪	操作过程动作粗暴扣 2 分	4	
	（2）照护过程中要足够细心，有足够的耐心、爱心和同理心，操作正确，动作轻柔	每一处不当扣 1 分	3	
	（3）与照护对象及家属沟通时，语言通俗易懂，礼貌、亲切、耐心、详细，并能给出比较中肯的建议	语言应付、生硬，语速过快各扣 1 分	3	
总分				

实训演练

刘某，男，32 岁，3 天前咳嗽、咳痰、乏力、食欲差，在家服用清热感冒颗粒后效果不明显，遂就医。刘某做了相关检查后，医生给其开了罗红霉素胶囊（0.25 g/ 次，每日 2 次）和苯丙哌林片（20 mg/ 次，每日 3 次）。作为照护者，应该如何指导刘某服用药物？

照护要点提示：1. 评估照护对象；2. 指导口服药物；3. 日常生活指导；4. 健康教育。

任务二 注射给药

任务描述

王女士，46 岁，4 个月前诊断为 1 型糖尿病。她在家中自我监测血糖，并根据医生开具的“8 IU–12 IU–6 IU”用药方案在餐前皮下注射胰岛素。由于她最近经常出现焦虑、心悸、出汗等症状，3 天前去医院检查，医生给她制订了新的计划——“6 IU–10 IU–6 IU”，需要换用胰岛素笔来完成注射，但她怕自己注射不准确，前来照护中心咨询。现在是 8∶35，单考虑注射给药法，作为照护者，应该如何指导她做皮下注射?

任务讨论

1. 照护者进行照护前，首先需要向照护对象了解什么?
2. 如何评估照护对象的注射操作?
3. 照护者如何指导照护对象进行皮下注射，并给予恰当的健康教育?

相关知识

一、注射原则

1. 严格执行查对制度

（1）严格执行“三查八对”，务必做到给药的“五个准确”。

（2）仔细检查药物质量，发现有变质、变色、混浊、沉淀、过期等现象时不可使用。

2. 严格执行无菌操作原则

（1）照护者衣帽整洁，戴口罩，注射前后必须洗手。

（2）环境清洁，符合无菌技术操作要求。

（3）注射器及针头的各部位必须保持无菌。

（4）按要求对注射部位的皮肤进行消毒，并保持无菌。

现一般用碘伏对皮肤进行常规消毒两遍：用碘伏棉球或棉签，以注射点为中心，由内向外螺旋式旋转涂擦，直径在 5 cm 以上，待干后（约 20 s）注射。

3. 严格执行消毒制度

（1）注射时做到一人一套物品，包括注射器、针头、垫巾等。

（2）所有物品须消毒处理，不可随意丢弃；针头置于损伤性锐器盒中，注射器置于医用垃圾袋中。

根据药液量、黏稠度、药物刺激性强弱以及给药途径，选择完好无损的注射器和针头。注射器必须完整无破损、不漏气，针头锐利、无钩、无弯曲，注射器和针头衔接紧密。一次性注射器包装必须密封，在有效期内使用。

二、常用注射方法

注射给药是指将一定量的无菌药液或生物制品用无菌注射器注入体内，以达到预防、诊断和治疗疾病的给药方法。

注射给药时药物吸收快，可迅速达到有效血药浓度，吸收量比较准确，起效迅速，因此病情较重、不能或不宜口服给药的均可采用注射给药。但注射给药容易造成一定程度的组织损伤，引起疼痛或感染等潜在并发症，而且由于药物吸收快，某些药物的不良反应出现迅速，处理难度大，因此选择注射给药时应谨慎。常用的注射方法有皮内注射、皮下注射、肌内注射、静脉注射等。

作为健康照护者，需要学会胰岛素皮下注射，其余注射方法由护理人员操作。因此，本教材仅对胰岛素皮下注射做介绍。

皮下注射是指将小量药液或生物制剂注入皮下组织的方法，适用于需要在一定时间内产生药效而药物不能或不宜口服给药者，以及预防接种和局部麻醉用药。常用的注射部位包括上臂三角肌下缘、腹部、后背、大腿前侧及外侧等。

皮下注射在严格执行注射原则的基础上，还应注意做到以下几点：

1. 需要长期注射者，应经常更换注射部位，以免局部产生硬结、皮下脂肪萎缩等。

2. 刺激性强的药物不宜皮下注射。

3. 注射药液少于 1 mL 时，须用 1 mL 注射器抽取药液，以保证注入药液的剂量准确无误。

4. 注射进针角度不宜超过 45°，以免刺入肌层，如果用胰岛素笔注射，需垂直进针。对于消瘦者，可捏起局部组织，穿刺角度适当减小。选择三角肌下缘注射时，进针方向稍偏向外侧，以免药液注入肌层。

5. 注射前做好解释工作，消除照护对象顾虑，分散其注意力；指导并协助照护对象取合适的体位，使肌肉放松，便于进针。

6. 进针后抽动注射器活塞，检查有无回血：皮下注射回抽无回血时可注射，如果有回血，须重新进针，以免将药液注入血管。

三、注射用物

1. 治疗盘

无菌持物钳或镊子、碘伏、无菌棉签、无菌纱布或棉球、弯盘。

2. 注射器及针头

注射器分为玻璃和塑料两种制品，其中塑料注射器为一次性使用。皮下注射可选用 1 mL、2 mL、2.5 mL 的注射器，选用 5 ~ 6 号针头。

3. 其他

注射药物（根据医嘱准备）、医嘱单、无菌治疗盘、手消毒剂、锐器盒、医用垃圾桶和生活垃圾桶。

四、抽吸药物

1. 查对药物，铺好无菌治疗盘

根据医嘱，仔细核对、检查药物。铺好无菌治疗盘。

2. 自密封瓶内抽吸药液（见图 4-2-1）

（1）根据药液剂量和性质，选择合适的注射器。

（2）除去密封瓶的塑料盖，常规消毒瓶塞，待干。

（3）先抽吸与所需药液等量的空气，将针尖斜面刺入瓶内注入空气。

（4）倒转药瓶，使针头在液面以下，抽取所需的药量，以食指固定针栓，拔出针头。

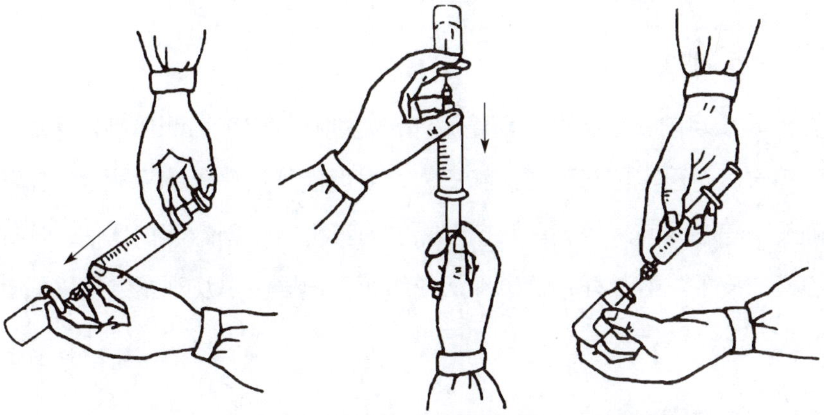

图 4-2-1　自密封瓶内抽吸药液

3. 排尽空气

抽吸完毕，将针头垂直向上，轻拉活塞，将针头内药液抽入注射器内，轻推活塞，驱出气体，如图 4-2-2 所示。排气时不可浪费药液。

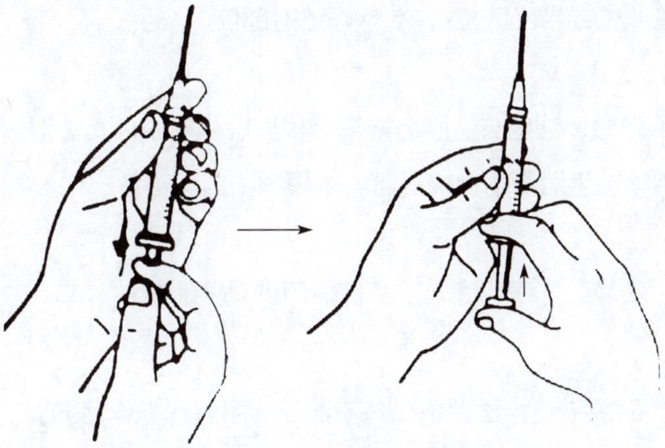

图 4-2-2　排气方法

4. 保持针头无菌

排气完毕，核对无误后，将空药瓶或护针套套在针头上，放于无菌治疗盘内备用。

5. 注意事项

（1）严格执行无菌操作原则和查对制度。

（2）用尽药液的密封瓶不可立即丢弃，以备注射过程中查对。

任务实施

王女士 4 个月前就诊断为 1 型糖尿病，她能在家自我监测血糖，并能根据医生开具的用药方案自己实施皮下注射胰岛素。最近换用胰岛素笔后，她对自己的操作是否正确没有信心而前来咨询。照护者需要对其进行全面的照护评估，仔细观察照护对象的模拟皮下注射过程并给予确认或纠正，根据评估及观察结果采取有效的照护措施。

一、指导照护对象在家使用胰岛素笔

根据王女士的情况，照护者需要分四步完成任务：进行评估→照护对象演示皮下注射操作→照护者进行确认或纠正→照护者演示。

1. 注射前准备

（1）人员准备

照护者着装整洁，用七步洗手法清洗双手，戴口罩。照护对象明确注射目的，取舒适体位（坐立位或半坐卧位），准备好注射部位，洗手。

（2）物品准备

治疗盘、治疗巾、注射卡、胰岛素笔、根据医嘱备胰岛素注射液、75% 的酒精、棉签、口罩、手套、手消毒剂、锐器盒、垃圾桶（黑、黄各一个）。

（3）环境准备

环境清洁、安静，光线明亮，注意保护照护对象的隐私。

2. 评估

（1）对照护对象进行全面评估，并向照护对象解释操作目的。

（2）对照护对象自我皮下注射进行评估：在照护对象自我模拟皮下注射胰岛素过程中，照护者要仔细观察，评估皮下注射的步骤是否全面而准确，并给予确认或纠正。照护对象在操作过程中如果有问题可以咨询，照护者不要打断，但要记录出现的问题。照护对象操作完成后，照护者给予分步确认或纠正，并给予适当的鼓励，随后征得照护对象的同意，自我演示胰岛素的皮下注射。

3. 指导照护对象使用胰岛素笔进行皮下注射

（1）操作前准备

指导照护对象做好自我准备，照护者做好物品和环境的准备。

（2）操作中

指导照护对象用七步洗手法清洗双手，戴口罩。

1）复温、检查并核对：提前 30 min 将胰岛素从冰箱拿出复温至室温，根据医生开具的用药计划，检查药物的名称、剂型、外观性状、有效期、胰岛素量。

2）正确安装：安装笔芯，检查胰岛素笔，充分预混、摇匀胰岛素（有的胰岛素不需摇匀），消毒皮塞，正确安装针头（垂直刺入，拧紧），扔掉小帽。

3）正确排气：调节 2 IU 的胰岛素，针尖垂直向上，手指轻弹笔架数次，按压注射键，见一滴胰岛素从针尖处溢出即可，若无药液溢出，则重复上述操作。

4）调整用量：按医生给药计划调节 6 IU 的胰岛素。

5）选择注射部位，消毒皮肤：询问平时的注射部位，根据药物的特点选择具体部位，并告知需要经常更换注射部位，两次注射点要间隔 2 cm，检查照护对象注射部位的皮肤情况（无红肿、硬结、瘢痕、感染等）并暴露，消毒注射部位，直径大于 5 cm，待干。

6）皮下注射：再次核对药物，备好干棉签备用。一般左手捏起皮肤，右手握笔式垂直快速进针（消瘦者可 45° 进针），按压胰岛素笔尾部按键，缓慢匀速注射胰岛素至按键不能动，注射完毕，继续按住按键使针头在皮下停留 10 s（如果剂量超过 20 IU，则需停留 20 s），继续按住按键直至针头全部拔出，用无菌干棉签轻轻按压注射点片刻。针头套上大针帽，将针头扔进锐器盒。

7）注射后再次核对：完成皮下注射后，再次核对药物、剂型、剂量等。

（3）操作后

1）指导照护对象取舒适体位。

2）整理物品，分类放置。

3）指导照护对象根据药物的类型选择合适的进餐时间，告知胰岛素的储存方法，告知正确放置胰岛素笔的方法，告知低血糖的症状及处理措施。

4）洗手、记录。记录的内容一般包括注射药物的名称、剂型、注射时间、剂量、注射后的反应等。

照护者指导照护对象完成皮下注射后，询问照护对象是否学会，并给予鼓励，如果有问题可随时询问。

二、合理指导照护对象，进行健康教育

患有 1 型糖尿病的王女士需要自我监测血糖并自己皮下注射胰岛素，在日常生活中，需要严格按医生开具的用药计划用药，并按照准确的治疗方案进行治疗。照护者应给予照护对象适当的健康教育。

1. 要严格执行查对、无菌、隔离消毒等注射原则。

2. 要选择合适的注射部位，并需要经常轮换，两次注射点要间隔 2 cm，每次注射前需要评估注射部位的皮肤情况，如有红肿、硬结、瘢痕、感染等情况不宜选用。

3. 严格执行医生开具的用药计划，知道所用药物注射后的进餐时间。

4. 平衡膳食，控制总热量，用药后按时定量进餐，两正餐间可以少量加餐（水果等）。宜清淡、低盐、低脂饮食，多吃瘦肉、鱼虾等优质蛋白质，多吃蔬菜，限量吃水果，增加膳食纤维的摄入，限制饮酒。

5. 适当运动（如慢跑、散步等）可控制体重以及减轻压力和紧张的情绪。

6. 规律监测血糖，评估血糖控制情况，有助于制订合理的饮食计划，如果血糖超过正常值，要及时就诊。

7. 认识糖尿病是终身疾病，了解糖尿病的基本知识，以平和的心态正确对待，避免过度紧张。

8. 了解低血糖的症状及处理措施：低血糖的主要表现是饥饿感、出汗、周身乏力、心悸、视力模糊等，如果出现上述症状，立即休息并服用随身准备的含糖食品或含糖饮料，如糖果、饼干、果汁等。15 min 后如果血糖仍低于 3.9 mol/L，再服用上述食物或立即拨打 120。

9. 注射前仔细检查药物的量和有效期。用后按要求存放胰岛素：未开封的胰岛素存放于冰箱，温度维持在 2 ~ 8 ℃，不得冷冻，使用时需提前 30 min 拿出复温至室温；已开封使用的胰岛素，需要标注开封日期，无须存入冰箱，可使用 30 天，但需放置在阴凉通风处。注射后需规范丢弃针头于锐器盒中，棉签等置医用垃圾袋中并按感染性废弃物处理。

能力测评

<table>
<tr><th colspan="3">测评项目</th><th>测评标准</th><th>最高分</th><th>得分</th></tr>
<tr><td rowspan="3">操作前准备</td><td colspan="2">人员准备</td><td>每缺少一项扣 2 分</td><td>4</td><td></td></tr>
<tr><td colspan="2">物品准备</td><td>每缺少一项扣 2 分</td><td>4</td><td></td></tr>
<tr><td colspan="2">环境准备</td><td>每缺少一项扣 2 分</td><td>4</td><td></td></tr>
<tr><td rowspan="17">任务实施</td><td rowspan="3">评估沟通</td><td>（1）正确的问候和自我介绍</td><td rowspan="3">每缺少一项扣 3 分</td><td rowspan="3">9</td><td rowspan="3"></td></tr>
<tr><td>（2）全面评估</td></tr>
<tr><td>（3）观察照护对象的皮下注射过程，对操作中存在的不当之处给予确认或纠正</td></tr>
<tr><td rowspan="10">指导皮下注射</td><td>（1）指导照护对象做好自我准备，照护者做好物品及环境准备</td><td>每缺少一项扣 2 分</td><td>6</td><td></td></tr>
<tr><td>（2）准确复温、检查、核对</td><td rowspan="9">每一处不当扣 6 分</td><td rowspan="9">54</td><td rowspan="9"></td></tr>
<tr><td>（3）安装正确</td></tr>
<tr><td>（4）排气正确，调节剂量准确</td></tr>
<tr><td>（5）评估并选择注射部位，消毒</td></tr>
<tr><td>（6）注射过程（进针、推药、拔针）规范</td></tr>
<tr><td>（7）遵守无菌等卫生原则、节力原则</td></tr>
<tr><td>（8）操作示范过程中动作规范、有序，关注照护对象的感受</td></tr>
<tr><td>（9）过程完整</td></tr>
<tr><td>（10）给予恰当的鼓励</td></tr>
<tr><td rowspan="4">操作后处理</td><td>（1）指导照护对象取舒适体位</td><td rowspan="4">每缺少一项扣 2 分</td><td rowspan="4">8</td><td rowspan="4"></td></tr>
<tr><td>（2）规范整理物品</td></tr>
<tr><td>（3）交代注意事项准确、完整</td></tr>
<tr><td>（4）记录准确、全面</td></tr>
</table>

续表

测评项目		测评标准	最高分	得分
综合评价	（1）关注照护对象的生理、心理变化，全程注意照护服务礼仪	操作过程动作粗暴扣 2 分	4	
	（2）照护过程中要足够细心，有足够的耐心、爱心和同理心，操作正确，动作轻柔	每一处不当扣 1 分	4	
	（3）与照护对象及家属沟通时，语言通俗易懂，礼貌、亲切、耐心、详细，并能给出比较中肯的建议	语言应付、生硬，语速过快各扣 1 分	3	
总分				

实训演练

刘某，女，17 岁，1 个月前诊断为 1 型糖尿病，医生给她制定“6 IU–8 IU–4 IU”用药方案，她自己总是注射不好，每天妈妈协助她在餐前用胰岛素笔皮下注射胰岛素，并帮她在家中监测血糖。最近刘某出现了几次心悸、出汗等症状，妈妈陪她一起前来照护中心咨询。现在是 9：40，单考虑注射给药法，作为照护者，应该采取哪些照护措施？

照护要点提示：1. 评估照护对象；2. 照护者模拟演示；3. 照护对象模拟操作；4. 日常生活指导；5. 健康教育。

任务三
雾化给药

任务描述

刘某，男，70 岁，吸烟 40 余年，有慢性支气管炎病史，近日他受凉后出现咳嗽、咳痰，痰液呈淡黄色且黏稠不易咳出。刘某比较痛苦，到医院就诊，医生给开了罗红霉素胶囊（150 mg/ 次，每日 2 次，口服）和痰易净（超声雾化吸入，每日 2 次）。作为照护者，应该如何实施照护？

任务讨论

1. 照护者进行照护前，首先需要了解什么？

2. 照护者如何按医嘱协助照护对象使用吸入器吸入药物？

3. 照护者应该给予照护对象哪些方面的健康教育？

相关知识

一、雾化给药的概念及适应证

雾化给药是指使用雾化装置，将水分或药物分散成较小的雾滴，然后经鼻或口吸入，以达到预防和治疗疾病目的的给药方法。雾化给药具有起效快、用药量少、不良反应小、使用方便等优点，是目前比较理想的给药途径。

雾化给药主要适用于以下症状：①湿化气道，稀释痰液，常用 α 糜蛋白酶、乙酰半胱氨酸等；②控制呼吸道感染，常用庆大霉素、卡那霉素、红霉素和头孢菌素类抗感染药物等；③解除支气管痉挛，常用氨茶碱、沙丁胺醇、异丙托溴氨等支气管解痉药；④减轻呼吸道黏膜水肿，常用地塞米松等。

二、常用的雾化给药方法

1. 超声雾化吸入法

超声雾化吸入法是指利用超声波声能，将药液变成细微的气雾后由呼吸道吸入的方法。常用的仪器主要是超声波雾化吸入器（见图 4-3-1）。

（1）特点

超声雾量的大小可以调节，雾滴小而均匀，药液可随深而慢的吸气到达终末支气管和肺泡；且雾化器对雾化液有轻微的加温作用，吸入的气雾温暖、舒适。但雾化容积大，药量大。

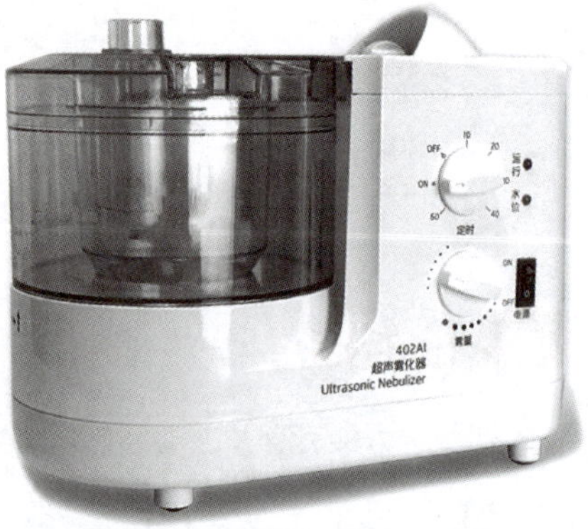

图 4-3-1　超声波雾化吸入器

（2）注意事项

1）用前检查雾化器各部件是否完好，是否有松动、脱落等异常现象。

2）照护对象宜取坐位、半坐卧位或侧卧位，以提高雾化效果。

3）雾化过程中，照护对象应尽量做慢而深的吸气，并在吸气末稍停片刻，确保药物进入气道。如果出现缺氧、感染、过敏反应等不适症状，应立即告知医护人员。

4）使用过程中，水槽和雾化管内要始终维持有足量的蒸馏水，水温不宜超过 50 ℃。连续使用时，中间需间隔 30 min。使用中注意测量水温，如果超过 50 ℃，应关机更换冷蒸馏水。

5）雾化器中的晶体换能器和透声膜薄而质脆，易损坏，操作及清洗过程中应注意保护。

6）雾化过程中如需添加药液，直接从小孔中加入，不必关机。

7）如果使用面罩雾化，照护对象吸药前不要涂抹油性面膏，雾化吸入后立即洗脸并及时漱口，以减少药物在面部及口咽部的残留。

8）使用雾化器后及时消毒雾化管道，防止发生感染。雾化吸入后指导照护对象正确咳嗽，以帮助排痰。

2. 氧气雾化吸入法

氧气雾化吸入法是指利用高速氧气气流，使药液形成雾状，随吸气进入呼吸道的方法。常用的仪器为氧气雾化吸入器（见图 4-3-2），也称射流式雾化器。

（1）特点

操作简单，药物直达病灶，局部病灶的药物浓度高、安全性高、毒副作用小，在吸入药液的同时吸入氧气，缓解缺氧问题。

（2）注意事项

1）使用前检查雾化吸入器连接是否完好、有无漏气等。

2）照护对象宜取坐位、半坐卧位或侧卧位，以提高雾化效果。

3）操作时应远离火源，严禁接触烟火和易燃品，确保用氧安全。雾化时氧流量不宜过大，以免损坏仪器。

4）雾化过程中，如果出现疲劳等不适症状应停止雾化，必要时告知医护人员。

5）氧气湿化瓶内勿盛水，以免其中的液体进入雾化器而影响疗效。

3. 手压式雾化吸入法

手压式雾化吸入法是指将药液预置于雾化器内的送雾器中，将雾化器倒置，利用其内腔形成的高压，用拇指按压雾化器顶部（见图4-3-3），药液便可从喷嘴射出，形成细微的气雾，作用于口腔、咽、气管、支气管黏膜，从而药液被局部吸收的给药方法。常用的仪器有定量吸入器等。

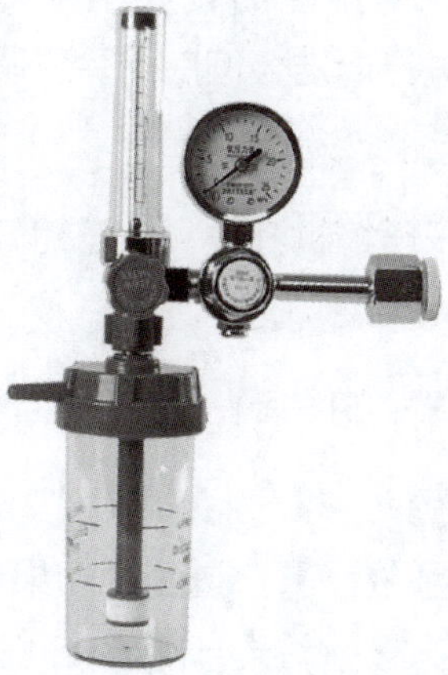

图 4-3-2　氧气雾化吸入器

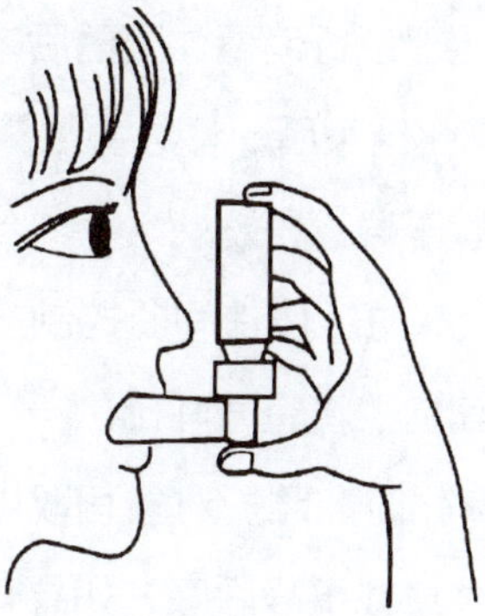

图 4-3-3　手压式雾化吸入法

（1）特点

定量吸入器具有外形轻巧、便于携带、使用方便等特点。

（2）注意事项

1）使用前检查雾化器各部件是否完好，有无松动、脱落等异常情况。

2）照护对象宜取坐位、半坐卧位或侧卧位，以提高雾化效果。

3）嘱照护对象深吸气时药液经口腔吸入，尽量延长屏气时间，然后再呼气。雾化结束后清洁口腔。

4）每次按压 1 ~ 2 揿，两次之间的时间间隔不少于 3 ~ 4 h。

5）雾化器使用后应放置在阴凉处保存，塑料外壳要定期清洁。

4. 压缩雾化吸入法

压缩雾化吸入法是指利用压缩空气将药液变成细微的气雾，随着使用者的呼吸将药液吸入呼吸道的方法。常用的仪器为压缩雾化吸入器（见图 4-3-4）。

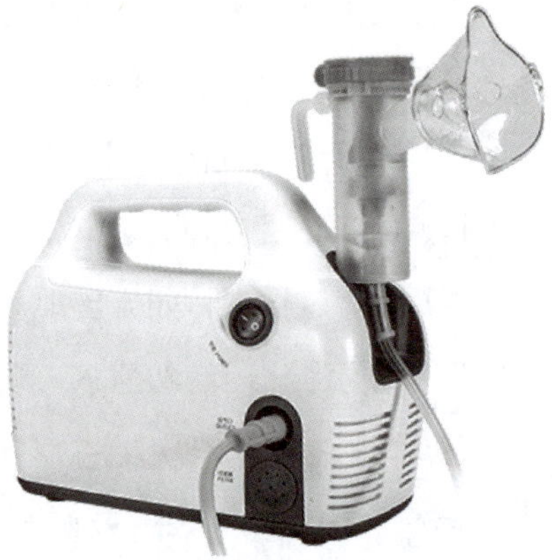

图 4-3-4　压缩雾化吸入器

（1）特点

药雾颗粒微细，直径约 3 μm，容易深入到肺，用药量少，疗效好。

（2）注意事项

1）使用时仪器要放在平坦、光滑且稳定的平面上，切勿放置在地毯或粗糙的表面上，以免阻塞通气口。操作时切勿覆盖压缩机表面。

2）用前检查仪器连接是否牢固，电源、电压与压缩机是否吻合。

3）每次雾化结束后，雾化器所有的配件都要进行清洁，彻底清除残留的药品和污垢。雾化器进行消毒、灭菌后才能继续使用。

4）雾化结束后，将导管从雾化器上拔下，打开压缩机开关，让压缩气流通过导管，直至吹干导管内壁。

5）吸气时，按住间断控制按钮，慢慢吸入药雾；呼气时，松开间断控制按钮，直接通过口含器将空气呼出。

6）雾化时，照护对象宜取坐位、半坐位或侧卧位。雾化过程中如果出现不适，可做适当休息或平静呼吸，如果有痰液，嘱照护对象咳出，不可咽下。

三、雾化给药的注意事项

1. 操作前认真查看照护对象的医嘱和照护计划，确保按医嘱给药。

2. 严格执行查对制度，确保做到“五个准确”。

3. 雾化给药时，严格执行无菌操作，加强口、鼻、咽部的照护，还要注意雾化器、室内空气和各种医疗器械的消毒。

4. 雾化吸入完成后，应辅助拍背、吸痰等照护，防止由于气道分泌物液化膨胀，加重堵塞引起呼吸困难。

5. 吸入激素的主要副作用是口腔、咽喉部位的局部作用，如声音嘶哑、霉菌感染等，所以用药后及时漱口，可明显减少副作用。

6. 患哮喘者使用面罩进行氧气雾化吸入时，吸入的时间不宜超过 5 ~ 10 min，否则容易出现病情加重的情况。

任务实施

根据刘某的症状，照护者首先要对其进行评估，分析疾病的诱因，并指导其避免相关诱发因素，随后指导刘某正确使用吸入器用药，最后给予适当的健康教育。

一、指导照护对象雾化吸入药物

1. 操作前准备

（1）人员准备

照护者着装整洁，修剪指甲，用七步洗手法清洗双手，戴口罩。照护对象理解吸入药物的目的，取舒适体位（能配合采取坐位、半坐卧位或侧卧位），必要时洗手。

（2）物品准备

医嘱单、弯盘、完好的超声雾化吸入器 1 套、水温计、痰易净、冷蒸馏水、小水壶（内盛温开水）、水杯。

（3）环境准备

环境清洁、安静，光线明亮，注意保护照护对象的隐私。

2. 评估沟通

（1）评估照护对象的基本情况，包括意识是否清晰、身体状况、烟酒嗜好，询问有无过敏的药物或食物，询问自理能力，评估精神状态、合作程度等。

（2）询问在家使用的药物、使用情况、使用效果等。

（3）评估呼吸道通畅情况。

（4）评估面部及口唇黏膜状况，分析是否缺氧。

3. 检查雾化器

（1）检查并连接雾化器，确保设备功能正常。

（2）向水槽内加冷蒸馏水约 250 mL，至能够浸没雾化罐底部的透声膜。

（3）按医嘱核对药物，协助医护人员将药液稀释至 30 ~ 50 mL 后加入雾化罐内，检查无漏水后，雾化罐放入水槽内，盖紧水槽盖。

（4）连接雾化器的各个部分及雾化管道。

4. 核对并解释

携物品至床旁，核对照护对象、药物，并解释操作目的，指导使用方法，协助照护对象取舒适体位。

5. 指导吸入药物

（1）接通电源，打开电源开关，预热 3 min，调整定时开关设定雾化时间，一般每次 15 ~ 20 min。

（2）调节雾量开关至合适雾量。

（3）当气雾喷出后，协助照护对象将口含嘴放入口中（面罩也可），嘱照护对象紧闭口唇，做深而慢的吸气，即“用嘴吸气，用鼻呼气，勿吞咽”。

（4）雾化结束后，取下口含嘴或面罩，先关雾化开关，再关电源开关。

6. 整理物品

（1）擦净照护对象面部，协助其取舒适体位，整理床单位。

（2）分类清理物品，倒掉水槽内剩余水并擦干，清洁和消毒雾化罐、螺纹管、口含嘴或面罩。

（3）消毒双手。

7. 记录

记录的内容包括雾化吸入药物的名称和剂量，给药的日期和时间，雾化过程中的异常反应，操作人签名。

二、指导照护对象正确用药，防止病情加重

刘某的情况属于自身健康意识不强、家属照护不当，照护者可以给予相应的健康教育。

1. 向照护对象和家属普及预防呼吸道疾病的相关知识：日常生活中要加强锻炼，均衡饮食，充足睡眠，增强抗病能力；遇天气变化及时调整衣物；在疾病流行期，尽可能减少公众集会；到医院以及其他人多的场所时，注意佩戴口罩。

2. 注意个人卫生：勤洗手，不随地吐痰，不在人前打喷嚏及咳嗽。

3. 教会雾化后正确的咳嗽方法，以协助痰液排出，避免或减轻呼吸道感染。

4. 雾化吸入前，不要涂抹油性面膏；雾化吸入后，立即洗脸并及时漱口，以减少药物在面部及口咽部的残留。

能力测评

<table>
<tr><th colspan="3">测评项目</th><th>测评标准</th><th>最高分</th><th>得分</th></tr>
<tr><td rowspan="3">操作前准备</td><td colspan="2">人员准备</td><td>每缺少一项扣 2 分</td><td>4</td><td></td></tr>
<tr><td colspan="2">物品准备</td><td>每缺少一项扣 1 分</td><td>2</td><td></td></tr>
<tr><td colspan="2">环境准备</td><td>每缺少一项扣 2 分</td><td>4</td><td></td></tr>
<tr><td rowspan="9">任务实施</td><td rowspan="2">评估沟通</td><td>（1）正确的问候和自我介绍</td><td rowspan="2">每缺少一项扣 2 分</td><td rowspan="2">15</td><td rowspan="2"></td></tr>
<tr><td>（2）全面评估</td></tr>
<tr><td rowspan="7">雾化吸入过程</td><td>（1）检查雾化器（检查连接仪器、加足量的水、核对药物并准确加入药物、连接好仪器各部分管道）</td><td>每缺少一项扣 1 分</td><td>5</td><td></td></tr>
<tr><td>（2）核对并解释：准确、规范</td><td rowspan="4">每一处不当扣 3 分</td><td rowspan="4">42</td><td rowspan="4"></td></tr>
<tr><td>（3）指导照护对象吸入药物（接通电源、打开开关、设定时间、调节雾量、指导准确吸入、吸入结束的关闭顺序）</td></tr>
<tr><td>（4）整理物品（擦净照护对象面部、指导其取舒适体位、分类整理物品、倒掉水槽内的水、清洁各部分仪器）</td></tr>
<tr><td>（5）记录（准确、完整）</td></tr>
<tr><td>（6）恰当的健康教育：指导照护对象正确的生活方式以及紧急情况下的正确处理方式</td><td>从零分开始加，每说出一个正确方式加 3 分，最高 15 分</td><td>15</td><td></td></tr>
<tr><td>（7）遵守无菌等卫生原则、节力原则</td><td>操作不当扣 3 分</td><td>3</td><td></td></tr>
<tr><td rowspan="3">综合评价</td><td colspan="2">（1）关注照护对象的生理、心理变化，全程注意照护服务礼仪</td><td>操作过程动作粗暴扣 2 分</td><td>4</td><td></td></tr>
<tr><td colspan="2">（2）照护过程中要足够细心，有足够的耐心、爱心和同理心，操作正确，动作轻柔</td><td>每一处不当扣 1 分</td><td>3</td><td></td></tr>
<tr><td colspan="2">（3）与照护对象及家属沟通时，语言通俗易懂，礼貌、亲切、耐心、详细，并能给出比较中肯的建议</td><td>语言应付、生硬，语速过快各扣 1 分</td><td>3</td><td></td></tr>
<tr><td colspan="5">总分</td><td></td></tr>
</table>

实训演练

刘女士，27 岁，体型偏胖，喜欢吃甜食和油炸食物，3 天前因憋气、喘息、活动后症状加重而到医院做检查，医生诊断为支气管哮喘，给她开了布地奈德喷雾剂，每次 1 揿，每日 1 次。她刚开始接触仪器，不太熟悉操作方法，此时，作为照护者，应该如何指导其学会使用该药？

照护要点提示：1. 评估照护对象；2. 指导吸入药物；3. 日常生活指导；4. 健康教育。

任务四 局部给药

任务描述

刘某，女，35 岁，眼红、痒、涩伴轻度眼睑及结膜水肿 3 天，遂到医院就诊，医生诊断为过敏性结膜炎，开具帕坦洛滴眼液，每次点眼 1 ~ 2 滴，每日 2 次。作为照护者，应该如何指导刘某用药?

任务讨论

1. 照护者进行照护前，首先需要了解什么?
2. 照护者如何指导照护对象自己用药?
3. 照护者应该对照护对象进行哪些健康教育?

相关知识

局部给药是临床常用的一种治疗方法，具有局部药物浓度高、疗效好、用药方便等优点，但也会产生不良反应。常用的局部给药方法有滴药法、皮肤给药法、舌下给药法和插入给药法，以下主要介绍前三种方法。

一、滴药法

滴药法是指将药物滴入某些体腔从而产生疗效的给药方法，包括滴眼药法、滴鼻药法和滴耳药法。

1. 滴眼药法

滴眼药法是将滴眼液滴入或将眼膏挤入结膜下穹窿部，以达到预防、治疗、协助检查、诊断眼部疾病、眼部表面麻醉等目的。

（1）操作方法

操作前准备充分后，照护者洗手、戴口罩，进行以下操作：

1）核对照护对象、药物、诊断书、用药眼，解释用药目的，取得照护对象的配合。

2）协助照护对象取仰卧位或坐位，头略后仰，用干棉签擦去眼部分泌物，嘱照护对象眼睛向上注视。

3）照护者左手取一干棉球放于照护对象下眼睑处，并用食指固定上眼睑，拇指将下眼睑向下牵拉，右手持滴瓶，在距离眼睑 1 ~ 2 cm 处将 1 滴药液滴入结膜下穹隆中央。如果涂眼药膏，则将眼药膏挤入下穹隆部约 1 cm 长度即可。

4）用棉签擦去溢出的药液，嘱照护对象轻闭眼 1 ~ 2 min。

5）整理物品，协助照护对象取舒适体位，洗手，记录。

（2）注意事项

1）操作过程中动作轻柔。

2）切勿将药液直接滴在角膜上。滴管不可触及眼睑和睫毛，防止污染。

3）切忌压迫眼球。如果眼部有分泌物、泪水或眼膏时，应先用棉签或纱布轻轻擦净，再滴药液。

4）阿托品等有毒性的滴眼液，滴后应用棉签压迫泪囊区 2 ~ 3 min，防止药液经泪囊进入鼻咽部，经黏膜吸收引起中毒反应。

5）单眼患病者，滴眼时应将头偏向患眼侧，防止药液滴入健眼。

2. 滴鼻药法

滴鼻药法是将药液滴入照护对象的鼻腔，收缩或湿润鼻腔黏膜，达到通气、引流和消炎的目的。

（1）操作方法

操作前准备充分后，照护者洗手、戴口罩，进行以下操作：

1）核对、解释。

2）嘱照护对象先排除鼻腔分泌物并清洁鼻腔，协助其取仰卧位或侧卧位。

3）照护者一手持一干棉球，并轻推鼻尖，暴露鼻腔；另一手持滴瓶，在距离鼻孔 2 cm 处滴入药液，每侧各滴 2 ~ 3 滴。

4）轻捏鼻翼或嘱照护对象将头部向两侧轻轻晃动，平卧 5 min 后可坐起，促使药液均匀分布于鼻窦口，提高药液效果，用纸巾擦掉溢出的药液。

5）整理物品，协助照护对象取舒适体位，洗手，记录。

（2）注意事项

1）鼻腔有急性炎症或出血时，禁用滴鼻药法。

2）操作过程中动作轻柔，注意观察照护对象体位是否舒适、安全。

3）患高血压者、老年人取侧卧位。

4）滴管头部切勿触及鼻孔，保持清洁。

3. 滴耳药法

滴耳药法是将滴耳剂滴入耳道，以达到清洁、消炎的目的。

（1）操作方法

操作前准备充分后，照护者洗手、戴口罩，进行以下操作：

1）核对、解释。

2）协助照护对象取坐位或侧卧位，头偏向健侧，患耳向上。

3）检查外耳道，用棉签清洁外耳道。

4）照护者一手持干棉球，向上向后轻拉照护对象的耳廓，使耳道变直；另一手持滴管，将药液沿外耳道顺耳后壁滴入 3 ～ 5 滴。

5）用手轻提耳廓或在耳屏上加压数次，使气体排出，药液容易流入耳道壁或中耳腔。药液滴入后保持原体位 5 ～ 10 min。

6）将干棉球塞入外耳道，协助照护对象擦净耳周。

7）整理物品，协助照护对象取舒适体位，洗手，记录。

（2）注意事项

1）滴药前必须将耳内的脓液或分泌物洗净：外耳道有脓液时，用 3% 的过氧化氢液清洁外耳道，并用棉签拭干。

2）滴入的药液要盖过鼓膜。

3）药液不宜过热或过冷，以免引起眩晕、恶心、呕吐等不适。

4）如果滴入耵聍软化液，应事先告知照护对象滴药后可能有耳塞、闷胀感。

5）急性外耳道炎、外耳道疖肿、大泡性鼓膜炎、急性中耳炎等牵拉耳廓或按压耳屏会增加疼痛，因此动作需轻柔。

6）滴药过程中如果出现不适，需要就地休息。

二、皮肤给药法

皮肤给药法是将药物直接涂于皮肤，以发挥局部治疗作用。常见的用于皮肤的药物有溶液、油膏、粉剂、糊剂等多种剂型。

1. 评估

评估照护对象的心理状态、合作程度、沟通能力、对皮肤给药的认知情况；评估照护对象敷料、局部皮肤情况；观察渗液的量及颜色等。

2. 给药操作

操作前准备充分后，照护者洗手、戴口罩和手套，进行以下操作：

（1）核对、解释。

（2）应用药物前，先用温水和中性肥皂清洁局部皮肤。药物的剂型不同，采用的照护方法也不完全相同。

1）溶液类：非挥发性药物的水溶液具有收敛、消炎作用。操作：在照护对象患处下方垫塑料布和橡胶单，用持物钳直接夹取蘸药液的湿棉球，涂抹患处，至局部皮肤清洁后，用干棉球擦干；也可用湿敷法。主要用于急性皮炎伴有大量渗液或脓液者。

2）酊剂和醑剂：非挥发性药物的乙醇溶液为酊剂，挥发性药物的乙醇溶液为醑剂，具有杀菌、止痒作用。操作：用棉签蘸取药物涂于患处。不宜涂于糜烂性皮肤、黏膜及口眼周围。

3）糊剂类：含粉末的半固体制剂，具有保护皮肤、吸收渗液、消炎的作用。操作：用棉签将药糊直接涂于患处，药物不宜涂厚；还可将药物涂于无菌纱布上，贴于受损皮肤处，并包扎固定。主要用于亚急性皮炎，有少量渗液或轻微糜烂的患者。

4）软膏类：适当稠度的膏状制剂，具有保护、润滑、软化痂皮的作用。操作：用棉签将软膏涂于患处，药物不宜涂厚，一般不需包扎，但局部有溃疡或大片糜烂受损皮肤时涂药后应包扎。

5）乳膏剂：药物与乳剂型基质制成的软膏，具有止痒、消除轻度炎症的作用。操作：用棉签将乳膏剂涂于患处。渗出较多的急性皮炎禁用。

6）粉剂：具有干燥、保护皮肤的作用。操作：将药粉均匀扑撒在患处，如有粉块形成，可用等渗盐水湿润后除去。

（3）整理物品，协助照护对象取舒适体位，洗手，记录。操作后注意观察照护对象用药后的感觉。

三、舌下给药法

舌下给药法是将药物放于舌下，通过舌下口腔黏膜丰富的毛细血管，将药物吸收而发挥作用。其优点是药物吸收快、起效快，可避免胃肠道刺激。例如，硝酸甘油片舌下含化 2 ~ 3 min 起效，5 min 达到最大效应。

关于舌下给药的操作方法，目前没有统一的规范，一般是医护人员或照护者根据自己的经验指导照护对象张开嘴，舌尖抵住上齿龈内侧，将药片放于舌下，将舌放下，舌尖抵在下齿龈内侧，使药物自行溶解吸收。如果口腔内干燥，可用少许白开水湿润口腔，便于药物的吸收。

任务实施

照护者需要对刘某出现的眼红、痒、涩伴轻度眼睑及结膜水肿等症状进行全面的照护评估，根据评估结果分析可能的过敏原，告知避免与过敏原接触，并进行有效的健康指导，教会她自己用药，随后严密观察病情的变化。

一、指导照护对象自己在家用药

根据刘女士的情况，照护者需要分三步完成任务：进行评估→指导照护对象使用药物→进行健康教育。

1. 操作前准备

(1) 人员准备

照护者着装整洁，用七步洗手法洗手，戴手套和口罩。照护对象明确滴药目的，取舒适体位（仰卧位或坐位），洗手。

(2) 物品准备

治疗盘、帕坦洛滴眼液、棉签、手消毒剂、纱布或纸巾、手套、垃圾桶（黑、黄各一个）等。

(3) 环境准备

环境清洁、安静，光线明亮，温湿度适宜。注意保护照护对象的隐私。

2. 评估

(1) 对照护对象进行全面评估

评估照护对象的一般情况，评估意识是否清晰、是否有基础疾病情况，评估沟通能力、合作程度及心理状态，评估对滴眼药的认知情况；询问药物及食物过敏史，发病情况及可能过敏的物质，之前用药的情况及用药后的效果。向照护对象解释操作目的。

（2）评估眼部的情况

评估角膜状况，眼结膜是否红肿、是否流泪、有无炎症、有无分泌物、分泌物的性质，询问视力情况等。

3. 滴药操作

（1）核对照护对象、药物、诊断书、用药眼，做好解释并取得合作。

（2）协助照护对象取舒适体位，头略后仰，用干棉签擦去眼部分泌物，嘱其眼睛向上注视。

（3）照护者左手取一干棉球放于照护对象下眼睑处，并用食指固定上眼睑，拇指将下眼睑向下牵拉，右手持滴瓶，在距离眼睑 1 ~ 2 cm 处将 1 滴药液滴入结膜下穹隆中央，轻提上睑，使药物进入结膜囊内，嘱照护对象轻闭眼 1 ~ 2 min。

（4）用棉签擦去溢出的药液。

4. 操作后

指导照护对象取舒适体位。整理物品、分类放置。

洗手，记录，记录的内容一般包括药物的名称、剂型、滴药时间、滴药量、滴药后的反应等。询问照护对象是否学会并给予鼓励，如果有问题随时询问。

二、合理指导照护对象，进行正确的健康教育

对于刘某的过敏性结膜炎，可用冷毛巾湿敷眼睛，必要时遵医嘱用药。照护者可以与照护对象一起分析过敏原，如果明确过敏原，应立即去除；如果不明确过敏原，可给予适当的健康教育。

1. 日常生活中要加强锻炼，增强机体抵抗力。
2. 注意个人卫生，勤洗手，不随便用手揉眼睛等。
3. 改善生活环境，勤通风，调节室温到适宜温度，减轻过敏原对机体的影响。
4. 生活作息规律，保证充足的睡眠。
5. 均衡饮食，多吃含维生素 C 的水果，多喝水。
6. 尽量不去花草多的地方，如公园等。
7. 过敏性季节要戴眼镜、口罩等。

8. 可以采用眼部冰敷的物理性治疗方式，但不能用冰水冲洗眼部。

9. 过敏性结膜炎是一种反复发作性疾病，很难根治，部分患者的心理压力较大，可能会出现心理障碍，照护者需注意心理疏导。

能力测评

测评项目			测评标准	最高分	得分
操作前准备	人员准备		每缺少一项扣 2 分	4	
	物品准备		每缺少一项扣 1 分	2	
	环境准备		每缺少一项扣 2 分	4	
任务实施	评估沟通	（1）正确的问候和自我介绍 （2）全面评估（意识、基础疾病、嗜好、过敏史、合作程度、角膜及结膜状况、是否有分泌物、分泌物的性质、视力情况、在家使用药物的情况等）	每缺少一项扣 2 分	4	
	滴药过程	（1）核对（核对照护对象、药物、诊断书、用药眼）并解释	每缺少一项扣 2 分	4	
		（2）滴药过程动作规范、有序，关注照护对象的感受	每一处不当扣 2 分	45	
		（3）恰当的健康教育：指导正确的生活方式以及紧急情况下的正确处理方式	从零分开始加，每说出一个正确方式加 3 分，最高 15 分	15	
		（4）遵守无菌等卫生原则、节力原则	操作不当扣 4 分	4	
		（5）整理、记录（物品分类正确、记录完整）	每缺少一项扣 2 分	4	
		（6）给予恰当的鼓励	从零分开始加，每鼓励一次加 2 分，最高 4 分	4	
综合评价	（1）关注照护对象的生理、心理变化，全程注意照护服务礼仪		操作过程动作粗暴扣 2 分	4	
	（2）照护过程中要足够细心，有足够的耐心、爱心和同理心，操作正确，动作轻柔		每一处不当扣 1 分	3	
	（3）与照护对象及家属沟通时，语言通俗易懂，礼貌、亲切、耐心、详细，并能给出比较中肯的建议		语言应付、生硬，语速过快各扣 1 分	3	
总分					

实训演练

刘某，男，35 岁，3 天前出现鼻塞、鼻痒、打喷嚏、流清水样鼻涕，到医院就诊，医生诊断为过敏性鼻炎，开具赛洛唑啉滴鼻液，每次用药滴鼻 2 滴，每日 2 次。作为照护者，应该如何指导刘某用药？

照护要点提示：1. 评估照护对象；2. 指导滴药；3. 日常生活指导；4. 健康教育。

任务五
氧气吸入疗法

任务描述

门某，女，76 岁，既往患有慢性支气管炎、肺源性心脏病、高血压，慢性咳嗽、咳痰十余年，服用抗凝、扩血管、降压、改善代谢等药物治疗。近日门某因受凉感到胸闷、气短、咳嗽、咳痰、乏力、发绀加重，去医院测体温 36 ℃，脉搏 90 次 / 分，呼吸 25 次 / 分，血压 140/90 mmHg，查心电图与之前无明显变化，血气分析 PaO_2 为 50 mmHg，SaO_2 为 80%，医嘱给予氧气吸入、控制感染、止咳化痰等药物治疗。作为照护者，请确定照护对象目前存在的主要健康问题，并指导其掌握氧气吸入疗法。

任务讨论

1. 作为照护者，如何指导门奶奶掌握正确的氧气吸入疗法？
2. 在照护过程中，照护者如何帮助照护对象进行缩唇呼吸锻炼以改善通气？

相关知识

一、氧气吸入疗法的概念和目的

1. 氧气吸入疗法的概念

氧气吸入疗法（简称氧疗）是指通过吸氧来改善身体缺氧状态，促进代谢，维持生命活动的一种治疗方法，广泛应用于医院、养老机构及家庭中。

常见的吸氧方式有鼻导管吸氧法和面罩吸氧法。

2. 氧气吸入疗法的目的

（1）纠正各种原因造成的缺氧状态。

（2）提高动脉血氧分压和动脉血氧饱和度。

（3）促进组织的新陈代谢。

（4）维持机体生命活动。

二、低氧血症

1. 低氧血症的概念

低氧血症是指血液中含氧不足，动脉血氧分压（PaO_2）低于同龄人的正常下限，主要表现为血氧分压与血氧饱和度下降。

PaO_2 的正常值为 75 ~ 100 mmHg，SaO_2（动脉血氧饱和度）的正常值为 90% ~ 100%。

2. 低氧血症的分类

（1）轻度低氧血症

PaO_2>50 mmHg，SaO_2>80%，无发绀，一般不需氧疗。

（2）中度低氧血症

PaO_2 30 ~ 50 mmHg，SaO_2 60% ~ 80%，有发绀、呼吸困难，需氧疗。

（3）重度低氧血症

PaO_2<30 mmHg，SaO_2<60%，显著发绀、呼吸极度困难、出现三凹征（吸气时胸骨上窝、锁骨上窝、肋间隙出现明显凹陷），是氧疗的绝对适应证。

氧气吸入疗法可用于各种原因引起的缺氧，而血气分析检查是用氧指标。当照护对象 PaO_2 低于 50 mmHg 时，应给予吸氧，吸氧浓度由缺氧程度决定。

吸氧浓度（%）=21+ 吸氧流量（L/min）× 4。

三、氧气吸入疗法的常见并发症及预防处理

1. 氧中毒

氧中毒是指机体吸入高于一定压力的氧一定时间后，某些系统或器官的功能与结构发生病理性变化而表现的病症。氧中毒分为肺型氧中毒、脑型氧中毒和眼型氧中毒。

预防氧中毒的主要措施是控制氧吸入的浓度和时间。在常压下，吸入 60% 以下浓度的氧是安全的，60% ~ 80% 的氧吸入时间不得超过 24 h，100% 的氧吸入时间不得超过 4 ~ 12 h。应尽量避免长时间使用高浓度的氧气，给氧期间应经常监测 PaO_2 和 SaO_2，密切观察给氧的效果和副作用。

2. 肺不张

肺不张主要表现为呼吸心率加快、血压升高、烦躁、呼吸困难、血氧饱和度下降，甚至昏迷。

预防呼吸道阻塞是防止吸收性肺不张的关键，预防措施包括鼓励患者深呼吸和咳嗽、加强痰液的排出、改变体位、降低给氧浓度（<60%）等。

3. 呼吸道分泌物干燥

氧气吸入前一定要先湿化，以预防呼吸道黏膜和分泌物干结。

4. 呼吸抑制

对肺源性心脏病、Ⅱ型呼吸衰竭者，需给予低流量、低浓度的控制性给氧，并监测 PaO_2 的变化，维持 PaO_2 在 60 mmHg 即可。

5. 晶状体后纤维增生

使用高浓度氧后，过高的 PaO_2（达到 140 mmHg 以上）是引起新生儿（特别是早产儿）晶状体后纤维增生的主要危险因素。因此，新生儿给氧浓度应严格控制在 40% 以下，并控制吸氧时间。

四、吸氧方法

1. 鼻导管吸氧法

鼻导管吸氧的目的是提高血氧含量及动脉氧饱和度，纠正缺氧。

（1）操作前准备

1）人员准备：照护者着装整洁，洗手，戴手套；使用两个身份识别的方式确定照护对象的身份；评估照护对象的意识、缺氧程度、鼻腔情况、合作程度，向照护对象解释操作流程。

2）物品准备：制氧机或氧气瓶、湿化瓶、纯净水、一次性鼻导管、纱布、棉签、水杯、手套、胶布、润唇膏、血氧监护仪。

3）环境准备：环境宽敞、明亮，符合用氧要求（防火、防油、防热、防震），必要时关闭门窗。

（2）操作步骤

1）核对医嘱，做好准备。

2）携用物至床旁，协助照护对象取舒适体位。

3）用棉签清洁照护对象的鼻孔。

4）湿化瓶内倒入纯净水，水位处于容器的最低刻度线和最高刻度线之间，连接湿化瓶及鼻导管。

5）连接制氧机电源插座，按下制氧机电源开关键，显示屏开启，按下制氧键开启制氧功能。

6）转动流量调节阀，根据医嘱调节氧流量。

7）检查导管是否通畅，测量鼻导管插入长度（照护对象鼻尖至耳垂的 2/3），轻轻插入照护对象的鼻孔。

8）胶布固定牢固、美观，监测 SaO_2，洗手，记录。

9）停止吸氧时，取下鼻导管，先关闭流量阀，再关闭开关键。

（3）吸氧指导

1）根据病情，指导照护对象进行有效呼吸。

2）告知不要自行摘除鼻导管或者调节氧流量。

3）如果感到鼻咽部干燥不适或者胸闷憋气，应当及时通知医护人员。

4）告知有关用氧安全的知识（四防）。

（4）注意事项

1）湿化瓶内湿化用水为纯净水或蒸馏水，占湿化瓶的 1/3 ~ 1/2。

2）吸氧过程中如果需要调节氧流量，应当先将鼻导管取下，调节好氧流量后，再将鼻导管插入照护对象鼻孔。停止吸氧时，先取下鼻导管，再关闭流量阀。

3）持续吸氧，保持管道通畅，必要时进行更换。

4）观察、评估吸氧效果。

5）在鼻孔边缘和口唇上方涂润唇膏，以免皮肤黏膜干燥破裂。

2. 面罩吸氧法

（1）操作前准备

1）人员准备：照护者着装整洁，洗手，戴手套；使用两个身份识别的方式确定照护对象的身份；评估照护对象的意识、缺氧程度、鼻腔情况、合作程度，向照护对象解释操作流程。

2）物品准备：制氧机、湿化瓶、纯净水、一次性鼻导管、纱布、棉签、水杯、手套、润唇膏、血氧监护仪、手消毒剂。

3）环境准备：环境宽敞、明亮，符合用氧要求（防火、防油、防热、防震），必要时关闭门窗。

（2）操作步骤

1）~ 6）同“鼻导管吸氧法”。

7）将吸氧面罩贴近照护者面部，有气流溢出说明管路通畅。

8）将面罩扣于照护对象口鼻部，松紧带套于脑后，调节松紧度。

9）检测 SaO_2，洗手，记录。

10）停止吸氧时，取下面罩，先关闭流量阀，再关闭开关键。

任务实施

门奶奶的主要健康问题是因肺源性心脏病导致清理呼吸道无效，与呼吸道感染加重、痰多有关。照护者切记门奶奶需给予低流量、低浓度的控制性给氧，并监测 PaO_2 的变化，维持 PaO_2 在 60 mmHg 即可。

一、氧气吸入前准备

1. 人员准备

照护者着装整洁，洗手，戴口罩和手套。照护对象在照护者协助下排尿，然后取舒适体位。

2. 物品准备

制氧机或氧气瓶、湿化瓶、纯净水、一次性吸氧管、纱布、棉签、水杯、手套、胶布、润唇膏、血氧监护仪、手消毒剂。

3. 环境准备

环境安静整洁、宽敞明亮，符合用氧要求（防火、防油、防热、防震）。

二、鼻导管吸氧实施

1. 进入房间

轻敲房门，经照护对象允许后进入房间，使用两个身份识别的方式确定照护对象的身份。

2. 评估沟通

评估照护对象的意识、缺氧程度、鼻腔情况、合作程度，向照护对象解释操作目的，必要时关闭门窗。

3. 讲解要领

照护者讲解鼻导管吸氧的要领：湿化瓶内加纯净水至 1/3 ~ 1/2，连接湿化瓶及鼻导管，按下制氧键开启制氧功能，调节氧流量，检查鼻导管是否通畅，测量插入长度。吸氧过程中需要调节氧流量时，应当先将鼻导管取下，调节好氧流量后，再戴上鼻导管。停止吸氧时，先取下鼻导管，再关闭流量阀。照护者可以说："门奶奶，您还有什么需求？如果没有的话，我们开始吸氧吧！"

4. 吸氧实施

照护者根据门某病情，遵医嘱调节吸氧流量 2 L/min，为门某插入鼻导管，固定牢固，并在鼻孔边缘和口唇上方涂润唇膏，随时监测 SaO_2。照护者在此过程中可以询问："门奶奶，氧气给您吸上了，还适应吗？如果有不舒服，请及时告知我，谢谢您的配合！"

5. 停止吸氧

（1）取下鼻导管。

（2）先关闭流量阀，再关闭开关键。

（3）协助照护对象取舒适体位。

（4）注意观察缺氧改善情况。

6. 结束工作

整理物品，脱手套，洗手，记录用氧、停止吸氧日期和时间及氧流量、吸氧前后 SaO_2 情况，操作者签名。

三、健康教育

照护者应注意将健康教育贯穿在照护过程中，经常给予语言鼓励和肢体语言鼓励；指导安全用氧，用氧时防火、防油、防热、防震；指导深呼吸和有效咳嗽，保持呼吸道通畅；指导腹式呼吸和缩唇呼吸，以锻炼呼吸肌功能；及时询问感受，注意观察氧疗效果。

能力测评

<table>
<tr><th colspan="4">测评项目</th><th>测评标准</th><th>最高分</th><th>得分</th></tr>
<tr><td rowspan="3">操作前准备</td><td colspan="3">人员准备</td><td>每缺少一项扣 2 分</td><td>4</td><td></td></tr>
<tr><td colspan="3">物品准备</td><td>每缺少一项扣 1 分</td><td>3</td><td></td></tr>
<tr><td colspan="3">环境准备</td><td>每缺少一项扣 1 分</td><td>2</td><td></td></tr>
<tr><td rowspan="21">任务实施</td><td rowspan="5">评估交流</td><td rowspan="3">沟通</td><td>（1）推车携物至照护对象面前，核实身份</td><td rowspan="3">每缺少一项扣 1 分</td><td rowspan="3">3</td><td rowspan="3"></td></tr>
<tr><td>（2）说明吸氧目的、配合方法</td></tr>
<tr><td>（3）做好解释，取得合作</td></tr>
<tr><td rowspan="2">评估</td><td>（1）评估缺氧程度、意识及合作程度</td><td rowspan="2">每缺少一项扣 4 分</td><td rowspan="2">8</td><td rowspan="2"></td></tr>
<tr><td>（2）检查鼻腔状况</td></tr>
<tr><td rowspan="11">氧气吸入操作过程</td><td rowspan="7">吸氧</td><td>（1）清洁鼻腔</td><td rowspan="7">每缺少一项扣 4 分</td><td rowspan="7">28</td><td rowspan="7"></td></tr>
<tr><td>（2）连接湿化瓶及吸氧管，并试通畅</td></tr>
<tr><td>（3）按需要正确调节氧流量</td></tr>
<tr><td>（4）插鼻导管方法正确，插入深度合适</td></tr>
<tr><td>（5）导管固定牢固、美观，记录用氧时间</td></tr>
<tr><td>（6）操作步骤正确（包括打开开关时的操作顺序）</td></tr>
<tr><td>（7）湿化瓶内水量正确</td></tr>
<tr><td rowspan="4">停止吸氧</td><td>（1）取下鼻导管方法正确</td><td rowspan="4">每缺少一项扣 2 分</td><td rowspan="4">8</td><td rowspan="4"></td></tr>
<tr><td>（2）关闭氧气顺序正确</td></tr>
<tr><td>（3）照护对象体位舒适</td></tr>
<tr><td>（4）注意观察缺氧改善情况</td></tr>
<tr><td rowspan="5">健康教育</td><td colspan="2">（1）将健康教育贯穿在操作过程中，经常给予语言鼓励和肢体语言鼓励</td><td rowspan="5">每缺少一项扣 4 分</td><td rowspan="5">20</td><td rowspan="5"></td></tr>
<tr><td colspan="2">（2）指导安全用氧：防火、防油、防热、防振</td></tr>
<tr><td colspan="2">（3）指导深呼吸和有效咳嗽，保持呼吸道通畅</td></tr>
<tr><td colspan="2">（4）指导腹式呼吸和缩唇呼吸</td></tr>
<tr><td colspan="2">（5）告知不要自行摘除鼻导管或者调节氧流量</td></tr>
</table>

续表

测评项目			测评标准	最高分	得分
任务实施	观察记录	（1）照护者及时询问照护对象的感受和氧疗效果	每缺少一项扣 3 分	6	
		（2）在鼻孔边缘和口唇上方涂润唇膏			
		（3）脱手套，洗手	每缺少一项扣 2 分	4	
		（4）记录（吸氧及停止时间、用氧流量、吸氧前后 SaO_2 等），签名			
	注意事项	（1）根据照护对象病情选择合适的吸氧方式	操作不当扣 2 分	2	
		（2）照护对象的健康指导要有计划性、规律性，并持之以恒	操作不当扣 2 分	2	
		（3）照护者要尊重照护对象，鼓励其及家属主动参与、积极配合呼吸训练	操作不当扣 1 分	1	
综合评价	（1）指导动作熟练、准确，操作规范		操作过程动作粗暴扣 2 分	3	
	（2）语言通俗易懂，礼貌、亲切		语言应付、生硬，语速过快各扣 1 分	3	
	（3）关注用氧安全		没有保护意识不得分，保护意识不强适当扣分	3	
总分					

实训演练

周某，男，79 岁，因受凉出现咳嗽、咳痰并伴有气喘，既往有慢性支气管炎病史，神志清晰，能自行咳出白色黏痰。测体温 36.8 ℃，脉博 78 次 / 分，呼吸 28 次 / 分，血压 140/90 mmHg，查血气分析 PaO_2 为 50 mmHg，SaO_2 为 80%。作为照护者，应该采取哪些照护措施?

照护要点提示：1. 评估照护对象缺氧程度、鼻腔情况、合作程度；2. 给予合理氧疗；3. 指导有效咳嗽及缩唇呼吸；4. 生活照护；5. 健康教育。

模块五

铺床技术

铺床技术是指根据照护需要，对病床单位进行清洁、整理、更换床上用物的操作技能，其目的是满足照护对象的睡眠、休息需要，保持环境整洁。铺床技术的基本要求是舒适、平整、紧扎、安全、实用。常用的铺床技术有铺备用床和铺暂空床，以及卧床者的床整理和床单更换。

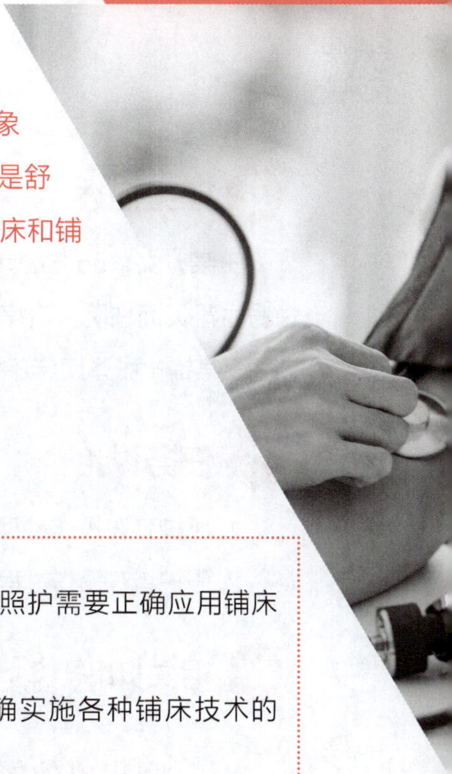

任务目标

◆ 掌握各种铺床技术的目的及注意事项，能够根据照护需要正确应用铺床技术。

◆ 熟悉各种铺床技术的用物及操作程序，能够正确实施各种铺床技术的操作。

◆ 了解铺床技术的省时、节力原则，能够做到动作协调、连贯、省时、节力、有效。

任务一
铺备用床

任务描述

王某，女，35 岁，单身。7 天前，王某因发热、尿频、尿急、尿痛被诊断为急性肾盂肾炎而住院，治疗痊愈后出院并转入照护机构进一步恢复。作为照护者，应该为王某铺一张备用床还是暂空床？如何操作？

任务讨论

1. 照护者在操作过程中应避免哪些动作？

2. 照护者在操作过程中应遵循什么原则？

相关知识

一、病床单位的概念

病床单位是指照护对象休息、睡眠、饮食、治疗、活动及排泄的最基本的生活单位。病床单位的设备及管理要以照护对象舒适、安全，有利于治疗、照护和康复为前提。病床单位的固定设备有病床、床上用品、床旁桌、床旁椅、墙上照明灯、呼叫装置、中心供氧和负压吸引系统等设施，如图 5-1-1 所示。

二、病床单位的组成

1. 病床

病床是照护对象休息及睡眠的用具，必须实用、耐用、舒适、安全。普通病床一般为长 2 m、宽 0.9 m、高 0.5 m 且床头为可抬高的手摇式床（见图 5-1-2），以方便照护对象更换卧位。床的升降功能有手动和电动两种，床的两侧有床挡。多功能病床（见图 5–1–3）可根据照护对象的需要改变床的高低，或通过活动床挡变换照护对象卧位。病床床脚最好有脚轮，以便于移动。

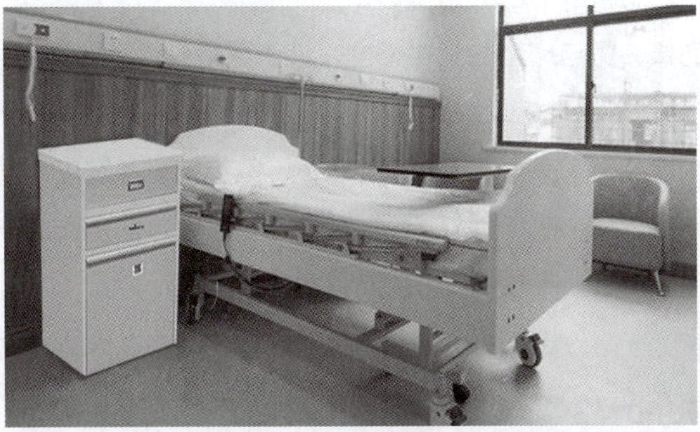

图 5–1–1　病床单位

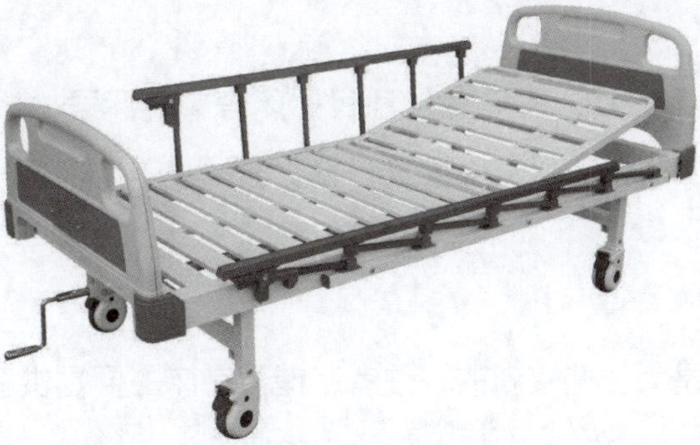

图 5–1–2　手摇式床

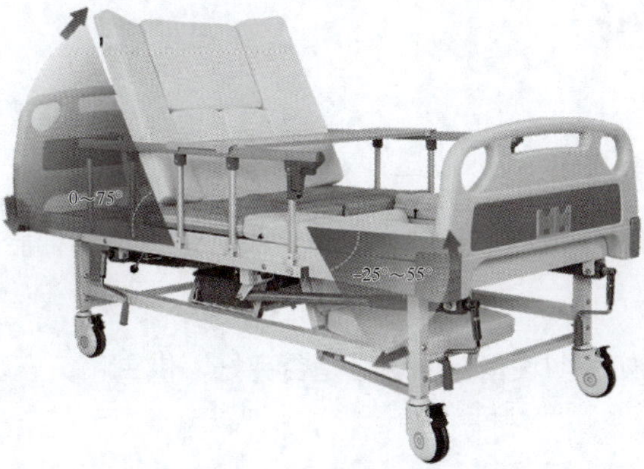

图 5–1–3　多功能病床

2. 床上用品

（1）床垫的长、宽与床的规格相同，厚 10 cm，垫芯多选用棕丝、棉花、木棉或海绵等，包布多选用牢固的布料。照护对象大多数时间卧于床上，床垫宜较硬，以免承受重力较多的部位凹陷。

（2）床褥的长、宽与床垫的规格相同，铺于床垫上，一般选用棉花做褥芯，吸水性强，并可防止床单滑动。

（3）枕芯长 0.6 m、宽 0.4 m，内装木棉、人造棉、荞麦皮、蒲绒等。

（4）棉胎长 2.3 m、宽 1.6 m，胎芯选用棉花，也可选用人造棉等。

（5）大单长 2.5 m、宽 1.6 m，选用棉布制成。

（6）被套长 2.5 m、宽 1.8 m，选用棉布制作，开口在尾端，有系带或拉链。

（7）枕套长 0.65 m、宽 0.45 m，选用棉布制作。

（8）橡胶单长 0.85 m、宽 0.65 m，两端与棉布缝制在一起，棉布长 0.4 m。

（9）中单长 1.7 m、宽 0.85 m，选用棉布制作。

3. 其他设施

除病床和床上用品外，病床单位还包括床旁桌、床旁椅，床头墙壁上配有照明灯、呼叫系统、供氧和负压吸引系统、多功能插座等，床之间有隔帘等。

任务实施

铺备用床主要是为了迎接新的入住者，铺暂空床主要是供新入住者使用或暂时离床者使用。王某痊愈出院后即将入住照护中心，为做好对王某的照护，照护者需要为其铺一个备用床。

一、操作程序

1. 评估

（1）病床及床垫是否完好、安全、舒适。

（2）床上用物是否洁净、齐全，床单、被套是否符合棉胎的尺寸以及季节的需要。

（3）床旁设施如呼叫设备、照明灯是否完好，供氧和负压吸引系统是否通畅、有无漏气。

（4）房间环境是否影响其他入住者的进餐或休息。

2. 准备

（1）人员准备：照护者衣帽整洁，修剪指甲，洗手，戴口罩。

（2）物品准备：床、床垫、床褥、棉胎或毛毯、枕芯、大单、被套、枕套。

（3）环境准备：房间内无其他人进餐，清洁，通风。

3. 实施（见表 5-1-1）

表 5-1-1　铺备用床（被套式）

操作流程	操作步骤	要点说明
备物查对	洗手，准备用物，携至床边，核对床号	• 照护对象进餐时暂停铺床
检查床及床垫	（1）检查床是否稳固 （2）检查床垫或根据需要翻转床垫	• 固定床脚轮，并将床调节至合适高度 • 床垫平整无渣屑，避免局部经常受压而凹陷
移开桌椅	（1）移开床旁桌，离床约 20 cm，移床旁椅至床尾正中，离床约 15 cm （2）按使用顺序将用物放置于床尾椅上（由上而下依次为床褥、大单、被套、棉胎、枕套、枕芯）	• 便于操作 • 便于取用，避免多次走动，提高效率及节力
铺平床褥	将床褥齐床头平放于床垫上，向下拉至床尾，铺平床褥	• 床褥中线与床中线对齐
铺好大单	（1）将大单中缝对齐床中线，分别向床头、床尾散开 （2）铺近侧床头，一手将床头的床垫托起，一手伸过床头中线，将大单塞入床垫下 （3）铺床角（斜角法）：在距床头约 30 cm 处，向上提起大单边缘，使其同床边垂直，成一等边三角形，以床沿为界将三角形分为两半，上半三角形覆盖于床上，下半三角形平整地塞入床垫下，再将上半三角形拉下，平整地塞入床垫下	• 照护者靠近床头站立，减少走动 • 使用肘部力量操作、双脚分开，上身保持直立，两膝稍弯曲，以降低重心使身体平稳，正确运用节力原理 • 包折床角，使之整齐、美观、不易松散，平整的床角不易产生褶皱 • 铺大单顺序是先床头后床尾，先近侧后对侧

续表

操作流程	操作步骤	要点说明
套好被套	"S"形套被套法： （1）将被套齐床头放置，分别向床尾、床两侧打开，开口向床尾，中缝与床中线对齐 （2）被套开口端上层打开至 1/3 处，将折好的"S"形棉胎放于开口处，棉胎底边与被套开口边缘平齐 （3）拉棉胎上缘至被套封口处，分别套好两上角，使棉胎两侧与被套两侧平齐 （4）移至床尾中间处，一手持被套下层底边中点、棉胎底边中点、被套上层底边中点于一点，一手展平一侧棉胎，两手交换，展平另一侧棉胎，拉平棉胎及被套，系好带子	• 被套铺平整 • 有利于棉胎放入被套 • 棉胎上端与被套封口紧贴，避免头端空虚 • 棉胎角与被套角吻合、平整、充实
折叠被筒	（1）盖被上缘与床头齐平 （2）照护者在左侧床头将近侧盖被边缘向内折，与床沿平齐铺成被筒，转至对侧同法铺成被筒 （3）将盖被尾端向内折叠至床尾平齐	• 有利于照护对象活动和保暖 • 被筒两侧内折宽度基本相等 • 被筒内面平整
套枕放置	将枕套套于枕芯外，开口背门平放于床头盖被上	• 枕芯与枕套角、线吻合，平整、充实
移回桌椅	将床旁桌、椅移回原处	• 保持房间整齐、美观
整理物品	（1）推治疗车离开房间 （2）洗手	• 放于指定位置 • 避免交叉感染

4. 评价

（1）照护者操作时遵循节力原则。

（2）操作过程流畅，未影响其他入住者休息。

（3）房间病床单位整洁、美观。

二、注意事项

1. 病床应实用、耐用、舒适、安全。

2. 床单中缝与床中线对齐，四角平整、紧扎；被头充实，盖被平整，被筒两边对称，与床沿齐；枕头平整、四角充实，开口背门。

3. 操作中注意省时、节力原则。

（1）铺床时，身体应靠近床，两脚前后或左右分开，扩大支撑面，降低重心，增加身体稳定性。

（2）应用臂部肌肉力量，手臂动作协调、敏捷、连续。

（3）先铺床头，后铺床尾，再铺床中部，铺好一侧再转至对侧，避免多余动作，减少走动。

4. 避免在照护对象进餐时铺床，铺床动作轻稳，避免抖动或拍打等。

能力测评

测评项目		测评标准	最高分	得分
操作前准备	评估	未评估扣 6 分，每缺少一项扣 1.5 分	6	
	人员准备	每一处不当扣 1 分	4	
	物品准备	每缺少一件或一项操作不当扣 1 分，物品放置不合理扣 1 分	8	
	环境准备	每一处不当扣 1 分	2	
任务实施	（1）备物查对	每缺少一件或顺序错误扣 1 分	2	
	（2）检查床及床垫	每一处不当扣 1 分	2	
	（3）移开桌椅	每一处不当扣 1 分	2	
	（4）铺平床褥	每一处不当扣 1 分	3	
	（5）铺好大单	每一处不当扣 1 分	13	
	（6）套好被套	每一处不当扣 1 分	25	
	（7）折叠被筒	每一处不当扣 1 分	6	
	（8）套枕放置	每一处不当扣 1 分	2	
	（9）移回桌椅	每一处不当扣 1 分	2	
	（10）整理用物	每一处不当扣 1 分	2	

续表

<table>
<tr><th colspan="3">测评项目</th><th>测评标准</th><th>最高分</th><th>得分</th></tr>
<tr><td rowspan="4">任务实施</td><td rowspan="4">注意事项</td><td>（1）病床应实用、耐用、舒适、安全</td><td rowspan="4">每一处不当扣 1 分</td><td rowspan="4">6</td><td rowspan="4"></td></tr>
<tr><td>（2）床单中缝与床中线对齐，四角平整、紧扎；被头充实，盖被平整，被筒两边对称，与床沿齐；枕头平整、四角充实，开口背门</td></tr>
<tr><td>（3）操作中注意省时、节力原则</td></tr>
<tr><td>（4）避免在照护对象进餐时铺床，铺床动作轻稳，避免抖动或拍打等</td></tr>
<tr><td rowspan="5">综合评价</td><td colspan="2">（1）全程动作熟练、规范</td><td rowspan="5">全程动作不熟练、不规范扣 7 分，其余每一处不当扣 2 分</td><td rowspan="5">15</td><td rowspan="5"></td></tr>
<tr><td colspan="2">（2）方法正确</td></tr>
<tr><td colspan="2">（3）照护者操作时遵循节力原则</td></tr>
<tr><td colspan="2">（4）操作过程流畅，未影响其他入住者休息</td></tr>
<tr><td colspan="2">（5）房间病床单位整洁、美观</td></tr>
<tr><td colspan="4">总分</td><td colspan="2"></td></tr>
</table>

实训演练

刘某，男，65 岁，因脑梗塞入院治疗 2 个月，现左下肢瘫痪，准备出院到康复中心继续疗养。作为照护者，应为刘某准备什么床，并采取哪些照护措施？

照护要点提示：1. 铺备用床；2. 鼓励和指导刘某进行康复锻炼；3. 生活照护；4. 健康教育。

任务二 铺暂空床

任务描述

胡某，女，45 岁，结肠息肉手术后出院，一直在康复中心疗养。因病情需要，胡某拟于今日上午 8 点去医院进行 B 超检查。作为照护者，应该为胡某铺一张备用床还是暂空床？如何实施操作？

任务讨论

1. 照护者实施照护前，首先需要了解什么？
2. 如果需要为胡某铺暂空床，照护者该如何操作？

相关知识

同“任务一　铺备用床”。

任务实施

胡某临时去医院做 B 超检查，照护者需为其铺一张暂空床。照护者首先需要评估检查床的性能及床旁设施是否齐备、完好，室内环境是否符合要求，然后根据评估结果，按照正确的操作铺一张暂空床，并根据照护对象病情指导其进行相关的康复训练。

一、评估

1. 为新入住者做好床单位准备。
2. 照护对象是否可以暂时离床活动或需要外出检查。

二、准备

1. 人员准备：照护者衣帽整洁，修剪指甲，洗手，戴口罩。

2. 物品准备：按备用床准备物品，必要时备橡胶单、中单。

3. 环境准备：房间内无其他人进餐，清洁，通风。

三、实施（见表 5-2-1）

表 5-2-1　铺暂空床（被套式）

操作流程	操作步骤	要点说明
备物查对	备齐物品，按取用顺序放于治疗车上，推至病床旁	• 物品和放置顺序与备用床同
检查床及床垫	检查床是否完好，固定床脚轮	
移开桌椅	同备用床	
铺平床褥	同备用床	
铺单折角	同备用床。如果需要铺橡胶单、中单，则铺好近侧大单后铺橡胶单、中单，转至对侧，同法铺好	• 避免来回走动，节力
套好被套	同备用床	
折叠被筒	同备用床，折成被筒后，再将盖被上端向内折叠 1/4，然后扇形三折于床尾	• 被筒平整，两侧对齐
套枕放置	同备用床	• 开口端背门放置
移回桌椅	同备用床	• 保持房间整齐、美观
整理物品	（1）将推车归还放置处 （2）洗手	• 放于指定位置 • 避免交叉感染

四、评价

1. 照护者操作时遵循节力原则。

2. 病床应实用、舒适、安全、方便。

3. 物品符合照护对象的照护需要。

4. 照护对象上下床方便。

能力测评

测评项目			测评标准	最高分	得分
操作前准备	评估		未评估扣6分	6	
	人员准备		每一处不当扣1分	4	
	物品准备		每缺少一件或一项操作不当扣1分，物品放置不合理扣1分	8	
	环境准备		每一处不当扣1分	2	
任务实施	（1）备物查对		每缺少一件或顺序错误扣1分	2	
	（2）检查床及床垫		操作不当扣3分	3	
	（3）移开桌椅		每一处不当扣1分	3	
	（4）铺平床褥		每一处不当扣1分	3	
	（5）铺单折角		每一处不当扣1分	13	
	（6）套好被套		每一处不当扣1分	15	
	（7）折叠被筒		每一处不当扣1分	6	
	（8）套枕放置		每一处不当扣1分	2	
	（9）移回桌椅		每一处不当扣1分	2	
	（10）整理用物		每一处不当扣1分	2	
	注意事项	（1）病床应实用、耐用、舒适、安全	每一处不当扣3分	9	
		（2）物品符合照护对象的照护需要			
		（3）照护对象上下床方便			
综合评价	（1）全程动作熟练、规范		全程动作不熟练、不规范扣8分，其余每一处不当扣4分	20	
	（2）方法正确				
	（3）照护者操作时遵循节力原则				
	（4）能对照护对象进行健康教育				
总分					

实训演练

冯女士，55 岁，左髋关节疼痛加重，经检查，诊断为左髋关节有严重的骨关节炎，拟于今日上午 8 点去医院复查。作为照护者，应该采取哪些照护措施？

照护要点提示：1. 铺暂空床；2. 评估照护对象的疼痛；3. 遵医嘱执行照护；4. 生活照护；5. 健康教育。

任务三 卧床者的床单更换

任务描述

王某，男，52 岁，患腰椎间盘突出症，现腰部疼痛、下肢麻木、行走困难，需卧床休息。照护者需要为卧床的王某更换床单，应该如何实施操作?

任务讨论

1. 照护者进行照护前，首先需要了解什么?
2. 照护者在操作过程中如何处理大单?
3. 照护者在操作过程中是否需要与照护对象不断交流? 为什么?

相关知识

同“任务一　铺备用床”。

任务实施

王某患腰椎间盘突出症，需卧床休息，照护者为其更换床单时需实施卧床者的床单更换操作。其中，污染大单的污染面应向内卷塞于照护对象身下，清洁大单的清洁面也向内卷塞。照护者在操作过程中要注意与照护对象交流，随时观察照护对象的反应，一旦出现异常立即停止操作。

一、操作程序

1. 评估

（1）照护对象有无活动限制。

（2）照护对象的心理反应及合作程度。

（3）照护对象有无其他需要。

2. 准备

（1）人员准备：照护者衣帽整洁，修剪指甲，洗手，戴口罩，必要时戴一次性手套。

（2）物品准备：手消毒剂、带污物袋的双层护理车，大单、中单、被套、枕套各 1 条，床刷及一次性床刷套，需要时备清洁衣裤和便器，污衣袋。

（3）环境准备：房间内无人进餐，清洁，通风。

3. 实施（见表 5-3-1）

表 5-3-1　卧床者的床单更换

操作流程	操作步骤	要点说明
核对解释	携物至床旁，核对照护对象的床号、姓名，对其进行解释	• 核对并询问照护对象的床头卡、手腕带，做到核对无误 • 使照护对象建立安全感，并取得合作
更换大单及中单	（1）移开床旁桌和床旁椅，以方便操作（床旁桌距床≥ 20 cm，床旁椅距床尾≥ 15 cm）；松开盖被的床尾部分 （2）协助照护对象翻身侧卧：翻向近侧，面向照护者 （3）照护者转至照护对象对侧，松开床单，将污染大单卷入照护对象身下，扫净床褥上的碎屑 （4）铺单：将清洁大单展开近侧半幅，将剩余大单向内卷，半幅塞于照护对象身下，铺好近侧大单、中单 （5）转至对侧，翻转移动照护对象至铺好的一侧 （6）撤出脏单，扫净床铺，同法铺好此侧大单和中单	• 大单、中单要平、整、紧，中线直，无褶皱
更换被套	（1）取出棉胎：打开污染被套尾端，从开口处取出棉胎，放于椅上 （2）铺清洁被套：将清洁被套整理好、套好，整理盖被，叠成被筒，为照护对象盖好，床尾多余的盖被塞于床垫下	• 套好的被套、被筒平整，完全满足照护对象的需要
更换枕套	取出枕头，更换枕套，拍松枕头，置于照护对象头下	
整理、洗手	移回床旁桌、床旁椅；将更换的被单、被套放入污衣袋内，送清洗消毒；照护者洗手	

4. 评价

（1）操作熟练。

（2）方法正确。

（3）操作中注意观察照护对象反应。

（4）换单过程中照护对象无不适。

二、注意事项

1. 注意保暖，避免过多暴露照护对象，对意识不清者应设床挡或另有一照护者在旁保护，以防止坠床。

2. 在移动照护对象时注意安全，若照护对象带有各种管路，如鼻饲管、尿管、鼻导管，应避免意外脱出。

3. 如果居室内有其他人进餐，应停止铺床。

4. 操作中注意与照护对象交流，随时观察照护对象的反应，一旦出现异常立即停止操作。

5. 操作中，照护者须注意遵循节力原则。

能力测评

测评项目		测评标准	最高分	得分
操作前准备	评估	未评估扣6分，每缺少一项扣2分	6	
	人员准备	每一处不当扣1分	4	
	物品准备	每缺少一件或一项操作不当扣1分，物品放置不合理扣1分	8	
	环境准备	每一处不当扣1分	2	
任务实施	（1）核对解释	每缺少一处或每一处不当扣1分	4	
	（2）更换大单及中单	每一处不当扣3分	42	
	（3）更换被套	每一处不当扣2分	10	
	（4）更换枕套	每一处不当扣1分	2	
	（5）整理、洗手	每一处不当扣1分	2	

续表

<table>
<tr><th colspan="3">测评项目</th><th>测评标准</th><th>最高分</th><th>得分</th></tr>
<tr><td rowspan="5">任务实施</td><td rowspan="5">注意事项</td><td>（1）注意保暖，避免过多暴露照护对象</td><td rowspan="5">每一处不当扣 2 分</td><td rowspan="5">10</td><td rowspan="5"></td></tr>
<tr><td>（2）在移动照护对象时注意安全</td></tr>
<tr><td>（3）如果居室内有其他人进餐，应停止铺床</td></tr>
<tr><td>（4）操作中注意与照护对象交流，随时观察照护对象的反应</td></tr>
<tr><td>（5）操作中，照护者须注意遵循节力原则</td></tr>
<tr><td rowspan="5">综合评价</td><td colspan="2">（1）全程动作熟练、规范</td><td rowspan="5">全程动作不熟练、不规范扣 6 分，其余每一处不当扣 1 分</td><td rowspan="5">10</td><td rowspan="5"></td></tr>
<tr><td colspan="2">（2）方法正确</td></tr>
<tr><td colspan="2">（3）操作中注意观察照护对象变化</td></tr>
<tr><td colspan="2">（4）换单过程中照护对象无不适</td></tr>
<tr><td colspan="2">（5）语言通俗易懂，礼貌、亲切</td></tr>
<tr><td colspan="4">总分</td><td colspan="2"></td></tr>
</table>

实训演练

陈某，男，36 岁，患类风湿性强直性脊柱炎半年，现腰部疼痛，放射至足部，下肢麻木，步履困难，需继续卧床休息。照护者现需为陈某更换床单，应该如何实施操作？

照护要点提示：1. 为卧床者更换床单；2. 对陈某病情进行评估；3. 心理照护；4. 生活照护；5. 健康教育。

模块六

紧急照护

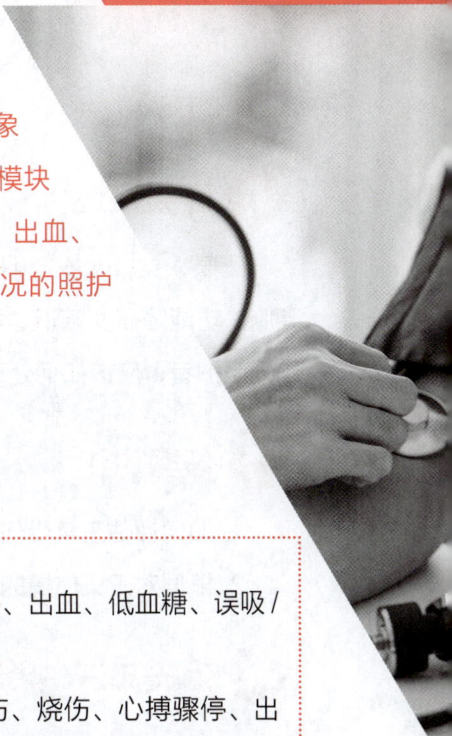

紧急照护是指针对一些突发的、意料之外的情况采取的紧急处理措施。及时正确的救护措施可以防止照护对象病情加重，减少不必要的伤残，减轻痛苦，挽救生命。本模块主要介绍骨折、头颈部损伤、眼外伤、烧伤、心搏骤停、出血、低血糖、误吸 / 窒息、晕厥 / 抽搐、跌倒 / 坠床等紧急情况的照护技术。

任务目标

◆ 掌握骨折、头颈部损伤、眼外伤、烧伤、心搏骤停、出血、低血糖、误吸 / 窒息、晕厥 / 抽搐、跌倒 / 坠床的临床表现及紧急照护措施。

◆ 能够及时、规范地完成骨折、头颈部损伤、眼外伤、烧伤、心搏骤停、出血、低血糖、误吸 / 窒息、晕厥 / 抽搐、跌倒 / 坠床的紧急照护，并为照护对象提供切实有效的预防措施。

◆ 熟悉引起骨折、头颈部损伤、眼外伤、烧伤、心搏骤停、出血、低血糖、误吸 / 窒息、晕厥 / 抽搐、跌倒 / 坠床等的常见原因，能够指导照护对象在日常生活中尽量避免发生意外或有效减轻损伤程度。

任务一 骨折的紧急照护

任务描述

王某，女，65 岁，下楼时其脚下踏空，连续跌落几个台阶，现右小腿剧烈疼痛、肿胀、功能障碍、畸形、异常活动，膝盖下方有一处严重擦伤伴有出血，倒地不起。作为照护者，应该如何处理该紧急情况？

任务讨论

1. 如何评估王某受伤部位的情况？
2. 根据对王某伤情的评估结果，照护者应如何实施现场救护？

相关知识

一、骨折的概念、类型及原因

1. 骨折的概念和类型

骨折是指骨骼部分断裂或全部断裂。

根据骨折部位是否与外界相通，可以将骨折分为开放性骨折和闭合性骨折。开放性骨折的骨折处局部皮肤有破损，骨折处与外界相通，如车祸造成的骨骼裸露的骨折。闭合性骨折的骨折处局部皮肤完整，骨折处不与外界相通。

根据骨折部位的稳定程度，可以将骨折分为稳定性骨折和不稳定性骨折。稳定性骨折的骨折处不容易发生移位。不稳定性骨折的骨折处容易发生移位，骨折处易刺伤周围组织和血管。

2. 骨折的原因

（1）直接外力冲击

外力冲击直接作用于骨骼，导致受力部位发生骨折，如车祸发生时小腿受到撵压而骨折。

（2）间接外力冲击

外力冲击直接作用于骨骼后，骨骼受力点以外的部位发生骨折，如跌倒时手先着地导致关节发生的骨折。

（3）骨骼疾病

有些骨骼疾病可以导致骨质破坏，骨骼在轻微受力的情况下就可能发生骨折，如骨质疏松的老年人在咳嗽、打喷嚏或弯腰时可能会发生的骨折。

二、骨折的临床表现

1. 骨折的局部临床表现

（1）疼痛

骨折部位出现剧烈疼痛，活动时疼痛加重。

（2）肿胀

骨折发生后，骨折部位的血管破裂出血，周围组织出现水肿，导致骨折部位出现肿胀。

（3）功能障碍

肿胀和疼痛会限制骨折肢体的活动范围，受伤的肢体甚至会出现完全无法移动的情况。

（4）骨骼变形

骨折处移位会导致骨骼的外观发生改变，如骨骼变短、非关节处的骨骼出现夹角或突出等。

（5）异常活动

正常情况下无法弯曲的部位，骨折后可能出现打折或弯曲。

2. 骨折的全身临床表现

（1）休克

休克常见于多发性骨折、股骨骨折、骨盆骨折、脊椎骨折和严重的开放性骨折，常因大量出血（出血量大者可达 2 000 mL 以上）、剧烈疼痛或并发内脏损伤引起。

（2）体温升高

一般骨折后体温正常，但有些骨折（如骨盆骨折、股骨干骨折）常伴有大量内出血，当血肿吸收时，体温可略升高，通常不超过 38 ℃。开放性骨折者体温升高主要是感染所致。

3. 骨折的体征

（1）畸形

外力作用、肌腱牵拉和地心引力作用可使骨折端发生各种畸形，如成角畸形、侧方错位畸形、重叠畸形、旋转畸形、分离畸形。除上述常见的畸形之外，有的部位还可出现如餐叉状畸形（桡骨远端骨折）、驼背畸形（胸、腰椎骨折）等。畸形的严重程度除与损伤程度及暴力方向等有关外，还与骨折端的重力作用及附近肌肉的收缩方向等密切相关。

（2）骨擦音或骨擦感

骨折后，两骨折段相互摩擦时可产生骨擦音或骨擦感。此为完全骨折的特征之一，但不应主动确定此征的有无，以免加重疼痛和组织损伤。

（3）反常活动

在肢体没有关节的部位可产生假关节活动。

以上三种体征只要发现其中一种，即可确诊。但未见此三种体征时，也可能有骨折，如嵌插、裂缝骨折等，此情况应在初次检查时予以注意。不可故意反复多次检查，以免加重周围组织损伤，特别是重要的血管、神经损伤。应常规进行 X 线拍片检查，以便确诊。

三、骨折的常见并发症

1. 早期并发症

（1）休克

休克一般由骨折端活动和严重创伤所引起的剧烈疼痛、骨折引起的大出血或重要器官的损伤所致。

（2）脂肪栓塞综合征

脂肪栓塞综合征一般在骨折后 24 ~ 48 h 内出现，约 45% 的多发性骨折病例发生，占死亡原因的 11% 以上。脂肪栓塞综合征为骨折特有的并发症。

（3）重要内脏器官损伤

如肝破裂、脾破裂、肺损伤、膀胱损伤、尿道损伤等。

（4）重要周围组织损伤

如动脉损伤、神经损伤、脊髓损伤、骨－筋膜室综合征等。

2. 晚期并发症

骨折常见的晚期并发症有下肢深静脉血栓形成、坠积性肺炎、压疮、感染、损伤性骨化、关节僵硬、创伤性关节炎、缺血性骨坏死等。

四、骨折的紧急处理

骨折，尤其是股骨骨折、骨盆骨折等严重骨折，常为全身严重多发性损伤的一部分，现场紧急处理时不仅要注意骨折的处理，还要密切观察全身情况。骨折急救的目的是用最简单而有效的方法抢救生命、保护患肢、迅速转运，以便照护对象尽快得到妥善处理。

1. 评估

（1）评估照护对象的生命体征，如意识状态、呼吸、脉搏。

（2）如果骨折后出现肢体或关节畸形、疼痛剧烈、无法移动、骨骼刺破皮肤、出血量较大等情况，骨折发生在头部、颈部、背部、骨盆和股骨处等，应立即拨打120。如果照护对象出现大出血的情况，照护者可以尝试在受伤处按压止血或对开放的伤口进行加压包扎，等待救护车的到来。

（3）如果照护对象处于休克状态，应注意保温，尽量减少搬动，有条件者应立即输液、输血。合并颅脑损伤处于昏迷状态者，应注意保持呼吸道通畅。

2. 止血

根据现场情况和骨折部位以及出血的血管情况，选择不同的止血方法。

（1）指压止血法

指压止血法适用于血管较表浅的头部、面部、颈部及四肢的外出血。

（2）加压包扎止血法

加压包扎止血法适用于渗血或较小的静脉出血。

（3）填塞止血法

填塞止血法适用于伤口较深的出血。

（4）乳胶管止血带止血法

乳胶管止血带止血法适用于四肢大出血，如果现场没有止血带，可就地取材，将绷带、手帕、布条等折叠成条带状，在伤口近心端用衬垫垫好缠绕，并用力勒紧至伤口无出血，然后打结并用小木棒插入其中，绞紧后固定于肢体上。

运用止血带止血法的注意事项：

1）绑扎位置要合适，绑扎部位应在伤口的近心端，尽量靠近伤口，尽量减少组织缺血的范围。

2）止血带不能直接缠在皮肤上，须用三角巾、毛巾、衣服等做成平整的垫子垫上。

3）止血带的压力要适当，过松达不到止血的目的，过紧则会损伤皮肤和神经。松紧度应以刚好能止血为准。

4）在醒目的位置（如上衣领扣等处）加以显著标志（如红色布条），注明伤情及绑扎止血带的时间和部位，并优先转运。

5）尽量缩短使用止血带的时间，一般不超过 1 h。若必须延长使用时间，则应每隔 1 h 放松 1 ~ 2 min，然后再在稍高平面上绑扎止血带，以防肢体因长时间缺血而发生坏死。使用止血带的时间最长不得超过 4 h。

6）严禁用绳索、电线等代替止血带绑扎。

（5）结扎止血法

结扎止血法是指直接结扎在出血血管断端，以阻断血流的方法，适用于能清楚看到出血血管断端的小血管出血的骨折情况。

对于开放的伤口，常采用压迫止血的方法进行加压包扎，并抬高患肢以控制出血，避免滥用止血带。如果现场有专用急救包，可使用纱布和绷带包扎伤口；如果没有专用急救包，可用干净的毛巾和衣服包扎伤口。

3. 包扎

（1）包扎方法

1）卷轴绷带包扎法。常用的卷轴绷带包扎法有环形包扎法、螺旋包扎法、螺旋反折包扎法、8 字形包扎法和回返包扎法。

2）三角巾包扎法。三角巾制作方便，包扎操作简便易学、容易掌握，适用范围广；缺点是不便于加压，也不够牢固。三角巾的制作方法：将一块边长 90 cm 的正方形白布对角剪开，制成两条三角巾，它的底边长约 130 cm，顶角到底边中点的距离约 65 cm。常用的三角巾包扎法有头顶帽式包扎法、风帽式包扎法、面具式包扎法、肩部包扎法等。

3）就地取材包扎法。在现场急救的情况下，也可就地取材，利用干净的毛巾、衣服、被单等物品进行包扎。

（2）包扎时的注意事项

1）不要尝试复位暴露在皮肤外面的骨骼。

2）不要用水冲洗伤口，以免加重伤情或造成伤口深部感染。

3）不要随意涂抹药膏或使用卫生纸，以免增加入院后处理伤口的难度。

4）进行包扎时，特别是对于伤情严重者，应密切观察其生命体征的变化。

5）用绷带包扎四肢时，应从远心端开始向近心端缠绕（石膏绷带应自近心端开始）。四肢末端（指、趾）要暴露，以便观察末梢血液循环情况。

6）皮肤褶皱处如指缝、腋窝、腹股沟等部位，应先涂滑石粉，再以棉垫间隔。骨隆起处用衬垫保护。

7）选择宽度适宜的绷带卷，避免使用潮湿或污染的绷带。

8）起点和终点要环绕固定两圈，防止绷带滑脱、松散，力要均匀，松紧适度。

4. 固定

（1）固定方法

为减少疼痛，避免周围组织、血管和神经损伤，减少出血和血肿，便于搬运，照护者需要根据现场的条件和骨折的部位采取不同的固定方法。

闭合性骨折者急救时不必脱去伤肢的衣裤和鞋袜，以免过多搬动增加疼痛。若患肢肿胀严重，可用剪刀将患肢衣袖和裤脚剪开，减轻压迫。骨折有明显畸形，且有刺破软组织或损伤周围血管、神经的危险时，可适当牵引伤肢，使伤肢变直后再行固定。

如果现场有专用的夹板，使用夹板固定，没有则可用木板、木棍或硬纸板等固定。如果没有找到适合固定的物品，可尝试借助照护对象的身体对骨折处进行固定，如上肢骨折时可将骨折的上臂固定在胸前。如果没有绷带，可用衣服固定后再安全转运。

（2）固定时的注意事项

1）开放性骨折先止血、包扎，后固定骨折部位。若骨折断端刺出伤口，不可将刺出的骨折断端送回伤口内，以免造成伤口内感染。有休克者，先进行抗休克处理。

2）夹板的长度和宽度要适宜，长度要超过骨折肢体两端的关节。固定后，伤肢应处于功能位（上肢屈肘 90°，下肢呈伸直位）。

3）固定前尽量不移动照护对象和伤肢，以免增加痛苦和加重损伤。

4）夹板不可直接接触皮肤，应垫棉花或敷料等软质物品，尤其要注意垫好骨隆突处，以防受压。

5）骨折固定应松紧适度，以免影响肢体血液循环。固定时，肢体指（趾）端一定要外露，以便随时观察末梢血液循环情况。

5. 安全转运

通常情况下应尽量避免搬运照护对象，但在某些情况下，可能需要帮助照护对象尽快脱离危险的环境，将其搬运到安全的区域或就近的医疗机构实施进一步救治。

转运时的注意事项：

（1）转运前要先进行初步急救处理，待病情稳定后再搬运。

（2）动作要轻巧、平稳，避免震动或碰撞，以减少照护对象痛苦。

（3）转运过程中，注意密切观察照护对象的病情变化，一旦情况恶化，立即停止并急救。

（4）保持恰当的体位，照护对象感觉最舒适的体位往往就是其保护性体位。

（5）搬运脊柱损伤者时，应用硬板担架转运，并保持伤处绝对稳定。

（6）椎骨骨折者必须放正头部，头两侧可以用沙袋固定，以免晃动造成生命中枢的损伤。

（7）有输液者，转送途中要注意妥善固定，防止滑脱，保持输液管通畅，并注意调节输液速度。

（8）注意加强对照护对象的保护，如保暖、遮阳、避风、挡雨等。

任务实施

针对王某的情况，照护者首先应给予肢体评估，随后立即呼叫救护车，快速止血包扎固定后，将其安全转运到医院进行救治。在此过程中，照护者要时刻关注照护对象的心理状况。

一、现场救护

1. 接诊

接诊及时，照护者要热情地问候和自我介绍。

2. 评估

评估内容包括：施救现场是否安全，暴力作业的方式、作用强度、作用时间，受伤部位的情况，照护对象的整体情况。

王某意识清醒，呼吸 20 次 / 分，脉搏 75 次 / 分，毛细血管充盈正常，精神紧张，右小腿疼痛剧烈、肿胀、功能障碍、畸形、异常活动，膝盖下方有擦伤伴有出血。照护者通过初步检查确定其右侧胫、腓骨骨折。

3. 组织施救

（1）立即拨打 120 急救电话，告知评估情况。

（2）止血包扎

1）简单清创：用 75% 酒精棉球由内向外消毒伤口周围皮肤，再用生理盐水棉球沾吸除去伤口异物。

2）包扎：将无菌敷料折成比伤口稍大的形状覆盖在伤口上。足趾朝向底边，将脚放在三角巾略偏一侧，提起三角巾较长的一侧包裹小腿打结，再用另一侧包足部，绕脚踝关节处打结固定。以适当压力包扎，其松紧度以能止血为宜。必要时可将手掌放在敷料上均匀加压，一般 20 min 后即可止血。

3）稳妥固定：取长短相等的夹板 2 块，分别置于伤腿的内、外侧后，用绷带分段扎紧。紧急情况下若无夹板，可将照护对象两下肢并紧，两腿对齐后，将健侧肢体与伤肢分段绷带包扎固定在一起。注意在关节和两小腿之间垫纱布或其他软织物，以防包扎后骨折部位损伤加重。固定应松紧适度，以捆扎夹板的绷带可上下移动 1 cm 为宜，以免影响血液循环。将足趾露出，以便随时观察末梢血液循环情况。如果发现趾端苍白、发绀、麻木、疼痛、水肿或青紫，则显示血运不良现象发生，此时应立即松开捆扎的绷带并重新固定。

4）安全转运：配合医院救护人员转运照护对象。照护对象为右下肢骨折，使用担架搬运法最适宜。可由 3 ～ 4 人组成一组，将照护对象移上担架；照护对象头部向后、足部向前，后面的担架员可随时观察照护对象的病情变化。担架员步调要一致，平稳前进。向高处抬时（如上台阶等），前者放低，后者抬高，使照护对象保持水平状态；向低处抬时，则相反。在搬运过程中，应注意保护照护对象的骨折处。

二、心理照护

照护者应关心、安慰照护对象，告知照护对象骨折的部位以及可能出现的并发症，减轻其恐惧感，给其安全感和信任感，保证将其安全送达医院。如照护者可以说："王女士，经过我的初步检查，您的右侧胫、腓骨出现了骨折。骨折的并发症有很多，但是经过专业的治疗以及康复之后，可以避免并发症的发生。所以，现在请您先保持原地不动，我已经对您的伤口进行了止血包扎，并且拨打了急救电话，救护车马上就能赶到。您不要过于担心，有什么不舒服的地方请及时告诉我。"

能力测评

<table>
<tr><th colspan="3">测评项目</th><th>测评标准</th><th>最高分</th><th>得分</th></tr>
<tr><td rowspan="2">操作前准备</td><td colspan="2">接诊</td><td>每一处不当扣 2 分</td><td>4</td><td></td></tr>
<tr><td colspan="2">评估</td><td>每缺少一项扣 2 分</td><td>6</td><td></td></tr>
<tr><td rowspan="7">任务实施</td><td rowspan="5">现场救护</td><td>（1）及时拨打 120 急救电话，准确告知照护对象的评估状况</td><td>每一处不当扣 2 分</td><td>4</td><td></td></tr>
<tr><td>（2）密切观察照护对象的病情变化，准确记录在评估时发现的异常情况、采取的措施和照护对象描述的受伤经过</td><td>每缺少一项扣 2 分</td><td>6</td><td></td></tr>
<tr><td>（3）止血包扎：清创、止血、包扎方法得当</td><td>每一处不当扣 5 分</td><td>15</td><td></td></tr>
<tr><td>（4）稳妥固定：选材、固定方法得当，观察末梢血液循环情况</td><td>每一处不当扣 5 分</td><td>10</td><td></td></tr>
<tr><td>（5）安全转运：方式、方法得当</td><td>每一处不当扣 3 分</td><td>6</td><td></td></tr>
<tr><td rowspan="2">心理照护</td><td>（1）关心、安慰照护对象</td><td>满分或零分</td><td>4</td><td></td></tr>
<tr><td>（2）告知照护对象骨折的部位和可能出现的并发症</td><td>每缺少一项扣 2 分</td><td>4</td><td></td></tr>
</table>

续表

测评项目			测评标准	最高分	得分
任务实施	操作规范	（1）操作过程中动作规范、有序，关注照护对象的感受	每一处不当扣 1 分	2	
		（2）恰当的健康教育：告知照护对象工作生活中应建立的安全意识以及紧急情况下的正确处理方式	从零分开始加，每说出一下正确方式加 3 分，最高 12 分	12	
		（3）正确处理照护对象及家属提出的问题	从零分开始加，每正确处理一个问题加 3 分，最高 9 分	9	
		（4）遵守无菌等卫生原则、节力原则	每一处不当扣 2 分	4	
		（5）给予恰当的鼓励	最少鼓励两次，每缺少一次扣 2 分	4	
综合评价	（1）关注照护对象的生理、心理变化，全程注意照护服务礼仪		操作过程动作粗暴扣 2 分	4	
	（2）照护过程中要足够细心，有足够的耐心、爱心和同理心，操作正确，动作轻柔		每一处不当扣 1 分	3	
	（3）与照护对象及家属沟通时，语言通俗易懂，礼貌、亲切、耐心、详细，并能给出比较中肯的建议		语言应付、生硬，语速过快各扣 1 分	3	
总分					

实训演练

刘某，女，12 岁，上体育课时不慎摔倒，导致右肱骨髁上出现闭合性骨折。此时刘某情绪激动，哭泣不止，右肘部肿胀、屈曲、畸形。作为照护者，应进行哪些方面的照护？照护对象现存的主要问题是什么？

照护要点提示：1. 评估；2. 包扎；3. 稳妥固定；4. 安全转运；5. 心理照护。

任务二
头颈部损伤的紧急照护

任务描述

刘某，女，70 岁，上楼时不慎跌倒，头颈部撞到楼梯的台阶上，现额头有一处淤青，头颈部疼痛剧烈。作为照护者，应该如何处理该紧急情况？

任务讨论

1. 照护者如何评估该照护对象受伤部位的情况？
2. 根据对照护对象的伤情评估结果，照护者应如何实施现场救护？

相关知识

一、头颈部损伤的常见原因

在日常生活中，头颈部损伤发生率高，致残率和死亡率也很高。了解头颈部损伤的常见原因，在日常生活中尽可能地避免受伤是关键。头颈部损伤的常见原因主要包括以下几个方面。

1. 交通事故

受到车辆撞击或坐车时突然遇到急刹车等情况，都可能会造成头颈部损伤。

2. 高处跌落

不慎从高处跌落，可造成头颈部损伤。

3. 跌倒

跌倒时头颈部撞击到地面或环境中较硬的物品，是造成头颈部损伤的重要原因之一。居室内物品杂乱无序，常会导致老年人在家中跌倒，造成头颈部损伤。

4. 剧烈运动

户外运动时，颈部运动幅度过大，可发生头颈部损伤。例如，跳广场舞时运动幅度较大或晨起在公园锻炼时剧烈运动，均可造成头颈部损伤。

5. 高空坠物

随着高层住宅楼越来越多，高空坠物导致头颈部损伤的人数也在不断增加。

二、头颈部损伤的症状

头颈部损伤的原因、部位和程度不同，可出现不同的症状。头颈部疼痛是头颈部损伤最常见的症状，可有短暂的意识丧失、头颈部皮肤淤青或破损、恶心或呕吐、四肢感觉运动障碍、出现刺痛感或失去知觉、抽搐等。

三、头颈部损伤的紧急处理

1. 清创及消毒

表皮外伤，用生理盐水清洗创面。

2. 止血及消炎

根据受伤部位血管破裂及出血的具体情况，采取不同的止血方法。

（1）毛细血管破裂

皮肤擦伤，血液一般是从皮肤毛细血管内渗出的，贴敷创可贴便能消炎止血。

（2）静脉破裂

体内较深层部位静脉破裂后，血一般从皮肤内流出。此时必须用消毒纱布包扎，预防创面感染，必要时服用消炎药。

（3）动脉破裂

动脉大多位于重要器官周围。动脉一旦破裂，血呈喷射状流出，必须加压包扎后急送医院治疗。

3. 扭伤及肌肉拉伤

扭伤及肌肉拉伤时，将受伤部位制动，可冷敷减轻疼痛，在承托受伤部位的同时用绷带包扎。

4. 骨折

骨折或疑为骨折时，要避免移动照护对象，对照护对象头颈部加以固定与承托（有出血者要先止血后再固定），保证照护对象在转运过程中不因搬运、颠簸致断骨刺伤血管、神经，避免出现更多损伤。

5. 颈椎损伤

头部着地者可造成颈椎脱位和骨折，多伴有脊髓损伤、四肢瘫痪，因此必须在第一时间通知急救中心速来抢救。现场急救时，应让照护对象就地平躺或将照护对象放置于硬质木板上，颈部两侧放置沙袋，使颈椎处于稳定状态，保持颈椎与胸椎轴线一致，切勿过伸、过屈或旋转。

6. 颅脑创伤

轻者为脑震荡，一般无颅骨骨折，有轻度头痛头晕，若昏迷则不超过 30 min。重者颅骨骨折，可致脑出血、昏迷不醒。对颅脑创伤者，抢救要分秒必争，通知急救中心前来及时施救。要保持环境安静，保持照护对象呼吸道畅通。

任务实施

通过对刘某的伤情检查，初步确定她有发生头颈部损伤的可能性。照护者首先应对刘某的头颈部损伤情况进行评估，固定其头颈部，以避免移动，随后立即呼叫救护车，将其安全转运到医院进行进一步救治。

一、现场救护

1. 接诊

接诊及时，照护者要热情地问候和自我介绍。

2. 评估

出现头颈部损伤，应立即评估五方面内容。①疼痛：头颈部疼痛的具体部位、程度、性质等。②肢体功能：四肢或关节的活动能力、四肢的感觉功能。③意识状态：清醒、意识模糊或昏迷。④瞳孔大小和对光反射。⑤其他：生命体征如体温、呼吸、脉搏、血压，是否伴有其他症状如恶心、呕吐、抽搐或平衡功能障碍。

刘某头部有淤青，头颈部疼痛剧烈，四肢活动正常，无恶心、呕吐，意识清醒，双侧瞳孔等大等圆，对光反射存在，无抽搐，痛苦面容，表情紧张，其他体征无异常。照护者通过初步检查判断照护对象可能出现了头颈部损伤。

3. 组织施救

（1）拨打 120 急救电话

立即拨打 120 急救电话，告知评估情况，等待专业急救人员到来。密切观察照护对象的病情变化，准确记录评估发现的异常情况、采取的措施和照护对象描述的受伤经过。

（2）固定头颈部

让照护对象待在原地，将卷起的毛巾或床单垫在照护对象头颈部两侧或用手固定照护对象的头颈部，以减轻保持一个姿势带来的不适。如果照护对象头部出现异常姿势，切记不要试图校正，并告知照护对象不要自行移动头颈部，以免加重损伤的程度，造成瘫痪甚至死亡。

（3）冷敷额头淤青

冷敷方法见模块三“任务一　冷疗技术”。

（4）安全搬运

使用硬木板或担架搬运，尽量保持头颈部平直。搬运时先将照护对象的双下肢伸直，由专人固定头颈部，再将木板放于照护对象的一侧，将照护对象整体滑动到木板上或由多人将照护对象平拖到木板上。搬运时禁止一人抬肩膀一人抬腿或用搂抱的方式。

二、心理照护

照护者应关心、安慰照护对象，告知照护对象伤情判断，嘱其不要自己移动头颈部，争取其积极配合治疗，等待专业急救人员的到来，减轻其恐惧感，给其安全感和信任感，保证将其安全送达医院。如照护者可以说：“刘女士，经过我的初步检查，您可能出现了头颈部的损伤。我已经对您的头颈部进行了固定，请您先不要自己移动头部。我已经拨打了急救电话，救护车马上就能赶到，您不要担心。有什么不舒服请您及时告诉我。”

能力测评

测评项目			测评标准	最高分	得分
操作前准备	接诊		每一处不当扣 2 分	4	
	评估		每缺少一项扣 2 分	6	
任务实施	现场救护	（1）及时拨打 120 急救电话，准确告知照护对象的评估状况	每一处不当扣 2 分	4	
		（2）密切观察照护对象的病情变化，准确记录在评估时发现的异常情况、采取的措施和照护对象描述的受伤经过	每一处不当扣 2 分	6	
		（3）固定头颈部：选材正确、固定方法得当，告知照护对象不要自己移动头颈部	每一处不当扣 6 分	18	
		（4）安全转运：转运方式正确、方法得当	每一处不当扣 6 分	12	
	心理照护	（1）关心、安慰照护对象，注意加强对照护对象的保护	满分或零分	4	
		（2）告知照护对象伤情判断和可能出现的并发症	每缺少一项扣 3 分	6	
	操作规范	（1）操作过程中动作规范、有序，关注照护对象的感受	每一处不当扣 1 分	2	
		（2）恰当的健康教育：告知照护对象工作生活中应建立的安全意识以及紧急情况下的正确处理方式	从零分开始加，每说出一个正确方式加 3 分，最高 12 分	12	
		（3）正确处理照护对象及家属提出的问题	从零分开始加，每正确处理一个问题加 2 分，最高 8 分	8	
		（4）遵守无菌等卫生原则、节力原则	每一处不当扣 2 分	4	
		（5）给予恰当的鼓励	最少鼓励两次，每缺少一次扣 2 分	4	
综合评价	(1) 关注照护对象的生理、心理变化，全程注意照护服务礼仪		操作过程动作粗暴扣 2 分	4	
	(2)照护过程中要足够细心，有足够的耐心、爱心和同理心，操作正确，动作轻柔		每一处不当扣 1 分	3	

续表

测评项目		测评标准	最高分	得分
综合评价	（3）与照护对象及家属沟通时，语言通俗易懂，礼貌、亲切、耐心、详细，并能给出比较中肯的建议	语言应付、生硬，语速过快各扣1分	3	
总分				

实训演练

刘某，男，65岁，晨起在公园锻炼时，因大幅度扭转头颈部出现疼痛、恶心、呕吐。作为照护者，应该进行哪些方面的照护？照护对象现存的主要问题是什么？

照护要点提示：1. 评估；2. 组织施救；3. 固定头颈部；4. 安全搬运；5. 心理照护。

任务三 眼外伤的紧急照护

任务描述

王某，男，65 岁，公园锻炼时自觉有一小飞虫进入右眼，现出现右眼流泪、发红、肿胀、疼痛、视物模糊的症状。作为照护者，应该如何处理该紧急情况？

任务讨论

1. 照护者如何评估该照护对象受伤部位的情况？

2. 针对照护对象的受伤情况，照护者应如何实施现场救护？

相关知识

一、眼外伤概述

眼外伤是由于机械性、物理性、化学性等因素直接作用于眼部，引起眼的结构和功能损害。眼外伤可致视力下降，视物模糊，甚至完全失明，从而严重影响身心健康和生活质量。仅凭眼外伤的症状或照护对象的自我感觉很难判断眼外伤的严重情况，严重的眼外伤只有在眼科医生用专业的仪器检查时才能被发现。因此，即使是看似轻微的眼外伤也应尽快就医治疗。无论眼部因何受伤，切记不能揉搓受伤眼睛，以免加重损伤的程度。

二、眼外伤的原因

眼外伤的原因有很多，日常生活中常见的有以下几种。

1. 异物

如灰尘颗粒或飞虫进入眼睛造成眼外伤。

2. 撞击

如户外活动时眼睛受到撞击造成眼外伤。例如，有些人在打羽毛球时，眼睛受到羽毛球的撞击而受伤。

3. 锐器或爆炸

如眼镜片破裂划伤眼睛，燃放烟花爆竹或观看烟花爆竹时眼睛受伤。

4. 化学物质

如使用洗涤剂或消毒液之后没有彻底清洗双手，揉眼睛时将洗涤剂或消毒液带入眼睛中造成眼外伤。

三、眼外伤的症状

不同的损伤原因可以导致不同类型和程度的眼外伤。常见的眼外伤症状有流泪、疼痛、视物模糊、眼睑撕裂伤、双侧瞳孔大小和形状不对称、一侧眼球突出、眼结膜（眼白）处出血等。

四、眼外伤的紧急处理

1. 尽快就医治疗

有些人眼外伤后，经过自我揉搓或冲洗感觉疼痛减轻或消失，因此往往误认为不必就医检查，这其实是个误区。眼的结构较为复杂，一旦受伤，应尽快就医做专业的检查和治疗，即使外观看似非常轻微的眼外伤，如果延误治疗，也可能会导致永久的失明。

出现眼外伤，应立即评估眼睛是否有流泪、发红、肿胀、疼痛的情况，是否出现视物模糊、视力变化等。然后根据不同的眼外伤类型，采取不同的紧急处理措施。

2. 防止伤情进一步加重

（1）异物造成的眼外伤

灰尘、沙粒或小飞虫进入眼睛，一般不会对眼睛造成严重伤害，眼睛受到刺激后流出的眼泪一般就能将异物冲出。金属或玻璃等进入眼睛，则要告知照护对象不要触碰、揉搓或按压眼睛，不要试图移除眼睛里的异物，不要盲目使用眼药水，某些药物可能会加重受伤的情况。告知照护对象尽量避免眨眼，可以暂时闭上眼睛或用纱布遮盖，以免眼睛受到更严重的损伤，并尽快就医治疗。

（2）撞击造成的眼外伤

眼眶周围的血管比较丰富，受到撞击后会出现青紫。可在伤处给予冷敷，以缓解疼痛和肿胀。切勿热敷受伤部位，以免血管扩张，加重受伤部位的出血，不要用力按压受伤部位。如果受伤部位疼痛加重或视力模糊加重，应立即就医治疗。

（3）锐器或爆炸造成的眼外伤

剪刀、玻璃等锐器或鞭炮爆炸造成的眼外伤可致眼组织脱出，发生此类眼外伤时应尽快就医治疗。不要试图复位脱出的眼组织，以免加重损伤或引起感染；不要用水冲洗眼睛，以免造成感染；不要试图去除扎在眼上的异物，不要揉搓或按压眼睛。可用一次性纸杯或纱布遮挡受伤的眼睛后及时就医。

（4）化学物质造成的眼外伤

使用洗涤剂或消毒水时液体飞溅或使用后未清洗双手，导致眼睛受伤的情况，应立即用大量清水冲洗眼睛至少 30 min，冲洗后尽快就医治疗，就医时随身携带化学品的说明书或原包装盒。

任务实施

针对王某的情况，照护者首先应检查其右眼内有无异物，然后进行受伤部位的评估，尽快去除异物，避免伤情进一步加重；同时，准确记录评估发现的异常情况、采取的措施、照护对象描述的受伤经过等，等待救护车的到来。在等待救助的过程中，照护者要密切观察照护对象的其他生理和心理状态。

一、现场救护

1. 接诊

接诊及时，照护者要热情地问候和自我介绍。

2. 评估

照护对象现出现右眼流泪、发红、肿胀、疼痛、视物模糊的症状，且面容痛苦、表情紧张。

3. 组织施救

（1）立即拨打 120 急救电话，告知评估情况，等待专业急救人员的到来。密切观察照护对象的病情变化，准确记录评估时发现的异常情况、采取的措施和照护对象描述的受伤经过。

（2）告知照护对象不要揉搓或触碰眼睛，可以让照护对象眨几下眼睛，以分泌更多的眼泪，便于异物的冲出。

（3）如果异物没有被眼泪冲出，可让照护对象向上看，向下拉起下眼睑，如果能看到异物，用蘸水的棉签擦去异物；如果不能看到异物，则用清水冲洗眼睛，直至将异物冲出。

二、心理照护

关心、安慰照护对象，告知病情，使照护对象保持镇静，减轻其恐惧感，给其安全感和信任感，保证将其安全送达医院。如照护者可以说：“王先生，您出现了右眼流泪、发红、肿胀、疼痛、视物模糊、视力下降的症状。请您不要揉搓或触碰眼睛，可以眨几下眼睛，这样可以分泌更多的眼泪，便于冲出异物。我已经拨打了急救电话，专业急救人员马上就会赶到。您不用太紧张，有什么不舒服请及时告诉我。”

能力测评

测评项目			测评标准	最高分	得分
操作前准备	接诊		每一处不当扣 2 分	4	
	评估		每缺少一项扣 2 分	6	
任务实施	现场救护	（1）及时拨打 120 急救电话，准确告知照护对象的评估状况	每一处不当扣 2 分	4	
		（2）密切观察照护对象的病情变化，准确记录在评估时发现的异常情况、采取的措施和照护对象描述的受伤经过	每一处不当扣 2 分	6	
		（3）告知照护对象不要揉搓、触碰眼睛	满分或零分	2	
		（4）去除异物方法有效、得当，动作轻柔	每一处不当扣 6 分	18	

续表

测评项目			测评标准	最高分	得分
任务实施	心理照护	（1）关心、安慰照护对象，注意加强对照护对象的保护	满分或零分	4	
		（2）告知照护对象伤情判断和可能出现的并发症	每缺少一项扣 3 分	6	
	操作规范	（1）操作过程中动作规范、有序，关注照护对象的感受	每一处不当扣 3 分	6	
		（2）恰当的健康教育：告知照护对象工作生活中应建立的安全意识以及紧急情况下的正确处理方式	从零分开始加，每说出一个正确方式加 3 分，最高 12 分	12	
		（3）正确处理照护对象及家属提出的问题	从零分开始加，每正确处理一个问题加 3 分，最高 12 分	12	
		（4）遵守无菌等卫生原则、节力原则	每一处不当扣 2 分	4	
		（5）给予恰当的鼓励	最少鼓励两次，每缺少一次扣 2 分	4	
综合评价	（1）关注照护对象的生理、心理变化，全程注意照护服务礼仪		操作过程动作粗暴扣 3 分	6	
	（2）照护过程中要足够细心，有足够的耐心、爱心和同理心，操作正确，动作轻柔		每一处不当扣 1 分	3	
	（3）与照护对象及家属沟通时，语言通俗易懂，礼貌、亲切、耐心、详细，并能给出比较中肯的建议		语言应付、生硬，语速过快各扣 1 分	3	
总分					

实训演练

王某，男，65 岁，使用 84 消毒液时液体飞溅至右眼，现出现右眼流泪、发红、肿胀、疼痛、视物模糊的症状。作为照护者，应该进行哪些方面的照护？照护对象现存的主要问题是什么？

照护要点提示：1. 拨打 120 急救电话；2. 评估；3. 处理患处；4. 心理照护；5. 健康教育。

任务四
烧伤的紧急照护

任务描述

王某，女，50 岁，其在烹饪时，因高温油滴飞溅造成右手烧伤，烧伤处的皮肤发红，有轻微的疼痛和肿胀。作为照护者，应该如何处理该紧急情况?

任务讨论

1. 照护者如何评估该照护对象受伤部位的情况?
2. 根据照护对象的受伤情况，照护者应如何实施现场救护?

相关知识

烧伤也称烫伤，是日常生活中一种常见的创伤，可给照护对象带来严重的身心痛苦。

一、烧伤的概念和常见原因

烧伤是对由高温造成的组织损伤的统称。烧伤的范畴包括：皮肤直接与火焰接触造成的损伤，皮肤与高温固体、气体和液体接触造成的损伤，由电流、化学品或辐射等造成的组织损伤。

烧伤的常见原因主要有高温、电流、强辐射或者腐蚀性物质等，症状多表现为局部疼痛、皮肤红肿、破损等。

二、烧伤程度的判定

烧伤造成皮肤损伤的深度是判断伤情的重要依据。根据皮肤受损的深度，可以将烧伤分为Ⅰ度烧伤、Ⅱ度烧伤和Ⅲ度烧伤。

1. Ⅰ度烧伤

Ⅰ度烧伤只有表皮层受到损伤。烧伤处皮肤出现轻微红肿、热痛，无水疱。

2. Ⅱ度烧伤

（1）浅Ⅱ度烧伤

浅Ⅱ度烧伤是指真皮层较浅的部位受到损伤。烧伤处皮肤出现明显红肿、疼痛，可出现水疱，水疱中含有液体，如果水疱破裂，烧伤处皮肤创面较为湿润。

（2）深Ⅱ度烧伤

深Ⅱ度烧伤是指真皮层较深的部位受到损伤。烧伤处皮肤疼痛感不明显，水疱可有可无，如果水疱破裂，烧伤处皮肤创面较为干燥。

3. Ⅲ度烧伤

Ⅲ度烧伤是指烧伤累及皮肤全层、肌肉、骨骼或内脏器官等。无疼痛感，无水疱，烧伤处皮肤创面干燥，呈蜡白色或焦黄色，甚至发黑。

三、烧伤的紧急处理

烧伤的紧急处理原则是尽快消除致伤原因，离开现场，及时予以适当治疗，以减轻伤势和维持生命。

1. 消除致伤原因

（1）火焰烧

就地翻滚，或用水、非易燃品覆盖灭火。如果为凝固汽油烧伤，可用湿布覆盖从而隔绝空气，或浸入水中。忌奔跑呼叫和用手扑打火焰。

（2）沸液烫

迅速脱下伤处的衣服，立刻用冷水冲淋（浸泡）伤处。如果衣服脱下困难，可不脱衣服，先用冷水将衣服冲淋片刻再脱，以免撕破水疱。

（3）电烧

立即关闭电源，将照护对象转移至通风处，松开衣服。如果出现呼吸停止，立即进行口对口人工呼吸；如果心搏骤停，进行胸外心脏按压；呼吸、心搏均停止者，立即进行心肺复苏。

（4）化学烧

迅速脱下伤处的衣服，立刻用大量清水冲洗伤处，时间不少于 30 min，角膜或其他五官受损者应优先冲洗。如果为生石灰烧伤，则必须先用干燥的清洁敷料拭去伤口处粉末，再用清水清洗，以免加水后产热。如果为磷烧伤，应将烧伤部位浸入水中，隔绝氧气，在水中除去磷颗粒，用1%硫酸铜溶液冲洗创面。注意硫酸铜溶液浓度不宜超过1%，用量不宜过大，以免引起铜中毒。忌用油质敷料，可用3% ~ 5%碳酸氢钠湿敷包扎。

2. 及时处理危及生命的合并伤

对危及照护对象生命的合并伤，如大出血、窒息、开放性气胸、急性中毒、脊柱骨折等，应在现场给予相应的急救处理。

3. 保护创面

（1）可用纱布、干净的毛巾或衣服对烧伤部位进行简单包扎，避免烧伤部位的皮肤破损和感染。

（2）如果烧伤部位有水疱，勿将其刺破，以免造成感染。

（3）情况允许应及时摘下烧伤部位的戒指或手镯等物品，烧伤的部位可能会出现严重的肿胀，戒指或手镯等物品可能会压迫肿胀的部位造成皮肤破损。

（4）避免涂抹带色的药膏，以免影响对创面深度的判断，给治疗带来不必要的麻烦。

4. 其他救治措施

保持气道通畅，镇静止痛，补液治疗。

5. 必要时拨打 120 急救电话

若烧伤处出现以下情况，应立即拨打 120 急救电话，并准确记录评估时发现的异常情况、采取的措施和照护对象描述的烧伤经过。

（1）烧伤面的直径大于 7 cm。

（2）面部、颈部、双手、足部或生殖器官烧伤。

（3）烧伤部位位于较大的关节处。

（4）Ⅲ度烧伤。

（5）照护对象出现呼吸困难。

任务实施

针对王某的情况，照护者首先应评估烧伤部位的情况，并尽快去除烧伤的原因，脱离现场并保护烧伤部位，采取简单有效的方式避免伤情进一步加重。

一、现场救护

1. 接诊

接诊及时，照护者要热情地问候和自我介绍。

2. 评估

出现烧伤时，应立即评估以下内容：烧伤的面积、烧伤的部位、烧伤的深度、烧伤的严重程度。照护对象右手有一处直径约为 1 cm 的烧伤，烧伤处的皮肤发红，无水疱，有轻微的疼痛和肿胀，属于Ⅰ度烧伤。照护对象意识清醒，表情紧张。

3. 组织施救

（1）立即盖上锅盖，关闭炉灶，把照护对象带到安全区域。

（2）将烧伤处浸入冷水中，或用冷毛巾湿敷，直至不痛。

（3）在烧伤部位涂抹抗生素软膏，并用无菌干燥的纱布覆盖烧伤部位。

（4）告知照护对象每天更换纱布，直至痊愈。

（5）整理物品，洗手，记录。

二、心理照护

关心、安慰照护对象，告知病情，消除紧张，使照护对象保持镇静。如照护者可以说："王女士，您不用太紧张。您右手的烧伤直径大约 1 cm，皮肤发红，无水疱，有轻微的疼痛和肿胀，属于Ⅰ度烧伤。我已经在您的伤口处涂抹了抗生素软膏，并且覆盖了纱布。您只要像我这样每天更换纱布，很快就会痊愈，所以不要过于担心。有任何不舒服请及时告诉我，我会帮助您处理的。"

三、健康教育

1. 注意日常生活细节

（1）暖瓶应放在走动时不易触碰到的区域；接热水时，杯口离接水口不要太远，以免热水喷溅到皮肤上。

（2）油炸食品时，要防止热油喷溅；取拿微波炉里的东西时，要戴上隔热手套，小心拿出；不要长时间离开煤气；煤气不用时，要关掉总开关。

（3）烟头等易燃物不要乱扔。

2. 注意用电安全

（1）不要购买假冒伪劣的家用电器。

（2）修理家用电器时，不要忘记关闭电源总开关。

（3）电源线破损时，要立即更换或用绝缘布包好。

（4）尽量少用电热毯、电热宝等。

（5）不要用湿手或湿布接触带电设备。

3. 安全使用各类化学品

（1）在使用各类化学品时，应做好自身防护，如佩戴手套、眼罩等，并在有冲淋设备的场所进行。

（2）熟悉接触的化学品对人体的危害，掌握化学品烧伤后的现场自救方法。

能力测评

测评项目			测评标准	最高分	得分
操作前准备	接诊		每一处不当扣 2 分	4	
	评估		每缺少一项扣 1 分	9	
任务实施	现场救护	（1）必要时及时拨打 120 急救电话，准确告知照护对象的评估状况	每一处不当扣 2 分	4	
		（2）密切观察照护对象的病情变化，准确记录在评估时所发现的异常情况、采取的措施和照护对象描述的受伤经过	每一处不当扣 2 分	10	
		（3）用流动的冷水冲洗 30 min，抬高烧伤部位至心脏水平位置以上	满分或零分	5	
		（4）在烧伤部位涂抹抗生素软膏，并用无菌干燥的纱布覆盖烧伤的部位	每一处不当扣 2 分	4	
		（5）告知照护对象每天更换纱布，直至痊愈	满分或零分	4	
	心理照护	（1）关心、安慰照护对象	满分或零分	4	
		（2）告知照护对象伤情判断和可能出现的并发症	每缺少一项扣 3 分	6	

续表

<table>
<tr><th colspan="3">测评项目</th><th>测评标准</th><th>最高分</th><th>得分</th></tr>
<tr><td rowspan="5">任务实施</td><td rowspan="5">操作规范</td><td>（1）操作过程中动作规范、有序，关注照护对象的感受</td><td>每一处不当扣 2 分</td><td>4</td><td></td></tr>
<tr><td>（2）恰当的健康教育：告知照护对象工作生活中应建立的安全意识以及紧急情况下的正确处理方式</td><td>从零分开始加，每说出一个正确方式加 3 分，最高 12 分</td><td>12</td><td></td></tr>
<tr><td>（3）正确处理照护对象及家属提出的问题</td><td>从零分开始加，每正确处理一个问题加 3 分，最高 15 分</td><td>15</td><td></td></tr>
<tr><td>（4）遵守无菌等卫生原则、节力原则</td><td>每一处不当扣 2 分</td><td>4</td><td></td></tr>
<tr><td>（5）给予恰当的鼓励</td><td>最少鼓励两次，每缺少一次扣 2 分</td><td>4</td><td></td></tr>
<tr><td rowspan="3">综合评价</td><td colspan="2">（1）关注照护对象的生理、心理变化，全程注意照护服务礼仪</td><td>操作过程动作粗暴扣 2 分</td><td>4</td><td></td></tr>
<tr><td colspan="2">（2）照护过程中要足够细心，有足够的耐心、爱心和同理心，操作正确，动作轻柔</td><td>每一处不当扣 2 分</td><td>3</td><td></td></tr>
<tr><td colspan="2">（3）与照护对象及家属沟通时，语言通俗易懂，礼貌、亲切、耐心、详细，并能给出比较中肯的建议</td><td>语言应付、生硬，语速过快各扣 1 分</td><td>4</td><td></td></tr>
<tr><td colspan="4">总分</td><td colspan="2"></td></tr>
</table>

实训演练

王某，女，55 岁，使用高压锅烹饪食物，打开锅盖时忘记减压，大量蒸汽突然冒出造成烧伤，损伤处的皮肤红肿，疼痛较为明显，水疱破裂，烧伤处的皮肤创面较为湿润。作为照护者，应该进行哪些方面的照护？照护对象现存的主要问题是什么？

照护要点提示：1. 评估；2. 烧伤处理；3. 心理照护；4. 健康教育。

任务五
心搏骤停的紧急照护

任务描述

薛某，男，78岁，入住养老机构1年余，既往有冠状动脉粥样硬化性心脏病，近日述左侧胸痛、左侧肩痛并放射至手指，家属陪同去医院检查，带口服药后返回机构。今日4：00，照护者巡视时发现薛某全身短暂性抽搐，意识丧失，呼叫不应，触摸大动脉搏动消失，呼吸断续，随后停止。照护者应立即采取哪些抢救措施?

任务讨论

1. 作为照护者，如何立即徒手实施心肺复苏?

2. 心脏按压的标准是什么?

相关知识

一、心搏骤停

心搏骤停是指心脏射血功能突然终止，大动脉搏动与心音消失，重要器官如大脑严重缺血缺氧，导致生命终止。这种出乎意料的突然死亡，医学上又称猝死。心搏骤停的类型包括心室颤动、心脏停搏和心电－机械分离。

1. 心搏骤停的病因

心搏骤停的病因以心血管疾病最多见，其中以冠状动脉粥样硬化性心脏病居首位，其次为呼吸系统疾病及脑血管疾病。心搏骤停的其他基础病因还包括风湿性心脏病联合瓣膜损伤、心肌病、急性左心心功能不全、肺栓塞、脑出血、主动脉夹层、休克、急性呼吸衰竭、急性肝功能衰竭、急性肾功能衰竭、输血反应、癫痫持续状态和弥散性血管内凝血等。

2. 心搏骤停的临床表现

（1）突然意识丧失，或伴有短暂性抽搐。

（2）大动脉搏动消失，血压测不到。

（3）呼吸停止或成喘息样呼吸。

（4）心前区搏动及心音消失。

（5）瞳孔散大。

（6）皮肤苍白或发绀。

二、心肺复苏的概念及有效指征

心肺复苏是针对心脏、呼吸骤停者所采取的急救措施，即胸外心脏按压形成暂时的人工循环，电击除颤转复心室颤动，促使心脏恢复自主搏动，人工呼吸纠正缺氧，并努力恢复自主呼吸。

心肺复苏的有效指征包括：

1. 昏迷程度变浅，出现各种反射。

2. 肢体出现无意识挣扎动作。

3. 自主呼吸逐渐恢复。

4. 摸到规律的颈动脉搏动。

5. 面色转红润。

6. 双侧瞳孔缩小，对光反射恢复。

7. 做心电图证实恢复窦性心律。

心肺复苏的成功率与开始抢救的时间密切相关。心搏骤停发生后，全身重要器官将发生缺血缺氧，特别是大脑血流的突然中断，在 10 s 左右即可出现意识丧失，4 ~ 6 min 脑循环持续缺氧开始引起脑组织损伤，超过 10 min 将发生不可逆的脑损害。心肺复苏的黄金时间为 4 ~ 6 min。所以，心搏骤停抢救必须立即进行（15 ~ 30 s 内）、就地抢救，避免因搬动而延误抢救时机，胸外心脏按压和人工呼吸同步进行。

三、心肺复苏的操作程序

1. 评估判断

（1）判断意识

呼叫照护对象、轻拍其肩部。确认意识丧失，立即呼救，寻求他人帮助。

（2）判断颈动脉搏动

照护者食指和中指指尖触及照护对象气管正中部，旁开两指（喉结旁 2 cm），至胸锁乳突肌前缘凹陷处。判断时间为 10 s。如果无颈动脉搏动，应立即进行胸外心脏按压。

（3）判断呼吸

通过看、听、感觉（看胸部有无起伏，听有无呼吸音，感觉有无气流逸出）三个步骤来完成，判断时间为 10 s。无反应表示呼吸停止，应立即给予人工呼吸。

2. 体位摆放

（1）检查照护对象体位是否正常，若颈部无损伤，应去枕平卧硬板床或放于按压板，头、颈、躯干位于一条直线上。

（2）解开照护对象紧身的衣服，松开领带、丝巾等可能影响呼吸的衣服。

（3）清理呼吸道异物，检查口腔内是否有呼吸道分泌物及异物。如果有，应立即将头偏向一侧，用食指将异物取出。

3. 胸外心脏按压

（1）按压部位：胸骨中下 1/3 处（两乳头连线的中点）。

（2）按压手法：一手掌根部放于按压部位，另一手平行重叠于此手背上，手指并拢，以掌根部接触按压部位，双臂位于胸骨的正上方，双肘关节伸直，利用上身重量垂直按压 30 次，如图 6–5–1 所示。

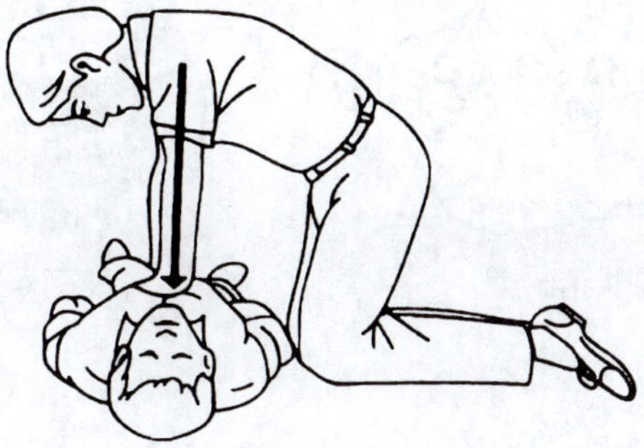

图 6–5–1　胸外心脏按压

（3）按压幅度：使胸骨下陷 5 cm，而后迅速放松，反复进行。

（4）按压时间与放松时间之比为 1 ： 1。

（5）按压频率：100 ~ 120 次 / 分。

（6）注意事项

1）胸外心脏按压只有在心脏停止跳动下才能施行。

2）胸外心脏按压的位置必须准确，不准确容易损伤其他脏器。按压的力度要适宜，力度过大、过猛容易使胸骨骨折，引起气胸、血胸；力度过轻，胸腔压力小，不足以推动血液循环。

3）胸外心脏按压时要确保足够的频率和深度，尽可能不中断，每次按压后要让胸廓充分回弹，以保证心脏得到充分的血液回流。

4. 开放气道

（1）仰头抬颌法

照护者一手的小鱼际部位放于照护对象的前额，并稍用力，使照护对象头后仰；另一手的食指、中指置于照护对象的下颌正中，向上推动下颌骨，如图6-5-2所示。注意照护者不要用力深压颌下软组织。仰头抬颌法适用于头、颈部无外伤者。

（2）仰头抬颈法

照护者一手放于照护对象的前额，并稍用力使照护对象头后仰，另一手置于照护对象颈下，托起照护对象颈部，如图 6-5-3 所示。仰头抬颈法适用于无颈部外伤者。

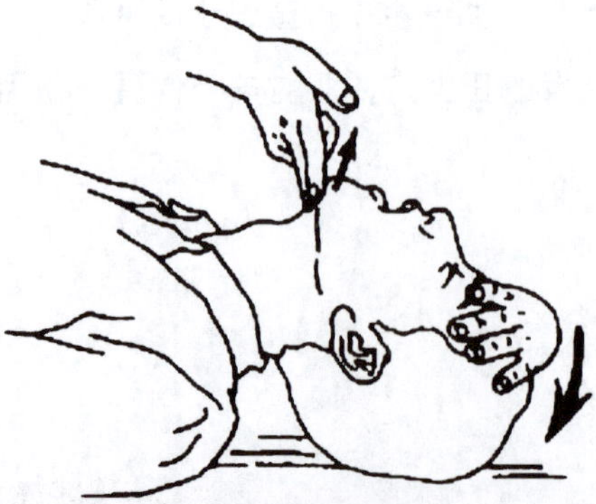

图 6-5-2　仰头抬颌法

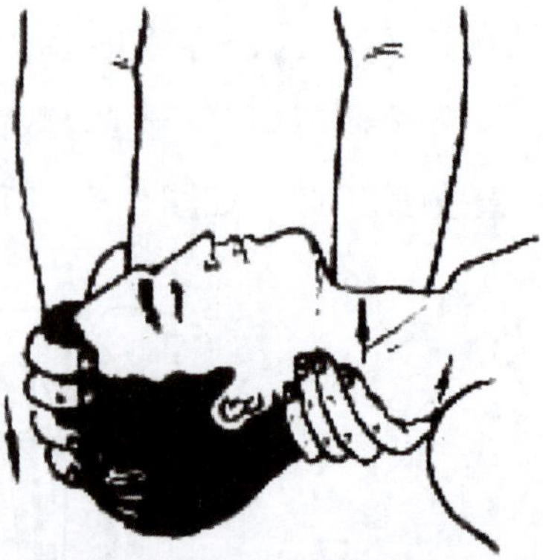

图 6-5-3　仰头抬颈法

（3）双手抬颌法

照护者跪于照护对象的头顶部，双手放在照护对象的下颌角，肘部支撑于地面上，用力向上或向后提拉照护对象下颌，如图 6–5–4 所示。注意保持照护对象头部正中位，不能使照护对象头后仰或左右扭动。双手抬颌法适用于颈椎损伤和怀疑颈椎损伤者。

5. 人工呼吸

（1）口对口人工呼吸

照护者一手捏住照护对象鼻孔，另一手扶住照护对象下颌，深吸一口气，用口唇把照护对象口全罩住，缓慢吹气，如图 6–5–5 所示，一般连续吹气 2 次，每次持续 1 s，观察照护对象胸廓是否上抬。每次吹气完毕，应放开口鼻，让气体自然逸出，吹气频率为 10 ~ 12 次 / 分，吹气量为 500 ~ 600 mL。

注意，口对口吹气量不宜过大，一般不超过 1 200 mL，胸廓稍起伏即可。吹气时间不宜过长，过长会引起急性胃扩张、胃胀气和呕吐。吹气过程中要注意观察照护对象气道是否通畅，胸廓是否被吹起。口对口吹气和胸外心脏按压应交替进行，严格按吹气和按压的比例操作，吹气和按压的次数均会影响心肺复苏的成败。

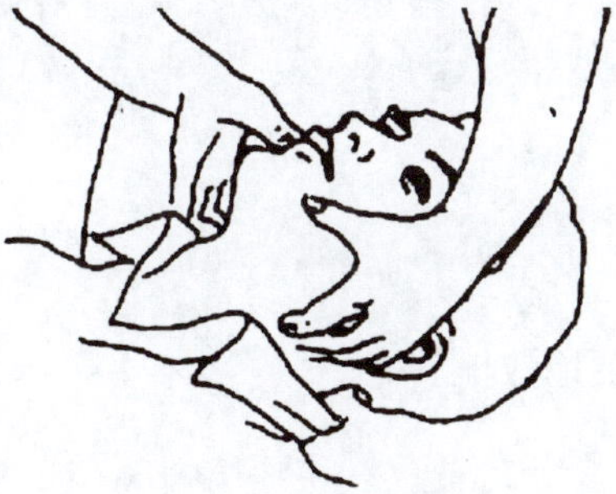

图 6–5–4　双手抬颌法

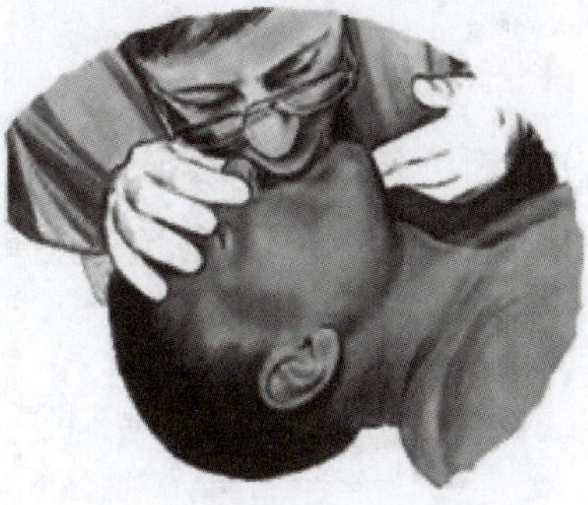

图 6–5–5　口对口人工呼吸

（2）球囊 – 面罩通气（应用简易呼吸器）

用呼吸面罩罩住照护对象口鼻，一手用“CE”手法（将手的拇指和食指充分张开呈 C 形，固定简易呼吸器的面罩，同时用中指、无名指和小指抬起照护对象下颌，保持气道通畅）固定面罩，另一手持简易呼吸器球囊规律挤捏球体，如图 6–5–6 所示。挤压时间大于 1 s，吹气量 500 ~ 600 mL，以能够观察到胸廓起伏

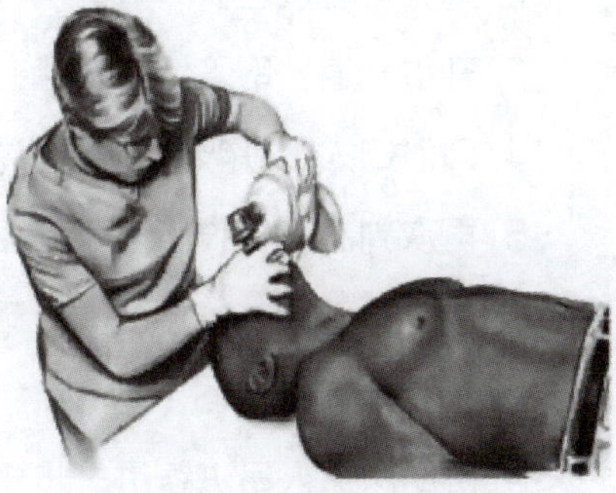

图 6–5–6　球囊 – 面罩通气

为有效指征，通气频率 10 ~ 12 次 / 分。

6. 持续心肺复苏

胸外心脏按压与人工呼吸比为30 ：2，操作5T循环后再次判断动脉搏动及呼吸是否恢复，以此法反复进行，直至心肺复苏。

任务实施

薛某的主要健康问题是由呼吸、心搏骤停所致的意识障碍。

一、心肺复苏前的准备

1. 人员准备

照护者着装整洁，洗手，戴手套。

2. 物品准备

按压板一块、纱布、弯盘、手表、记录单、记录笔、血压计、听诊器、简易呼吸器、手消毒剂。

3. 评估判断

（1）判断意识：问话无反应。

（2）判断颈动脉搏动：无颈动脉搏动。

（3）判断呼吸：无呼吸。

（4）呼救：“来人啊，叫医生，薛爷爷需要抢救！”

二、心肺复苏实施

1. 体位摆放。

2. 胸外心脏按压。

3. 开放气道：取下活动义齿，采用仰头抬颌法开放气道。

4. 口对口人工呼吸或应用简易呼吸器。

5. 再次判断：操作 5 个循环后再次判断，触及颈动脉搏动，听到呼吸音。照护者轻轻地说：“薛爷爷，您醒了？现在感觉好些了吗？请您不要紧张，我会一直陪在您身边的。”

6. 协助医护人员进行进一步生命支持，做好复苏后的照护工作。

7. 整理物品，洗手，记录抢救过程。

能力测评

<table>
<tr><th colspan="3">测评项目</th><th>测评标准</th><th>最高分</th><th>得分</th></tr>
<tr><td rowspan="3">操作前准备</td><td colspan="2">人员准备</td><td rowspan="2">每缺少一项扣 4 分</td><td rowspan="2">8</td><td rowspan="2"></td></tr>
<tr><td colspan="2">物品准备</td></tr>
<tr><td colspan="2">评估</td><td>每缺少一项扣 2 分</td><td>8</td><td></td></tr>
<tr><td rowspan="20">任务实施</td><td rowspan="9">胸外心脏按压</td><td>（1）照护对象卧于硬板床，体位正确</td><td rowspan="9">每一处不当扣 4 分</td><td rowspan="9">36</td><td rowspan="9"></td></tr>
<tr><td>（2）解衣领、裤带，暴露胸部</td></tr>
<tr><td>（3）定位方法正确</td></tr>
<tr><td>（4）按压部位正确</td></tr>
<tr><td>（5）按压方法正确</td></tr>
<tr><td>（6）按压幅度适度</td></tr>
<tr><td>（7）按压频率适度</td></tr>
<tr><td>（8）按压有效，能摸到大动脉搏动</td></tr>
<tr><td>（9）按压与放松时间相等</td></tr>
<tr><td rowspan="3">开放气道</td><td>（1）检查并取下活动义齿</td><td rowspan="3">每一处不当扣 3 分</td><td rowspan="3">9</td><td rowspan="3"></td></tr>
<tr><td>（2）头偏向操作者，清除口、鼻腔分泌物</td></tr>
<tr><td>（3）打开气道方法正确</td></tr>
<tr><td rowspan="3">肺通气</td><td>（1）将呼吸面罩紧扣口鼻，要求无漏气</td><td rowspan="3">每一处不当扣 6 分</td><td rowspan="3">18</td><td rowspan="3"></td></tr>
<tr><td>（2）“EC”手法固定面罩符合要求</td></tr>
<tr><td>（3）挤压时间大于 1 s，每次送气 500 ~ 600 mL，通气频率 10 ~ 12 次 / 分</td></tr>
<tr><td>循环操作</td><td>操作 5 个循环后再次判断，如果已恢复，进行进一步生命支持；如果未恢复，继续上述操作 5 个循环后再次判断</td><td>操作不当扣 5 分</td><td>5</td><td></td></tr>
<tr><td rowspan="3">注意事项</td><td>（1）按压部位要准确</td><td rowspan="3">每一处不当扣 2 分</td><td rowspan="3">6</td><td rowspan="3"></td></tr>
<tr><td>（2）按压力量要均匀适度</td></tr>
<tr><td>（3）按压姿势要准确</td></tr>
<tr style="display:none"><td></td></tr>
<tr><td rowspan="2">综合评价</td><td colspan="2">（1）操作熟练、准确、规范、有效</td><td>每一处不当扣 2 分</td><td>6</td><td></td></tr>
<tr><td colspan="2">（2）操作时间 3 min</td><td>超时 1 min 扣 4 分</td><td>4</td><td></td></tr>
<tr><td colspan="4">总分</td><td colspan="2"></td></tr>
</table>

实训演练

李某，男，69 岁，颈椎骨折 2 周，住院期间突发心搏骤停。作为照护者，应该立即采取哪些抢救措施?

照护要点提示：1. 评估判断、呼救；2. 徒手实施心肺复苏；3. 复苏成功后，协助医护人员进行进一步生命支持；4. 生活照护；5. 健康教育。

任务六
出血的紧急照护

任务描述

王某，女，50 岁，近期其感觉有些口鼻干燥，今日突然出现双侧鼻孔出血。作为照护者，应该如何处理该紧急情况?

任务讨论

1. 照护者如何评估该照护对象出血部位的情况?

2. 针对照护对象的出血情况，照护者应如何实施现场救护?

相关知识

出血，特别是鼻出血和伤口出血，是日常生活中常见的情况。

一、鼻出血的紧急处理

1. 止血

如果出血比较轻微，可让照护对象坐下，用拇指和食指紧紧地持续压住照护对象的两侧鼻翼 10 ~ 15 min，压向鼻中隔部，暂时让其用嘴呼吸。捏鼻止血时，告知照护对象张大嘴呼吸，头不要过分后仰，以防咽下更多的血液，引起胃部不适。此外，头向后仰时血液进入气管的风险较高，容易引起呛咳等症状。

2. 冷敷

将包裹冰袋（囊）的毛巾放在照护对象鼻梁两侧，一般冷敷 5 ~ 10 min，出血即可止住。

3. 其他情况

如果采用上述方法不能止住出血，可采用压迫填塞的方法止血，即用脱脂棉卷成条状，向鼻腔填塞。不要松松填压，填充太松达不到止血的目的。如果出血的情况比较严重，应该在紧急处理之后提醒照护对象到医院做详细的检查，查明原因，以免耽误治疗。

二、伤口出血的紧急处理

1. 压迫止血

压迫止血法是指立即用手按住出血区域，一般分为伤口直接压迫法和指压止血法。

（1）伤口直接压迫法

用干净的纱布或其他布类直接按在出血区，停留数分钟，直至有效止血后松开。

（2）指压止血法

将手指按压在出血动脉近心端的邻近骨头上，以阻断血液来源，从而达到止血的目的。

2. 清洗伤口

用肥皂水或凉开水洗净伤口及伤口周围皮肤，注意伤口里面的脏东西也要清除干净，不要将皮肤上的脏东西冲入伤口中。

3. 除去异物

处在浅表的异物可以直接取出。但是大的物体、插入较深的异物一定不能随意取出，因为可能一旦取出异物，随之而来的就是大出血，所以一定要到医院由医生来处理。

4. 消毒伤口

可以用碘伏、75% 酒精等消毒伤口。消毒时擦拭要遵循从内向外的原则，避免将细菌带入伤口。

5. 包扎伤口

小的伤口可以用创可贴或消毒纱布直接贴住，避免继续沾染污物。大的伤口可盖上消毒纱布做衬垫，然后用绷带或三角巾进行包扎。包扎力度宜适中，需保证远处的动脉正常波动，以免过紧造成远端组织缺血缺氧坏死，而过松则不能达到止血的目的。具体的包扎方法见模块六“任务一　骨折的紧急照护”。

6. 其他情况

如果伤口较深或是被钉子扎伤，需要到医院注射破伤风抗毒血清。如果伤口大于 2 cm 或出血不止，则要去医院进行缝合。

如果是跌倒或钝器撞击身体造成皮下轻微出血，要先停止活动。受伤 24 h 内局部用冰块冷敷，让血管收缩，减轻局部充血、减轻疼痛。注意冰块不可以直接接触皮肤，可用湿毛巾保护好皮肤再冷敷。冷敷时，每隔 15 ~ 20 min 要休息 5 min。如果感到不适或疼痛，要立即停止。挫伤严重时，要及时去医院进行处理。

三、必要时拨打 120 急救电话

若出现以下几种情况，应立即拨打 120 急救电话，并准确记录在评估时所发现的异常情况、采取的措施和照护对象描述的出血情况。

1. 出血时间超过 15 min 仍未停止。
2. 照护对象出现呼吸困难。
3. 照护对象服用了抗凝血药物。
4. 伤口出血量较大。
5. 照护对象曾遭受过严重的头部或面部重击。

任务实施

王某目前出现了鼻出血。鼻出血的情况在各个年龄段的人群中都很常见，通常情况下鼻出血的情况都不是很严重。鼻出血最常见的原因包括空气干燥、面部受伤等。如果不能及时止血，可能会导致头晕，甚至出现昏迷等症状。正确应对鼻出血的方法包括：进行鼻出血情况的评估、快速止血及有效的心理照护。

一、现场救护

1. 接诊

接诊及时，照护者要热情地问候和自我介绍。

2. 评估

评估内容包括：一侧还是两侧出血，血液是否进入咽喉，出血速度，出血量，是否出现疼痛，鼻子周围是否出现受伤的症状（如淤血或肿胀）。照护对象双侧鼻孔出血，血液未进入咽喉，出血速度缓慢，已出血量约为50 mL，无明显疼痛，鼻子周围未出现淤血或肿胀，意识清醒，表情紧张。

3. 组织施救

（1）让照护对象坐下，进行止血。

（2）冷敷。

（3）若用上面的方法不能止住出血，可采用压迫填塞的方法止血。

二、心理照护

关心、安慰照护对象，使照护对象保持镇静，避免因紧张、恐惧而导致血压升高，出血加剧。如照护者可以说："王女士，我已经为您做了止血、冷敷的处理，您现在已经止住了出血。请您一定要保持情绪稳定，不要过于紧张，以防出血加剧。有什么不舒服请及时告诉我。"

能力测评

测评项目			测评标准	最高分	得分
操作前准备	接诊		每一处不当扣1分	3	
	评估		每缺少一项扣2分	12	
任务实施	现场救护	（1）协助照护对象坐下并保持身体向前倾	每一处不当扣2分	4	
		（2）止血	每一处不当扣5分	10	
		（3）冷敷	每一处不当扣2分	6	
		（4）必要时拨打120急救电话	满分或零分	6	
		（5）密切观察照护对象的生命体征	每一处不当扣1分	4	
	心理照护	（1）减轻照护对象的恐惧感，给其安全感和信任感	满分或零分	4	
		（2）告知照护对象伤情判断和可能出现的并发症	每缺少一项扣4分	8	
	操作规范	（1）操作过程中动作规范、有序，关注照护对象的感受	每一处不当扣2分	4	
		（2）恰当的健康教育：告知照护对象健康的生活方式以及紧急情况下的正确处理方式	从零分开始加，每说出一个正确方式加3分，最高12分	12	

续表

测评项目			测评标准	最高分	得分
任务实施	操作规范	（3）正确处理照护对象及家属提出的问题	从零分开始加，每正确处理一个问题加 3 分，最高 9 分	9	
		（4）遵守无菌等卫生原则、节力原则	每一处不当扣 2 分	4	
		（5）给予恰当的鼓励	最少鼓励两次，每缺少一次扣 2 分	4	
综合评价	（1）关注照护对象的生理、心理变化，全程注意照护服务礼仪		操作过程动作粗暴扣 2 分	4	
	（2）照护过程中要足够细心，有足够的耐心、爱心和同理心，操作正确，动作轻柔		每一处不当扣 1 分	3	
	（3）与照护对象及家属沟通时，语言通俗易懂，礼貌、亲切、耐心、详细，并能给出比较中肯的建议		语言应付、生硬，语速过快各扣 1 分	3	
总分					

实训演练

王某，男，75 岁，其在公园游玩时不小心踩空台阶后摔倒，膝关节处出现一处伤口，内有砂石。作为照护者，应该进行哪些方面的照护？照护对象现存的主要问题是什么？

照护要点提示：1. 评估；2. 拨打 120 急救电话；3. 处理伤口；4. 心理照护。

任务七 低血糖的紧急照护

任务描述

张某，男，26 岁，2 周前诊断为 1 型糖尿病，住院 7 天，出院后医生为他制订了胰岛素注射计划（8 IU–12 IU–6 IU），饭前皮下注射。最近，他常感觉焦虑、心悸、出汗，每天多次。今日他来到社区医院就诊，突然大汗淋漓、四肢无力。作为照护者，应该如何实施照护？

任务讨论

1. 根据张某出现的症状，是否可初步判断其出现了低血糖？
2. 作为照护者，应该如何处理这种情况？
3. 照护对象在日常生活中如何避免低血糖的发生？

相关知识

一、低血糖的诊断标准

血液中的糖分称为血糖，绝大多数情况下血糖都是葡萄糖（简写为 Glu）。体内各组织细胞活动所需的能量大部分来自葡萄糖，所以血糖必须保持一定的水平才能维持体内各器官和组织的需要。

正常人空腹血糖浓度为 3.9 ~ 6.1 mmol/L。血糖浓度低于 3.9 mmol/L 称为血糖降低，成年人空腹血糖浓度低于 2.8 mmol/L 称为低血糖。对于糖尿病患者来说，血糖浓度小于等于 3.9 mmol/L 即可诊断为低血糖。空腹血糖浓度大于 6.0 mmol/L（餐后血糖浓度大于 7.8 mmol/L），称为高血糖。

出现低血糖的原因主要为不适当的高胰岛素血症，或胰岛素反应性释放过多。糖尿病患者常伴有自主神经功能障碍，影响机体对低血糖的反馈调节能力，增加发生严重低血糖的风险，尤其是老年糖尿病患者。同时，低血糖也可能诱发或加重自主神经功能障碍，形成恶性循环。

二、低血糖的诱因及临床表现

1. 低血糖的诱因

（1）使用外源性胰岛素或胰岛素促泌剂。

（2）未按时进食或进食过少。

（3）运动量增加。

（4）摄入酒精，尤其是空腹饮酒。

（5）患有胰岛素瘤等疾病。

（6）接受肠外营养治疗等。

2. 低血糖的临床表现

低血糖的临床表现呈发作性，发作时间、频率随病因不同而异，与血糖水平及血糖下降速度有关。低血糖的临床表现分为两类：

（1）交感神经兴奋的症状

交感神经兴奋多有肌肉颤抖、心悸、出汗、饥饿感、软弱无力、紧张、焦虑、流涎、面色苍白、心率加快、四肢冰冷等。老年糖尿病患者由于常有自主神经功能紊乱而掩盖交感神经兴奋表现，导致症状不明显，因此照护者应特别注意观察老年人夜间低血糖症状的发生。

（2）中枢神经症状

中枢神经症状初期表现为注意力不集中、思维和语言迟钝、头晕、嗜睡、视物不清、步态不稳，后可出现幻觉、躁动、易怒、性格改变、认知障碍，严重时发生抽搐、昏迷。有些患者屡屡发生低血糖后，可表现为无先兆症状的低血糖昏迷。持续 6 h 以上的严重低血糖常导致永久性脑损伤。

三、低血糖的照护要点

反复发生低血糖或较长时间的低血糖昏迷可引起脑部损伤。一旦确定照护对象发生低血糖，应尽快补充糖分，解除脑细胞缺糖症状。具体处理流程可分为以下四步。

第一步：怀疑低血糖时立即测定血糖水平，以明确诊断；无法测定血糖时暂按低血糖处理。

第二步：

（1）意识清晰者，口服 20 ~ 30 g 糖类食品（葡萄糖最佳，可服 50% 葡萄糖注射液 30 ~ 50 mL）。

（2）意识障碍者，由专业照护人员给予 50% 葡萄糖液 40 mL 静脉推注，或胰高血糖素 0.5 ~ 1 mg 肌肉注射。

第三步：每 15 min 监测血糖 1 次。

（1）若血糖浓度≤ 3.9 mmol/L，再给予 20 g 葡萄糖口服。

（2）若血糖浓度 >3.9 mmol/L，但距离下一次就餐时间在 1 h 以上，给予含淀粉或蛋白质食物。使用 α－糖苷酶抑制剂（如阿卡波糖、伏格列波糖）者如果出现低血糖，治疗时需食用葡萄糖、牛奶或蜂蜜，不宜食用蔗糖或淀粉类食物。

（3）若血糖浓度仍≤ 3.0 mmol/L，继续给予 50% 葡萄糖 60 mL（口服）。

第四步：

（1）若血糖未恢复，则由专业照护人员遵医嘱静脉注射 5% 或 10% 的葡萄糖或加用糖皮质激素。注意，长效胰岛素及磺脲类药物（特别是格列苯脲，商品名“优降糖”）所致的低血糖不易纠正，可能需要长时间输注葡萄糖。意识恢复后至少监测血糖 24 ~ 48 h。

（2）若血糖已恢复，则可进行如下照护。

1）了解发生低血糖的原因，咨询医生调整用药。

2）注意低血糖诱发的心脑血管疾病，监测生命体征。

3）建议照护对象经常进行自我血糖监测，以避免低血糖再次发生。

4）对糖尿病患者，应对其及家属实施健康教育，嘱其随身携带糖尿病急救卡及糖块。

任务实施

张某为糖尿病患者，其出现大汗淋漓、心悸、四肢无力的症状，很有可能是低血糖。照护者应立即通知医生，评估照护对象的血糖情况，然后进行低血糖的紧急处理，采取有效的照护措施，并对照护对象进行健康教育。

一、低血糖的紧急处理

1. 协助照护对象取平卧位、保持安静，并通知医生。

2. 立即检测血糖，明确诊断。

（1）洗手，戴口罩，备齐物品（血糖仪、血糖试纸、采血笔或一次性采血针、治疗盘、75% 酒精、无菌棉签、污物杯、利器盒、手消毒剂）。

（2）打开血糖仪，当屏幕上闪现插入试纸提示时，插入试纸（见图 6-7-1）。

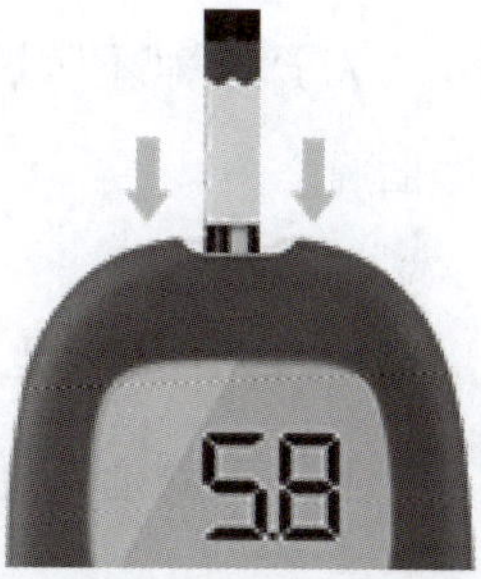

图 6-7-1　插入试纸

（3）采血

1）用无菌棉签蘸取 75% 酒精消毒手指（尽量选用无名指或者小指的侧面），待干。

2）将采血针放在手指欲采血部位，按下采血针（见图 6-7-2），然后丢弃采血计至利器盒。

3）见血后，用干棉签将第一滴血擦拭掉，再轻轻挤压手指，取第二滴血，将试纸测试孔靠近血液（见图 6-7-3），血应充满测试孔，不要涂抹、移动试纸，等待屏幕上显示血糖的测量值。

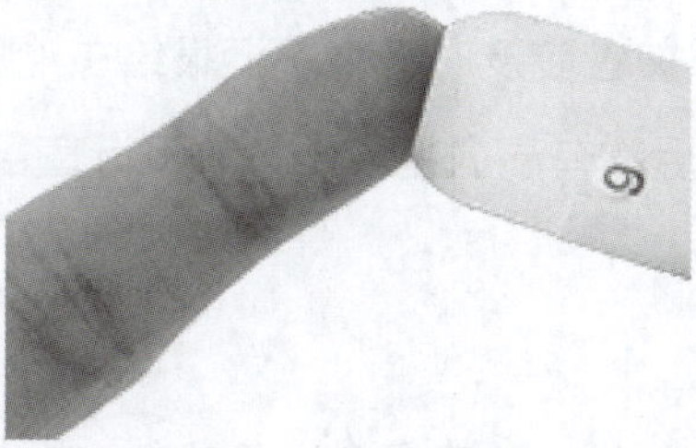
图 6-7-2　采血笔采血

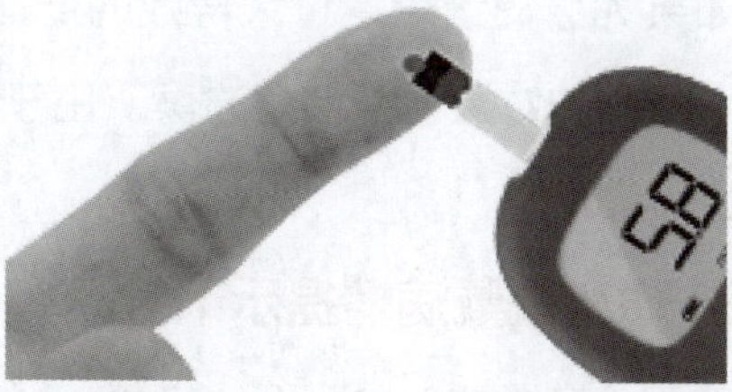
图 6-7-3　试纸顶部吸血

4）无菌干棉签按压采血点，以不出血为宜。

（4）将血糖试纸弃入污物桶，关闭血糖仪。

（5）安置照护对象舒适卧位，并整理物品。

（6）洗手，记录照护对象血糖浓度（由于张某患有 1 型糖尿病，所以只要血糖浓度≤ 3.9 mmol/L，便可诊断为低血糖）。

3. 立即报告医生，协助医生进行急救处理。

4. 为照护对象尽快补充糖分：可给予 20 ~ 30 g 糖类食品，葡萄糖最佳，其次为果汁、饮料、牛奶、糖果等。

5. 每 15 min 监测一次血糖，观察低血糖是否好转。若无好转，继续采取相应的照护措施。

6. 安慰和照顾照护对象，消除其不安、恐惧心理，争取其主动配合治疗。如照护者可以说："张先生，请您先不要过于紧张，您的这些症状是由于低血糖引起的，您现在已经补充了一定的糖分，而且我已经将您的情况汇报给医生了。请您配合医生的治疗，您的情况会有所好转的。您现在感觉怎么样了？"

7. 严密观察照护对象的生命体征、神志、面色变化，皮肤有无湿冷，以及大小便情况。

二、健康教育

照护者对症处理的同时，要告知照护对象在日常工作和生活中如何避免低血糖的发生。

1. 生活规律

告知照护对象要按时进食，定时定量进餐。如果不能按时进餐，应在正常进餐时间吃一些水果或饼干等，同时避免空腹饮酒，外出活动随身携带糖果及饼干。

2. 调整胰岛素用量

如果为胰岛素用量过大导致的低血糖，照护者应及时将情况汇报给主治医生，由医生为照护对象调整治疗方案。由于低血糖后常有高血糖发生，故不可盲目自行减少胰岛素用量。

3. 随身佩戴病情提示卡片

糖尿病急救卡上书写照护对象姓名、家庭住址，以及紧急联系人姓名、电话，并说明照护对象患有糖尿病，如果昏倒烦请路人给予救助。

4. 加强血糖监测

照护对象要加强自我血糖监测，随时掌握血糖变化情况，及时处理，这是预防低血糖的关键。

5. 用药指导

可引起低血糖的药物有胰岛素、磺脲类药物和非磺脲类胰岛素促泌剂以及 GLP-1 受体激动剂。照护对象在使用上述药物时，要注意预防低血糖的发生。

6. 合理运动

不空腹运动，尤其是服药或注射胰岛素后。饭后 1 h 运动较佳，有条件的在运动前测血糖。常有低血糖发作者暂不宜运动，运动后最好测血糖，有人陪伴较安全。活动量有大幅度改变时，应特别注意测血糖。

7. 定期就医

随着病程的延长，糖尿病的治疗也要及时调整，从而在控制高血糖的同时避免低血糖的发生。低血糖反复发作者，必须请专业医生调整降糖方案。

能力测评

测评项目			测评标准	最高分	得分
操作前准备	物品准备		每缺少一项扣 1 分	9	
	评估	判断照护对象出现低血糖的原因或诱因	满分或零分	5	
任务实施	血糖测量	（1）协助照护对象平卧位，保持安静	每一处不当扣 2 分	4	
		（2）正确打开血糖仪，并插入试纸	每一处不当扣 2 分	4	
		（3）采血	每一处不当扣 5 分	20	
		（4）告知照护对象及家属血糖测量结果并做记录，通知医生	每一处不当扣 4 分	8	
		（5）污物的处理：正确丢弃血糖试纸	满分或零分	2	
	低血糖的紧急处理	（1）立即报告医生，协助医生进行急救处理	满分或零分	2	
		（2）尽快为照护对象补充糖分	满分或零分	2	
		（3）心理照护，给予照护对象鼓励和安慰	满分或零分	4	
		（4）严密观察照护对象的生命体征、神志、面色的变化	满分或零分	2	
	健康教育	从生活方式、胰岛素用量、外出、血糖监测、用药、运动、定期就医等方面进行健康教育	从零分开始加，每说出一个正确方式加 3 分，最高 18 分	18	

续表

测评项目			测评标准	最高分	得分
任务实施	操作规范	（1）操作过程中动作规范、有序，关注照护对象的感受	每一处不当扣 1 分	2	
		（2）正确处理照护对象及家属提出的问题	每一处不当扣 1 分	2	
		（3）遵守无菌等卫生原则、节力原则	每一处不当扣 1 分	2	
		（4）给予恰当的鼓励	最少鼓励两次，每缺少一次扣 2 分	4	
综合评价	（1）关注照护对象的生理、心理变化，全程注意照护服务礼仪		操作过程动作粗暴扣 2 分	4	
	（2）照护过程中要足够细心，有足够的耐心、爱心和同理心，操作正确，动作轻柔		每一处不当扣 1 分	3	
	（3）与照护对象及家属沟通时，语言通俗易懂，礼貌、亲切、耐心、详细，并能给出比较中肯的建议		语言应付、生硬，语速过快各扣 1 分	3	
总分					

实训演练

刘某，男，41 岁，患有糖尿病，平时很喜欢运动，一次大运动量后突然出现心慌、饥饿、软弱无力等症状。作为照护者，应该采取哪些照护措施？

照护要点提示：1. 协助照护对象取平卧位，通知医生；2. 测血糖；3. 急救处理；4. 心理照护；5. 严密观察生命体征；6. 协助医生积极治疗原发病；7. 健康教育。

任务八
误吸、窒息的紧急照护

任务描述

王某，女，67 岁，每周去日间照护中心 2 次。王某 2 个月前被诊断出患有帕金森病，并且出现颤抖、行动迟缓、僵硬的症状。最近她经常喝水呛咳、缺乏面部表情、口齿不清，且因为怕误吸变得不愿吃饭，越来越不愿与人交流。她给日间照护中心打电话，希望帮她解决呛咳的问题。作为照护者，应该采取哪些照护措施?

任务讨论

1. 照护者进行照护前，首先需要对照护对象进行哪些方面的评估?
2. 照护者如何向照护对象解释她喝水呛咳的问题?
3. 为预防误吸，照护者应为照护对象提供哪些合理的饮食建议?

相关知识

一、误吸

1. 误吸的概念及分类

误吸是指进食（或非进食）时在吞咽过程中有数量不等的液体或固体食物（甚至还可包括分泌物或血液等）进入声门以下的气道的过程。

误吸分为显性误吸和隐性误吸。显性误吸一般会伴随进食、饮水及胃内容物返流，突然出现呼吸道症状（如咳嗽和发绀）或吞咽后出现声音改变，呼吸困难是其首发和突出表现。隐性误吸是指当食物经喉部进入呼吸道时，由于吞咽、咳嗽反射减弱，以及脑血管和其他中枢神经系统疾病的原因，往往不伴有咳嗽等症状，又称沉默性误吸，直到出现吸入性肺炎才被觉察，不易引起家属及医护人员的注意。由于机体组织结构的衰老和生理功能的减退，65 岁以上的老年人吞咽运动的时间明显比年轻人长，误吸发生率较高。本任务主要围绕老年人误吸展开。

2. 误吸的危险因素

（1）生理因素

老年人各器官功能减退、肌肉松弛，尤其是食管平滑肌松弛后，食管的三个狭窄部消失，导致胃肠功能减退，食物排空时间延长。当体位改变或腹内压增高时，易发生食物返流。会厌功能不全及咳嗽反射减退是发生误吸的根本原因。

（2）疾病因素

正常的吞咽动作是受大脑支配，需要口、咽、食管共同参与的一系列复杂的神经肌肉运动过程，其中任何一个部位的功能发生病变损伤均可导致误吸。常见的疾病因素有神经肌肉病变、颅脑疾病、咽喉及会厌部位损伤、呼吸道慢性感染、昏迷或意识障碍、全身麻醉等。

（3）药物因素

茶碱类药物、钙拮抗剂、多巴胺等药物在使用后会使平滑肌松弛，从而导致气道黏膜对异物清除能力下降，当食物或痰液被吸入气管时不能及时排出，可导致误吸的发生。大量镇静药物的应用常会导致胃肠道蠕动减慢，致使胃内残留量增多，也容易引起误吸。

（4）气管切开与机械通气

气管插管时，由于咳嗽、上呼吸道抵御能力下降、咽肌萎缩、吞咽功能障碍等更易诱发误吸。通气装置可以预防误吸，但同时可刺激呼吸道分泌物增加。机械通气可增加腹压，也是导致胃内容物返流而致误吸的原因。

（5）胃管因素

不能经口进食的老年人在鼻饲过程中如发生呕吐，呕吐物易被吸入气管，导致误吸的发生。留置胃管对生理环境的改变也易发生误吸：一方面，异物的刺激使呼吸道和口腔分泌物增加；另一方面，胃管的留置导致食管相对关闭不全和进一步咽反射减弱，使胃内容物易返流至口咽部，经气管而误吸入肺。所用导管直径越粗，对食管下端括约肌的扩张开放作用越大，发生胃内容物反流的机会相应增加，误吸也更易发生。

3. 误吸的预防

（1）进食时环境宜安静，进食速度不宜过快，注意力应集中，不看书、电视，不与人谈话及思索与进食无关的问题，以免精力分散引起呛咳。进食时给予端坐或半坐卧位，进食后不要立即躺下，如果病情不允许可抬高床头（床头角度30° ~ 45° 的半卧位是减少返流的最佳体位）。

（2）选择合适的餐具，如柄长而粗、边缘钝厚、容量 5 ~ 10 mL 的匙羹，边缘倾斜、加防滑垫的碗，杯口不接触鼻部的杯子等。

（3）选择密度均匀的食物，如食用一些不易松散、稠厚的食物。避免食用过于发黏的食物，如软面包、糯米团等，这些食物通过咽和食管时易变形且易残留在黏膜上，引起误吸。避免半生不熟的蔬菜和大块的食团，以免窒息。

（4）功能锻炼

1）掌握有效咳嗽的方法：端坐位或直立位时，在深吸一口气后屏气 3 ~ 5 s，从胸腔进行 2 ~ 3 次短促有力咳嗽。咳嗽时收缩腹肌，或用自己的手按压上腹部帮助咳嗽。

2）进行吞咽基础训练，加强舌、口腔、会咽肌肉训练。

3）进行吞咽功能训练，如咽部冷刺激（使用冰棉签刺激软腭、鄂弓及舌根后部，做空吞咽动作）。

（5）对于有吞咽功能障碍者，在插鼻胃管前，应由专业护理人员先评估其年龄、病情、意识状态、鼻腔的通畅性和配合能力，做好解释，取得理解和配合。插鼻胃管时，床头抬高 30° ~ 45°，可以避免呛咳、呕吐等情况的发生，对预防误吸有重要意义；无法坐起者取右侧卧位，昏迷者取去枕平卧位，头向后仰；当胃管插入 10 ~ 15 cm 后，将照护对象头前倾，下颌尽量靠近胸骨，合理放置胃管。

（6）对于昏迷者，定时翻身拍背，及时吸除分泌物，保持呼吸道通畅。做好口腔护理，保持口咽部卫生，减少口咽部细菌进入呼吸道。

（7）插管与气管切开者，由于人工气道与机械通气刺激口腔和咽喉部黏液分泌，鼻饲后短时间内吸痰容易刺激引起呕吐，在一定程度上增加了误吸的发生。气管气囊压力过大或漏气增加胃内容物反流，因此气管插管与气管切开者每 4 h 监测气囊压力 1 次。鼻饲前先进行翻身拍背，清理呼吸道分泌物，保持呼吸道通畅，在生命体征平稳的状态下由专业护理人员进行鼻饲操作。

4. 误吸的评估

（1）一般状态的评估（老年人）

1）询问老年人的年龄、性别。

2）了解既往慢性病史、有无误吸史。

3）观察进食状态及表情、面色和行动的变化。

4）了解生活习惯及自理能力。

5）了解难咽食物的种类，活动义齿是否合适及口腔的卫生状态，以判断其发生误吸的可能性。

6）评定照护对象的吞咽能力。

（2）对脑卒中及疑有吞咽功能障碍者的评估

1）透视检查被认为是评定吞咽困难的标准。透视检查不仅能够发现吞咽异常，而且能够显示造成吞咽困难的结构和功能异常的原因。

2）也可通过洼田饮水实验评估吞咽功能。具体评估方法如下：照护对象端坐，喝下 30 mL 温开水，观察所需时间和呛咳情况，具体分级见表 6-8-1。

表 6-8-1　洼田饮水实验

评级	表现
1 级（优）	能顺利地一次将水咽下
2 级（良）	分两次以上，能不呛咳咽下
3 级（中）	能一次咽下，但有呛咳
4 级（可）	分两次以上咽下，但有呛咳
5 级（差）	频繁呛咳，且不能全部咽下

正常：一次饮完，5 s 之内，即达到 1 级。可疑：一次饮完，5 s 以上或两次饮完即达到 2 级。异常：即达到 3 ~ 5 级者，依次为轻、中、重度。

治疗及照护干预：3 级，给予指导自行吞咽训练；4 级，给予吞咽训练及指导自行吞咽训练；5 级，给予留置胃管。

5. 误吸的照护要点

（1）当发现照护对象发生误吸时，应立即检查口腔内是否有异物。如果有异物，用纱布或手帕包绕手指将异物取出，不能取出时立即使照护对象采取侧卧位，头低脚高，叩拍背部，尽可能使吸入物排出，同时通知医生。

（2）及时清理口腔内痰液、呕吐物等。

（3）监测生命体征和血氧饱和度，如果出现严重发绀、意识障碍和呼吸频率、深度异常等情况，在采取简易呼吸器维持呼吸的同时，急请麻醉科插管吸引或气管镜吸引。

（4）做好记录，必要时由专业护理人员遵医嘱开放静脉通路，备好抢救仪器和物品。

（5）通知家属，向家属交代病情。

（6）做好记录。

二、窒息

1. 窒息的概念

窒息是指人体的呼吸过程由于某种原因受阻或异常，所产生的全身各器官组织缺氧、二氧化碳潴留而引起的组织细胞代谢障碍、功能紊乱和形态结构损伤的病理状态。当人体内严重缺氧时，器官和组织会因为缺氧而广泛损伤、坏死，尤其是大脑。窒息是危重症死亡的最重要原因之一。气道完全阻塞造成不能呼吸只要 1 min，心跳就会停止。但只要抢救及时，解除气道阻塞，使呼吸恢复，心跳也随之恢复。

2. 窒息的危险因素

（1）机械性窒息

因机械作用引起呼吸障碍，如缢、绞、扼颈项部，用物堵塞呼吸孔道，压迫胸腹部，以及患急性喉头水肿或食物吸入气管等造成窒息。

（2）中毒性窒息

如一氧化碳中毒，大量的一氧化碳由呼吸道吸入肺，进入血液，与血红蛋白结合成碳氧血红蛋白，阻碍氧与血红蛋白的结合与解离，导致组织缺氧，造成窒息。

（3）病理性窒息

如溺水和肺炎等引起的呼吸面积的丧失，脑循环障碍引起的中枢性呼吸停止，新生儿窒息，以及空气中缺氧的窒息（如关进箱、柜内，空气中的氧逐渐减少等）。

3. 窒息的临床表现

呼吸极度困难，口唇、面色青紫，心跳加快而微弱，处于昏迷或者半昏迷状态，紫绀明显，呼吸逐渐变慢而微弱，继而不规则，直到呼吸停止，心跳随之减慢而停止，瞳孔散大，对光反射消失。

4. 窒息的现场救护

第一步：评估。根据出现的症状判断气道阻塞的程度。

（1）气道不完全阻塞的表现

1）张口瞪目，有咳嗽或咳嗽微弱无力，呼吸困难，烦躁不安。

2）皮肤、甲床和口腔黏膜及面色青紫、发绀。

（2）气道完全阻塞的表现：面色灰暗青紫，不能说话及呼吸，很快失去知觉，陷入呼吸停止状态。

第二步：紧急处理。

（1）迅速消除窒息因素，保持呼吸道通畅。

（2）给予高流量吸氧，必要时建立人工气道，给予人工呼吸支持或机械通气。

（3）由专业护理人员建立静脉通道，遵医嘱给予药物治疗。

（4）严密监测生命体征及血气分析变化。

（5）由专业护理人员备好急救物品：吸引器、环甲膜穿刺包、呼吸机、气管插管用物、气管切开用物。

（6）采取措施。对于不同原因引起的窒息，采取不同的急救措施。

1）气道异物引起的窒息

①对于成年人（有意识者），因气道异物导致的窒息，可以采取海姆立克急救法，取立或端坐位，照护者站在或跪在照护对象的背后，用两手臂经腋下环绕照护对象的腰部，一手握拳，将拳的拇指一侧放在照护对象剑突下正中和脐上之间的腹部，另一手包绕拳头快速向上冲击照护对象的腹部，如图 6-8-1 所示。由于腹部下陷，腹腔内容物上移，迫使膈肌上升而挤压肺及支气管，这样每次冲击可以为气道提供一定的气量，从而使异物从气管内冲出。施压完毕后立即放松手臂，然后再重复操作，直到异物被排出。

②如果身边无人，也可以自己实施腹部冲击，手法相同，或将上腹部压向任何坚硬、突出的物体，并且反复实施（见图 6-8-2）。

③对于极度肥胖及怀孕后期发生呼吸道异物堵塞者，应当采用胸部冲击法，姿势不变，只是将左手的虎口贴在照护对象胸骨下端即可，注意不要偏离胸骨，以免造成肋骨骨折。

④对于意识不清者，照护者可以先使照护对象成仰卧位，然后骑跨在照护对象大腿上或在照护对象旁边，双手手掌重叠置于照护对象肚脐上方，用掌根向前、下

方突然施压，反复进行，如图6-8-3所示。如果照护对象已经发生心搏停止，此时应按照心肺复苏的常规步骤为其实施心肺复苏，直至医务人员到来。

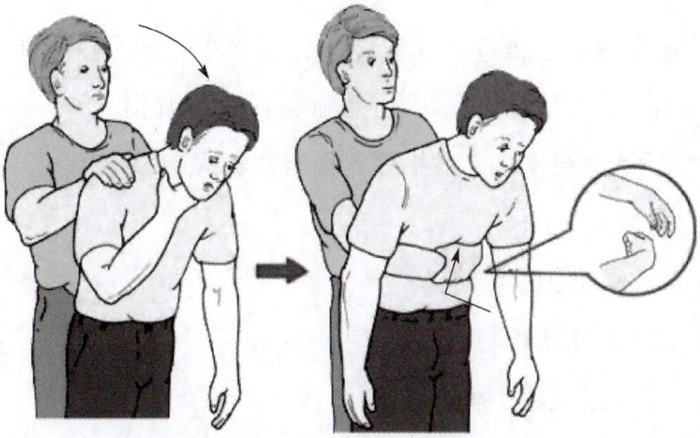

图 6-8-1　海姆立克急救法

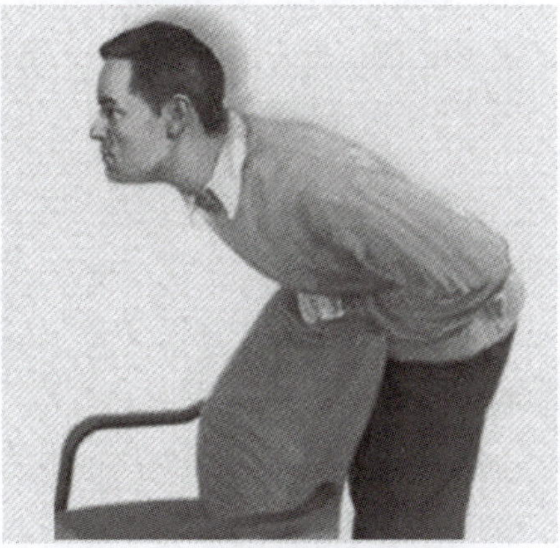

图 6-8-2　自救法

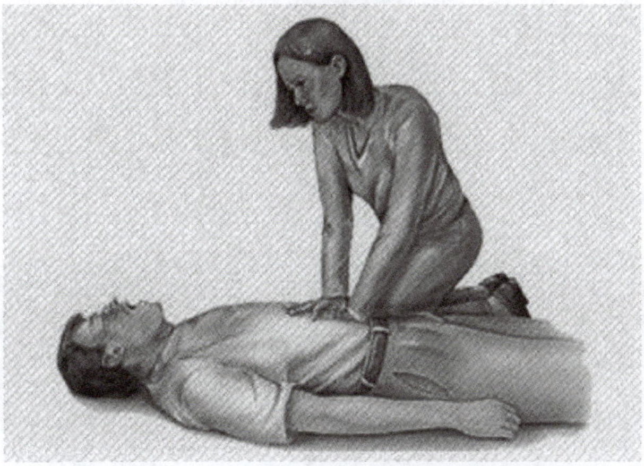

图 6-8-3　对于意识不清者实施急救

2）喉阻塞引起的窒息

①去枕，取左侧卧位，头略偏下侧。

②及时取出分泌物或呕吐物。

③舌根后坠堵塞呼吸道者，专业护理人员应立即用开口器撬开口腔，用舌钳将舌牵拉出外，同时口或鼻腔插入吸痰管至咽喉部吸出呕吐物。

3）大咯血引起的窒息（由专业护理人员遵医嘱采取以下措施）

①保持呼吸道通畅。

②心电监护及血氧饱和度监测。

③建立两条及以上静脉通道。

④配血备用，有休克者快速输液、输血。

⑤呼吸衰竭者给予呼吸兴奋剂。

⑥止血治疗。

4）气管黏膜损伤、水肿引起的窒息（由专业医护人员采取以下措施）

①吸氧。

②激素治疗。

③气管插管或气管切开。

④使用呼吸机。

⑤寻找病因并进行对症治疗。

第三步：严密观察气道梗阻缓解情况，整理物品，洗手，记录。

任务实施

王某因患有帕金森病而出现喝水呛咳、吞咽困难的症状。针对她出现的这些症状，照护者首先要对王某进行全面的评估，包括一般情况以及吞咽能力的评估，并从王某的疾病原因出发提出合理的饮食建议，如餐具的选择、食物的性质以及饮食方式等。

一、评估

根据王某的症状，照护者要对其进行初步的评估，判断照护对象存在的误吸风险，并告知照护对象出现这种症状的原因。

1. 操作前准备

（1）人员准备：照护者着装整洁，用七步洗手法洗手，戴口罩；照护对象取舒适体位（坐立位或半卧位），必要时洗手。

（2）物品准备：出诊箱（内备手消毒剂、无菌棉签、碘伏、酒精、医用胶带、无菌纱布、体温计、血压计、记录本）。

（3）环境准备：环境清洁、安静、安全、光线明亮，注意保护照护对象的隐私。

2. 评估

（1）问候照护对象，并向其介绍自己，说明此次的照护目的。

（2）评估照护对象意识是否清晰。

（3）询问照护对象的年龄、性别。

（4）了解既往慢性病史（如是否有高血压、糖尿病等慢性病病史）、是否发生过误吸。

（5）观察进食状态及表情、面色和行动的变化。

（6）询问照护对象能否自己完成日常的活动（如穿衣、进食、如厕等）。

（7）询问照护对象平时喜欢吃什么食物，有哪些食物会引起吞咽困难。

（8）询问照护对象的口腔情况，是否有活动义齿，如果有是否合适。

（9）记录评估结果。根据对照护对象的初步评估，可以得知其存在误吸的风险，因此要向其进行防止误吸的预防宣教。

二、解释说明

1. 向照护对象耐心解释产生吞咽困难的原因，解除照护对象的疑虑，并积极预防其误吸。如照护者可以说：“王女士，请您不要担心。正常的吞咽动作是一系列复杂、协调的神经肌肉运动过程，受大脑支配，需要口、咽、食管共同参与，因此其中任何一个部位的功能发生障碍均可导致误吸的发生。由于您患有帕金森病，脑部功能退化，在这种情况下会出现喝水以及进食困难，会大大增加误吸的可能。”

2. 随时观察照护对象的神情变化，照护者可以说：“请您不用过于担心，我会定期来看望您的，并且告知您一些预防误吸的知识。”

三、提供合理的饮食建议

帕金森病患者因脑部功能退化，常产生吞咽困难，进而影响心情。如果处理不当，可能会发生营养不良、脱水、肺炎或因哽塞而窒息的情况。照护者可以根据照护对象的具体情况提供合理的饮食建议。

1. 口腔卫生

进食后要避免将食物残渣积存在口内，养成定时漱口、刷牙、清洗口腔的习惯。如果食物的渣滓返流入肺部，则会导致肺炎。

2. 食物类别

对老年人特别是对容易发生呛咳和吞咽困难者，食物以半流质为宜，如粥、蛋羹、菜泥、面糊、烂面等。避免食用容易引起呛咳的汤、水食物及容易引起吞咽困难的干食，选择密度均匀的食物，避免食用过于发黏的食物，避免吃坚硬、滑溜及圆形的食物。选择一些不易松散、稠厚的食物，这样通过咽和食管时易变形而且很少在黏膜上残留，如米糊加肉汁、鱼丸等。避免半生不熟的蔬菜和大块的食团，以免窒息。

3. 饮品类别

喝鲜榨果汁这类饮品时，饮品要尽量保证上下均匀。

4. 选择合适的餐具

选择合适的匙羹、碗、杯子等。

5. 吞咽速度

吞咽要匀速，过快的要减慢，过慢的要加快。在确定吞咽完成后，才能继续进食。

6. 进食分量与时间

进食要少量多餐，尽量在药物发挥药效的时段内进食。老年人应在安静的状态下缓慢进食，进食时注意力应集中。

7. 进食姿势

进食时尽量维持60° ~ 90° 的坐立姿势，进食后需要坐立大约半小时。进食后不要立即躺下，如果病情不允许，抬高床头时可采取患侧卧位，有助于健侧功能的代偿。

能力测评

测评项目			测评标准	最高分	得分
操作前准备	人员准备		每缺少一项扣2分	4	
	环境准备		操作不当扣2分	2	
任务实施	评估沟通	（1）正确的问候和自我介绍，核对并确认照护对象的身份	每缺少一项扣2分	4	
		（2）评估照护对象，判断照护对象发生误吸的原因或诱因	每缺少一项扣3分	6	
		（3）向照护对象及家属交代病情及注意事项，给予心理支持	每一处不当扣2分	6	
		（4）做好病情和照护记录	满分或零分	3	
		（5）分析误吸原因，制定预防措施	每一处不当扣3分	18	
	健康教育	恰当合理的饮食建议：从口腔卫生、食物类别、饮品类别、餐具的选择、吞咽速度、进食分量与时间以及进食姿势等方面进行宣教	从零分开始加，每说出一个正确方式加3分，最高24分	24	
	操作规范	（1）操作过程中动作规范、有序，关注照护对象的感受	每一处不当扣1分	2	
		（2）正确处理照护对象及家属提出的问题	从零分开始加，每正确处理一个问题加3分，最高15分	15	
		（3）遵守无菌等卫生原则、节力原则	每一处不当扣1分	2	
		（4）给予恰当的鼓励	最少鼓励两次，每缺少一次扣2分	4	
综合评价	（1）关注照护对象的生理、心理变化，全程注意照护服务礼仪		操作过程动作粗暴扣2分	4	
	（2）照护过程中要足够细心，有足够的耐心、爱心和同理心，操作正确，动作轻柔		每一处不当扣1分	3	
	（3）与照护对象及家属沟通时，语言通俗易懂，礼貌、亲切、耐心、详细，并能给出比较中肯的建议		语言应付、生硬，语速过快各扣1分	3	
总分					

实训演练

张某，男，83岁，既往有慢性阻塞性肺气肿20余年，现住在老年公寓。今日进食过程中张某突发咳嗽，继而出现呼吸困难、张口瞪目、烦躁不安。作为照护者，应该采取哪些紧急照护措施？

照护要点提示：1. 判断气道阻塞的程度；2. 迅速消除窒息因素；3. 呼叫医生给予紧急处理；4. 高流量吸氧，必要时给予人工呼吸支持或机械通气；5. 由专业人员建立静脉通道，给予药物治疗；6. 严密监测生命体征。

任务九
晕厥、抽搐的紧急照护

任务描述

吴某，男，65 岁，有冠心病史、高血压史。吴某最近感觉胸闷、胸痛，来院就诊后医生让其住院治疗，今日起床时其突然感觉头晕乏力，心前区疼痛加剧，晕倒在地。作为照护者，现在首先应该做什么？如何做？

任务讨论

1. 照护者应该采取哪些紧急照护措施？

2. 待照护对象情况好转后，照护者需要向照护对象进行哪些预防晕厥的健康教育？

相关知识

一、晕厥

晕厥是一过性脑供血不足引起的意识障碍，表现为突然意识丧失，摔倒在地，片刻后即恢复正常，俗称昏倒或昏厥。

1. 引起晕厥的原因

（1）血管舒缩障碍引起的晕厥

1）单纯性晕厥（又称血管抑制性晕厥）：多见于年轻体弱的女性，发作常有明显诱因（如疼痛、情绪紧张、恐惧、轻微出血、各种穿刺及小手术等），在天气闷热、空气污浊、疲劳、空腹、失眠及妊娠等情况下更易发生。

2）排尿性晕厥：多见于青年男性，在排尿中或排尿结束时发作，持续 1 ~

2 min，可自行苏醒。

3）咳嗽性晕厥：见于慢性肺部疾病患者，常发生在剧烈咳嗽后。

4）颈动脉窦综合征：由于颈动脉窦附近病变，如局部动脉硬化、动脉炎、颈动脉窦周围淋巴结炎或淋巴结肿大、肿瘤以及瘢痕压迫或颈动脉窦受刺激，致迷走神经兴奋、心率减慢、心输出量减少、血压下降，从而使脑供血不足。可表现为发作性晕厥或伴有抽搐。

（2）直立性低血压引起的晕厥

直立性低血压引起的晕厥可能是由于下肢静脉张力低、血液蓄积于下肢（体位性）、周围血管扩张淤血（服用亚硝酸盐药物）或血循环反射调节障碍等因素，使回心血量减少、心输出量减少、血压下降，导致脑供血不足所致。表现为在体位突然改变时（主要由卧位或蹲位突然站起时）发生晕厥。常见于某些长期站立于固定位置或长期卧床者，服用某些药物（如氯丙嗪、胍乙啶、亚硝酸盐类药物等）或交感神经切除术后患者，以及某些全身性疾病（如脊髓空洞症、多发性神经根炎、脑动脉粥样硬化、急性传染病恢复期、慢性营养不良等）患者。

（3）心源性晕厥

由于心脏病心排血量突然骤减或心脏停搏，导致脑组织缺氧而发生的晕厥称为心源性晕厥。最严重的心源性晕厥为阿斯综合征（Adams-Stokes），主要表现是在心搏停止 5 ~ 10 s 出现晕厥，停搏 15 s 以上可出现抽搐，偶有大小便失禁。

（4）脑源性晕厥

由于脑血管病变、痉挛、被挤压引起一过性广泛脑供血不足，或延髓心血管中枢病变引起的晕厥称为脑源性晕厥。如脑动脉硬化引起血管腔变窄，高血压引起脑动脉痉挛，偏头痛及颈椎病时基底动脉舒缩障碍，各种原因所致的脑动脉微栓塞、动脉炎等病变均可出现晕厥。其中，短暂性脑缺血发作可表现为多种神经功能障碍症状。脑源性晕厥由于损害的血管不同而表现多样化，如偏瘫、肢体麻木、语言障碍等。

（5）血液成分异常引起的晕厥

1）低血糖综合征：由于血糖低而使大脑的能量供应受到影响，表现为头晕、乏力、饥饿感、恶心、出汗、震颤、神志恍惚、晕厥甚至昏迷。

2）通气过度综合征：由于情绪紧张或癔症发作时呼吸急促、通气过度，二氧化碳排出量增加，导致呼吸性碱中毒、脑部毛细血管收缩、脑缺氧，表现为头晕、乏力、面部四肢针刺感，并可因伴有血钙降低而发生手足搐搦。

3）重症贫血：由于血氧低下而在用力时发生晕厥。

4）高原晕厥：由于短暂性缺氧所引起的晕厥。

2. 晕厥的紧急处理

（1）立即通知医生，呼救。

（2）将照护对象平卧，抬高下肢，解开衣领，保持呼吸道通畅，阻止他人围观，保持周围空气流通。

（3）根据症状迅速做出判断，了解有无低血糖、贫血、心脏问题、脑部疾患。

（4）由专业人员配合医生进行急救

1）氧气吸入。

2）由专业医护人员建立静脉通道。

3）由专业护理人员根据医嘱快速有效地给予药物治疗。

（5）观察急救处置效果（如神志、呼吸、脉搏、心律、面色、血压等）。

（6）常见晕厥的救护方法

1）血管神经性晕厥：在晕厥前有预兆，如感乏力、气闷、心慌、头晕、眼花，然后突然昏倒。对这种照护对象，应让其迅速平卧，保持头低脚高位，以改善脑部供血，并解开衣领和腰带等，保持呼吸畅通。

2）低血糖晕厥：晕厥后应使照护对象平卧，如果神志清醒，可给予糖水、食物，不久病情即可迅速好转。低血糖较严重、处于昏迷状态的，注射适量高渗葡萄糖也可使其很快清醒（具体实施步骤见本模块“任务七　低血糖的紧急照护”）。

3）心源性晕厥：一旦照护对象面色苍白、出冷汗、神志不清，应立即扶其蹲下，再慢慢使其躺下，以防跌撞造成外伤。对心跳骤停者给予心肺复苏，并迅速送到抢救室抢救。

3. 晕厥的预防措施

（1）容易发生血管神经性晕厥者，平时应加强体能和意志锻炼，防止过劳、过饿、过于激动等。

（2）发生过排尿性晕厥者，排尿时最好采用坐式便池，排便后起身要慢，起身后稍站一会儿再行走。

（3）常发生阵发性咳嗽的老年人，应防止肺部感染，治疗肺部炎症，疏通气道。当剧烈咳嗽时，要用手扶住固定物体，以防晕倒。

（4）颈动脉窦性晕厥者，转头要慢，系领带不要过紧，不要穿高领衣服。

（5）曾有过吞咽性晕厥者，吃饭时要细嚼慢咽，不要狼吞虎咽。

（6）对于体位性晕厥者，有关专家提出“三个半分钟”，即睡醒后不要马上起床，在床上再躺半分钟；坐起来后再坐半分钟，两条腿下垂在床沿等半分钟，然后下床走动，这样可有效减少体位性晕厥。

（7）心源性晕厥常见于老年人，持续时间较长，病情凶险，有心脏疾患的老年人应和心血管专科医生沟通治疗，必要时应用心脏起搏器及植入式心脏转复除颤仪等。

（8）有低血糖病史者忌空腹剧烈运动。使用胰岛素者要规范用药，在医生指导下调整胰岛素用量。

（9）高原晕厥者应及时补充氧气。

二、抽搐

抽搐是指全身或局部成群骨骼肌非自主地抽动或强烈收缩，常可引起关节运动或强直。较为严重的晕厥会伴有抽搐等症状。

1. 引起抽搐的原因

（1）特发性病因

常由于先天性脑部不稳定状态所致。

（2）症状性病因

1）脑部疾病：如因感染引起的脑炎、脑膜炎、脑脓肿、脑结核瘤、脑灰质炎，因外伤引起的产伤、颅脑外伤，肿瘤（原发性肿瘤、脑转移瘤脑出血）、脑血管疾病（蛛网膜下腔出血、高血压脑病、脑栓塞、脑血栓形成、脑缺氧等）、寄生虫病（脑型疟疾、脑血吸虫病、脑包虫病、脑囊虫病等），以及先天性脑发育障碍和原因未明的大脑变性（结节性硬化、播散性硬化、核黄疸）等。

2）全身性疾病

①感染：如急性胃肠炎、中毒性菌痢、链球菌败血症、中耳炎、百日咳、狂犬病、破伤风等。小儿高热惊厥主要由急性感染所致。

②中毒：内源性，如尿毒症、肝性脑病；外源性，如酒精、苯、铅、砷、汞、氯喹、阿托品、樟脑、白果、有机磷等中毒。

③心血管疾病：高血压脑病或阿斯综合征等。

④代谢障碍：如低血糖、低钙及低镁血症、急性间歇性血卟啉病、子痫、维生素 B_6 缺乏等。其中，低血钙可表现为典型的手足搐搦症。

⑤风湿病：如系统性红斑狼疮、脑血管炎等。

⑥其他：如突然停服安眠药、抗癫痫药，还可见于热射病、溺水、窒息、触电等。

3）神经症：如癔症性抽搐和惊厥。

2. 抽搐的临床表现

（1）全身性抽搐

全身性抽搐以全身骨骼肌痉挛为主要表现，典型症状为癫痫大发作。表现为意识突然模糊或丧失，全身强直，呼吸暂停，四肢继而发生痉挛性抽搐，呼吸不规则，大小便失禁，发绀，发作约半分钟自行停止，也可反复发作或呈持续状态，发作时可有瞳孔散大、对光反射消失或迟钝、病理反射阳性等，发作停止后意识逐渐恢复。

（2）局限性抽搐

局限性抽搐以身体某一局部连续性肌肉收缩为主要表现，大多见于眼睑、口角、手足等。如手足搐搦症表现为间歇性双侧强直性肌痉挛，以上肢手部最为典型，呈“助产士手”表现。

3. 抽搐的紧急处理

（1）立即让照护对象原地平卧，头偏向一侧并略向后仰，颈部稍抬高，松解衣领、皮带等。

（2）保持照护对象呼吸道通畅，吸氧，防止舌根后坠。对强直－阵挛持续发作者，应及时清除口、鼻、咽喉分泌物与呕吐物，并放置牙垫。

（3）注意做好防护，防止坠床、舌咬伤及由误吸造成的窒息和吸入性肺炎。对出现严重呼吸抑制者，应由专业人员及时给予气管插管或气管切开。防止照护对象在剧烈抽搐时与周围硬物碰撞致伤，但不可强力按压抽搐的肢体，以免引起损伤。

（4）由专业人员立即建立静脉通道，选用药物止惊，静脉注射地西泮或肌内注射苯巴比妥钠，或以10%水合氯醛加生理盐水保留灌肠，迅速控制发作并寻找病因，给予相应的治疗。

（5）伴有高热者应配合降温处理。

任务实施

吴某突发晕厥，照护者要第一时间赶到，立即通知医生，呼救；将照护对象摆放至合适体位，保持呼吸道通畅，并初步判断晕厥原因，配合医生做好抢救，做好观察；根据引起晕厥的原因制定相应的预防措施。

一、急救处理

1. 立即通知医生，呼救。

2. 为照护对象取平卧位，抬高下肢，解开衣领，保持呼吸道通畅，禁止他人围观，保持周围空气流通。

3. 根据症状迅速做出判断：吴某既往有冠心病史及高血压史，而且出现胸痛、胸闷的症状，初步判断为心源性晕厥。评估吴某的呼吸、心率，如果心跳呼吸骤停，应立即给予心肺复苏，迅速抢救。

4. 配合医生进行急救：迅速给予氧气吸入，由专业人员为照护对象建立静脉通道，遵医嘱用药。

5. 严密观察照护对象生命体征（如体温、呼吸、血压、心律、脉搏），观察神志恢复情况及有无外伤。

6. 抢救完毕后为照护对象取舒适卧位，盖被保暖。

7. 待照护对象病情好转后，给予照护对象安慰、解释，消除其紧张情绪。如照护者可以说：“吴先生，请您不要担心，经过我们的救治，您现在的情况已经趋于稳定。请您保持乐观、积极的情绪，这样对您后期的恢复是有好处的。您有任何不舒服请及时告诉我，我会帮您处理的。”

8. 洗手，做好记录，并关注照护对象病情变化，及时汇报医生。

二、健康教育

1. 告知照护对象应积极治疗高血压、冠心病，治疗原发病是预防晕厥发生的关键措施。

2. 遵医嘱按时规律用药，不可自行停药以及更改药量。如果用药期间出现不良反应，应及时联系主治医生适当调整用药。

3. 避免剧烈运动，劳逸结合，注意休息。

4. 饮食规律，营养搭配均衡。
5. 保持心情舒畅，避免过于激动，保持积极、乐观的心态。
6. 定期体检，了解自身健康状况。

能力测评

测评项目			测评标准	最高分	得分
操作前准备	评估：照护对象的意识、基础疾病、过敏史、治疗用药、配合情况等		每缺少一项扣 2 分	10	
任务实施	急救处理	（1）立即通知医生，并准确描述照护对象的基本情况	每一处不当扣 3 分	6	
任务实施	急救处理	（2）立即将照护对象仰卧位放平，头略低，松开过紧的衣领或腰带	每一处不当扣 4 分	12	
任务实施	急救处理	（3）观察照护对象的意识、呼吸、脉搏、血压、体温等生命体征，检查其有无摔伤	每一处不当扣 2 分	12	
任务实施	急救处理	（4）如果照护对象清醒后仍有持续性头痛、恶心、呕吐、胸闷、胸痛等，要及时通知医生救治	满分或零分	4	
任务实施	急救处理	（5）多数晕厥与血容量暂时不足有关，可让照护对象适量喝水	满分或零分	4	
任务实施	急救处理	（6）当照护对象意识恢复后，协助其缓慢坐起，不要急于站立	满分或零分	6	
任务实施	操作规范	（1）操作过程中动作规范、有序，关注照护对象的感受	每一处不当扣 2 分	6	
任务实施	操作规范	（2）恰当的健康教育：告知照护对象晕厥的预防措施以及紧急情况下的正确处理方式	从零分开始加，每说出一个正确方式加 4 分，最高 16 分	16	
任务实施	操作规范	（3）正确处理照护对象及家属提出的问题	从零分开始加，每正确处理一个问题加 2 分，最高 6 分	6	
任务实施	操作规范	（4）遵守无菌等卫生原则、节力原则	每一处不当扣 2 分	4	
任务实施	操作规范	（5）给予恰当的鼓励	最少鼓励两次，每缺少一次扣 2 分	4	

续表

测评项目		测评标准	最高分	得分
综合评价	（1）关注照护对象的生理、心理变化，全程注意照护服务礼仪	操作过程动作粗暴扣 2 分	4	
	（2）照护过程中要足够细心，有足够的耐心、爱心和同理心，操作正确，动作轻柔	每一处不当扣 1 分	3	
	（3）与照护对象及家属沟通时，语言通俗易懂，礼貌、亲切、耐心、详细，并能给出比较中肯的建议	语言应付、生硬，语速过快各扣 1 分	3	
总分				

实训演练

郭某，女，50 岁，患有癫痫，今日突然出现头晕、四肢无力的症状，随即突然倒地，意识不清，面色青紫，牙关紧闭，肌肉痉挛、抽搐。作为照护者，应该采取哪些紧急照护措施？

照护要点提示：1. 立即平躺，解开衣领和裤带，头偏向一侧；2. 保持呼吸道通畅，清除口、鼻、咽喉分泌物与呕吐物，并放置牙垫；3. 做好防护；4. 由专业医护人员建立静脉通道，遵医嘱用药；5. 观察记录。

任务十
跌倒、坠床的紧急照护

任务描述

李某，女，67 岁，3 年前被诊断为脑卒中，出院后右侧肢体瘫痪，平时用助行器辅助行走。她的丈夫已经去世，她目前独居，女儿每周来看她一次。由于行动不便，她不喜欢外出活动。今日她做饭时不小心跌倒，给社区中心打电话寻求帮助。照护者到她家时，她倒在地上，表情痛苦，家中凌乱。作为照护者，应该采取哪些照护措施?

任务讨论

1. 照护者对李某进行初步评估时，需要关注哪些方面?
2. 作为照护者，此时要采取哪些照护措施?
3. 照护者应为照护对象及家属提供哪些预防摔倒的健康教育?

相关知识

一、跌倒、坠床概述

跌倒是指突发、不自主、故意的体位改变，个体突然跌在地上或其他较低的位置。跌倒包括两类：一类是从一个平面跌落至另一个平面，另一类是同一平面的跌落。在 65 岁以上的老年人中，跌倒、坠床是造成伤害及死亡的主要原因。与年轻人不同，老年人跌倒的后果非常严重，除会导致死亡外，还会导致大量残疾，并且影响身心健康。本任务主要针对老年人跌倒、坠床展开。

1. 跌倒、坠床的危险因素

（1）生理因素

步态和平衡功能及感觉系统、中枢神经系统、骨骼肌肉系统功能的损害、退化是引发老年人跌倒、坠床的常见原因。

（2）疾病因素

神经系统的疾病、心血管疾病、眼部疾病、心理及认知因素等影响机体的平衡功能、稳定性和协调性，也是引起跌倒、坠床的原因。

（3）药物及其副作用

服药、药物的剂量以及联合用药都可能引起跌倒、坠床。精神类药物、心血管药物、降糖药、非甾体类抗炎药、抗帕金森病药、多巴胺类药物等均可诱发跌倒、坠床。

（4）心理因素

沮丧、抑郁、焦虑以及不佳的心理状态均会增加跌倒、坠床的危险。紧张、害怕也会使行为能力降低，影响步态和平衡能力，从而增加跌倒、坠床的危险。

（5）环境危险因素

室内光线昏暗，路面湿滑、有障碍物、不平坦，家具高度和摆放位置不恰当，卫生间没有扶手，不合适的鞋、衣服，以及不规范使用行走辅助工具均与跌倒有关。室外危险因素包括台阶和人行道缺乏修缮等，也是导致跌倒的因素。

（6）社会因素

老年人的受教育程度、收入水平、享受卫生保健水平、卫生服务途径，以及是否独居、与社会交往和联系程度等都会影响其跌倒、坠床的发生率。

2. 跌倒、坠床的高危人群

（1）年龄大于 65 岁者。

（2）曾有跌倒史者。

（3）贫血或血压不稳定者。

（4）意识障碍、失去定向感者。

（5）肢体功能障碍者。

（6）营养不良、虚弱、头晕者。

（7）步态不稳者。

（8）视力、听力较差者。

（9）独居者。

（10）服用利尿药、泻药、镇静安眠药、降压药者。

3. 跌倒、坠床的危害

跌倒、坠床可对老年人造成创伤，甚至危及生命。跌倒、坠床可引起骨折，主要是骨盆和大腿股骨骨折，如果不及时治疗，身体可能残疾，严重影响其独立生活能力。跌倒后，老年人的体力活动会明显减少，身体各方面功能也随之减退，不仅给老年人带来身体上的痛苦，而且会造成他们心理上的负担，如对生活不能自理的烦恼、怕再次跌倒的恐惧、与外界社会隔离的苦闷，使老年人情绪压抑，生活质量明显下降。如果是住院患者，则会延长住院时间，增加住院费用，成为医疗纠纷的隐患，影响医疗机构的信誉。

二、跌倒、坠床的风险评估及预防措施

1. 基本情况

包括年龄、病情、意识状态、肢体活动能力、自理能力、视力情况、跌倒史、生活习惯等。

2. 评估量表

采用评估量表的方法可以有效评估老年人跌倒、坠床的危险性，从而进一步采取相关预防措施。下面重点介绍 Morse 跌倒评估量表。

Morse跌倒评估量表是一个专门用于预测跌倒可能性的量表。Morse跌倒评估量表由6个条目组成，总分为125分：评分>45分，确定为跌倒高风险；评分25～45分，确定为跌倒低风险；评分<25分，确定为跌倒无风险。得分越高表示跌倒风险越大。其具体的测评标准见表6-10-1。

表 6-10-1　Morse 跌倒评估量表

序号	评分项目	测评标准
1	跌倒史	无 =0 分，有 =25 分
2	超过一个医学诊断	无 =0 分，有 =15 分
3	行走辅助	卧床休息、由他人照顾活动或不需要使用 =0 分 使用拐杖、手杖、助行器 =15 分 扶靠家具行走 =30 分

续表

序号	评分项目	测评标准
4	静脉治疗	无 =0 分，有 =20 分
5	步态	正常、卧床休息不能活动 =0 分 双下肢虚弱乏力 =10 分 步态损伤 =20 分
6	认知状态	量力而行 =0 分 高估自己或忘记自己受限制 =15 分

说明：

(1) 跌倒史

在入院前或入院后，如果有曾经跌倒的历史或者视觉障碍，评分为 25 分；如果没有，评分为 0 分。

(2) 超过一个医学诊断

如果有多过一个医学诊断，评分为 15 分；如果没有，评分为 0 分。

(3) 行走辅助

如果行走不需要任何物品辅助，步态自然，或卧床休息，不能起床活动，则评分为 0 分；如果使用拐杖、手杖、助行器等辅助行走的工具，评分为 15 分；如果扶靠家具行走，评分为 30 分。

(4) 静脉治疗

正在进行静脉治疗（有静脉留置针）或使用药物治疗（如麻醉药、抗组胺药、抗高血压药、镇静催眠药、抗癫痫抗痉挛药、轻泻药、利尿药、降糖药、抗抑郁抗焦虑药、抗精神病药），均评分为 20 分；如果没有，评分为 0 分。

(5) 步态

自然挺胸，肢体协调，正常步态或卧床休息，评分为 0 分。年龄超过 65 岁或存在直立性低血压，评分为 10 分。可自行站立，但迈步时感觉下肢乏力或无力，需要辅助物品支撑，评分为 10 分。如果从椅子上站立困难，站立后低头，眼睛看地面，平衡差，下肢颤抖，当被协助行走时发现关节强直，小步态或不抬腿或拖着脚走，表现为步态损伤，评分为 20 分。

(6) 认知状态

表现为意识障碍、躁动不安、沟通障碍、睡眠障碍，或非常自信，对医生和照护人员的提醒漠视，高估自己，评分均为 15 分，正常状态评分为 0 分。

3. 预防措施

（1）积极治疗慢性疾病

积极治疗高血压、冠心病、糖尿病、动脉粥样硬化症、帕金森病和贫血等慢性疾病。

（2）定期检查视力和听力

及时治疗白内障、青光眼、视网膜病变等老年性眼病。每年至少检查一次视力和听力，视力不佳的老年人应配戴眼镜，听力严重丧失的老年人应借助助听器。

（3）重视药物的不良反应

注意药物的不良反应，尤其是可能会引起老年人头晕、嗜睡、反应低下和步态不稳的药物。具有耳毒性的药物须慎用。

（4）坚持体育运动

慢跑、走路、游泳等运动有利于增强老年人的心肺功能，改善人体的耐力。

（5）居家及外出时预防跌倒

1）穿合适的鞋子、衣服。

2）下雪天或路面结冰时避免外出。

3）保证室内光线充足，床旁灯的开关、遥控器、水杯等常用物品要放置在老年人触手可及的地方。

4）室内地毯应贴合地面，若出现松动，应尽量移除地毯或在地毯周边用胶布粘住，以防老年人被地毯的边缘绊倒。

5）清除过道内的一切障碍物。

6）在经常走动的地方，不要放茶几、花盆架子、鞋箱等。

7）尽量坐有靠背的椅子，座椅要结实，避免使用带有滑轮的椅子。椅子、沙发和床的高度要适当。

8）在浴室及马桶附近安装安全扶手；浴缸或淋浴处应放置防滑垫，以免洗澡时滑倒；浴室内可以放一个凳子，让老年人洗澡后坐着穿衣服，以防止单脚穿裤子时失去平衡而跌倒。

9）浴室和厨房的水盆旁边应放置防滑垫，一旦地上有水迹应及时擦干。

10）上下楼梯时，老年人一定要抓好扶手，防止绊脚时跌倒。

11）糖尿病患者外出时要带好糖果或饼干，一旦发生低血糖可以及时进食，以免发生跌倒。

12）老年人在半夜或早上起床时动作不要过快，应做好“三个半分钟”。

13）如果起夜比较频繁，可以考虑在床旁放置便壶，以降低起夜跌倒的危险。

14）行动不便的老年人，应鼓励正确使用拐杖或助行器，外出活动时应有人陪伴，以免发生意外。

三、跌倒、坠床的照护要点

1. 自救

跌倒或坠床时背部先着地，如果没有照护者在场，应双腿弯曲，安全挪动到放有垫子或毯子的椅子或床旁，盖好毯子，平躺，保持体温，如果可能要向他人寻求帮助。休息片刻，尽力使自己向椅子的方向翻转身体，使自己变成俯卧位。双手支撑地面，抬起臀部，弯曲膝关节，然后尽力使自己面向椅子跪立，双手扶住椅面，以椅子为支撑，尽力站起来。休息片刻，恢复部分体力后，打电话寻求帮助，最重要的就是报告自己跌倒了。

2. 他人施救

照护者发现照护对象跌倒时不要急于扶起，要分情况进行处理。

（1）照护对象意识不清

当照护对象意识不清时，照护者应立即拨打急救电话，根据情况进行处理：有外伤、出血者，立即止血、包扎；有呕吐者，使其头偏向一侧，并清理口、鼻腔呕吐物，保证呼吸通畅；有抽搐者，将其移至平整的软地面或在身体下垫软物，防止碰伤、擦伤，必要时牙间垫较硬物，防止舌咬伤，不要硬掰抽搐肢体，防止肌肉、骨骼损伤；心搏骤停者，应立即进行心肺复苏。如果需要搬动照护对象，则要保证平稳，使其尽量平卧。

（2）照护对象意识清晰

1）检查有无外伤、出血。如果有，立即止血、包扎，并送其到医院进一步处理。

2）询问对整个跌倒过程是否有记忆。如果不能记起整个过程，可能为晕厥或脑血管意外，应立即护送其到医院诊治或拨打急救电话。

3）询问是否有剧烈头痛或口角歪斜、言语不利、手脚无力等提示脑卒中的症状。如果有，不要立即扶起，因为这样可能加重脑出血或脑缺血，应立即拨打急救电话。

4）查看有无肢体疼痛、畸形、关节异常、肢体位置异常等提示骨折的情形。如果无相关专业知识，不要随便搬动照护对象，应立即拨打急救电话。

5）检查有无腰、背部疼痛，双腿活动或感觉异常及大小便失禁等提示腰椎损害的情形。如果无相关专业知识，不要随便搬动照护对象，应立即拨打急救电话。

6）如果照护对象试图自行站起，可协助其缓慢起立，坐、卧休息并观察，确认无碍后方可离开。

7）发生跌倒后均应在他人陪同下到医院诊治，查找导致跌倒的危险因素，评估跌倒风险，制定预防措施及方案。

3. 住院患者跌倒、坠床的处理措施

（1）一旦不慎跌倒、坠床，照护者应立即到照护对象身边，通知医生，观察意识、瞳孔及测量生命体征，迅速查看全身状况和局部受伤情况，尤其注意有无颅脑损伤、内出血等，初步判断有无危及生命的症状，有无骨折或肌肉、韧带损伤等情况。视情况将照护对象扶回病床或安置在安全处。

（2）配合医生对照护对象进行检查，根据伤情采取必要的急救措施。

（3）加强巡视至病情稳定。巡视中严密观察病情变化，发现异常及时向医生汇报。

（4）及时、准确记录，认真做好交接工作。

任务实施

照护者首先要根据李某的情况对其进行初步评估，然后分析其跌倒的原因；接下来根据情况采取措施协助其缓慢坐下；最后告知李某在家预防跌倒的知识，可从治疗慢性疾病、用药、穿衣、室内环境布置、运动、心理以及自我急救方面进行健康教育。

一、评估

评估照护对象意识是否清晰，是否有外伤、出血，是否有提示脑卒中、骨折、腰椎损害的情形。

二、紧急处理

发现老年人跌倒不要急于扶起，要分情况进行处理。李某意识清晰，并且没有出现外伤、脑血管意外以及骨折的情形，照护者可以实施以下照护措施：

1. 缓慢将李某扶起，让其坐、卧休息并观察。

2. 观察李某的神志变化，并测量生命体征（体温、脉搏、呼吸、血压）。

3. 安慰李某，消除其紧张情绪。如照护者可以说："请您不要紧张，经过我的初步评估，您目前的情况非常稳定，一会儿我会告诉您一些关于预防跌倒的措施，这样可以有效地防止您再次跌倒。请问您现在感觉好些了吗？"

4. 清理李某家里的环境，挪走障碍物，保证环境安全。

三、健康教育

根据李某的情况，照护者要制订预防跌倒的措施及方案。

1. 积极治疗慢性疾病，遵医嘱按时规律用药，同时重视药物的不良反应。

2. 定期检查视力和听力。

3. 坚持适量运动，保持心情舒畅，及时与家人、朋友沟通。

4. 穿合适的衣服及防滑鞋。

5. 保证室内光线充足、环境整洁，清除一切障碍物。

6. 尽量坐带有靠背的椅子，椅子、沙发和床的高度要适当。

7. 在浴缸或淋浴处以及马桶附近装上扶手，浴缸或淋浴处应放置防滑垫。

8. 上下楼梯时一定要抓好扶手。

9. 将物品放在触手可及的地方。

10. 在半夜或早上起床时不要动作过快，应做好"三个半分钟"。

11. 正确使用辅助工具。检查李某是否能正确使用助行器，如果不能，应告知其正确的使用方法。

能力测评

测评项目		测评标准	最高分	得分
操作前准备	评估：照护对象意识是否清晰，是否有外伤、出血，是否有提示脑卒中、骨折、腰椎损害的情形	每缺少一项扣 2 分	20	

续表

<table>
<tr><th colspan="3">测评项目</th><th>测评标准</th><th>最高分</th><th>得分</th></tr>
<tr><td rowspan="11">任务实施</td><td rowspan="4">紧急处理</td><td>（1）缓慢扶起照护对象，取舒适卧位</td><td>每一处不当扣 2 分</td><td>6</td><td></td></tr>
<tr><td>（2）观察照护对象神志情况，测量生命体征</td><td>每一处不当扣 2 分</td><td>10</td><td></td></tr>
<tr><td>（3）对照护对象的情绪进行适当的识别，并给予适当安慰</td><td>满分或零分</td><td>8</td><td></td></tr>
<tr><td>（4）消除引起跌倒的危险因素</td><td>满分或零分</td><td>6</td><td></td></tr>
<tr><td>健康教育</td><td>告知照护对象预防跌倒的措施以及紧急情况下的正确处理方式</td><td>从零分开始加，每说出一个正确方式加 2 分，最高 20 分</td><td>20</td><td></td></tr>
<tr><td rowspan="4">操作规范</td><td>（1）操作过程中动作规范、有序，关注照护对象的感受</td><td>每一处不当扣 2 分</td><td>4</td><td></td></tr>
<tr><td>（2）正确处理照护对象及家属提出的问题</td><td>从零分开始加，每正确处理一个问题加 2 分，最高 8 分</td><td>8</td><td></td></tr>
<tr><td>（3）遵守无菌等卫生原则、节力原则</td><td>每一处不当扣 2 分</td><td>4</td><td></td></tr>
<tr><td>（4）给予恰当的鼓励</td><td>最少鼓励两次，每缺少一次扣 2 分</td><td>4</td><td></td></tr>
<tr><td rowspan="3">综合评价</td><td colspan="2">（1）关注照护对象的生理、心理变化，全程注意照护服务礼仪</td><td>操作过程动作粗暴扣 2 分</td><td>4</td><td></td></tr>
<tr><td colspan="2">（2）照护过程中要足够细心，有足够的耐心、爱心和同理心，操作正确，动作轻柔</td><td>每一处不当扣 1 分</td><td>3</td><td></td></tr>
<tr><td colspan="2">（3）与照护对象及家属沟通时，语言通俗易懂，礼貌、亲切、耐心、详细，并能给出比较中肯的建议</td><td>语言应付、生硬，语速过快各扣 1 分</td><td>3</td><td></td></tr>
<tr><td colspan="4">总分</td><td colspan="2"></td></tr>
</table>

实训演练

杨奶奶一年前被诊断为帕金森病，有轻微颤抖、行动缓慢、僵硬的症状，日常生活由她的丈夫协助完成。可最近她的丈夫因溃疡性结肠炎住院，昨日她摔倒了，感到很无助。你作为社区中心的工作人员，今天要去她家里拜访，你将如何对她进行预防跌倒的健康教育？

照护要点提示：1. 积极治疗慢性疾病；2. 定期检查视力和听力；3. 重视药物的不良反应；4. 坚持体育运动；5. 室内布置整齐；6. 正确使用合适的行走辅助工具。

模块七

感染预防与控制技术

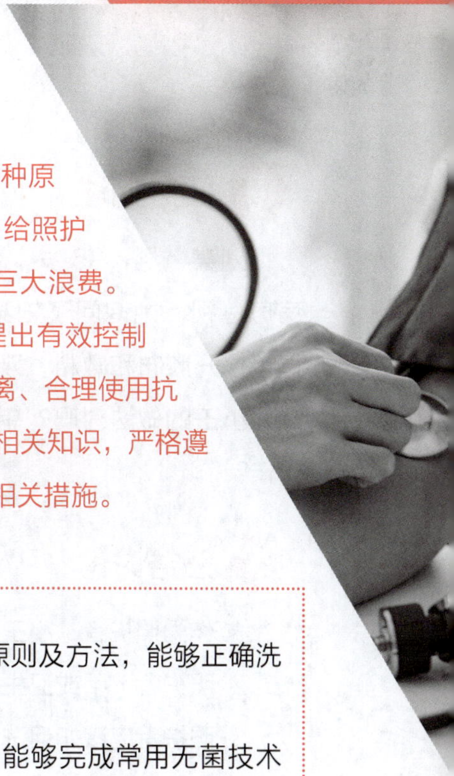

医院是病原微生物相对集中的场所，且种类繁多，多种原因导致医院感染的发生率不断提高。而医院感染的发生，给照护对象带来极大危害的同时，也造成国家医药卫生资源的巨大浪费。因此，对感染的预防和控制是非常重要的工作。WHO 提出有效控制医院感染的关键措施为清洁、消毒、灭菌、无菌技术、隔离、合理使用抗生素、消毒灭菌效果监测等。照护者必须了解医院感染的相关知识，严格遵守医院感染的管理规范，认真执行预防和控制医院感染的相关措施。

任务目标

- 掌握洗手的五个时机，掌握洗手及卫生手消毒的原则及方法，能够正确洗手及卫生手消毒。
- 掌握并遵守无菌技术操作原则、消毒隔离原则，能够完成常用无菌技术操作和隔离技术操作。
- 熟悉手卫生的相关术语，能够描述并进行正确解释。
- 了解常用的物理和化学消毒灭菌方法。

任务一
手卫生

任务描述

刘某，男，35岁，今日是他腹部手术后的第三天。7：40，照护者小王到病房巡视，她询问了刘某的情况后，观察到刘某的敷料上有渗液、渗血，小王直接揭开胶布和敷料，观察后又敷上，并告诉刘某一会儿换药。作为照护者，你认为小王的做法对吗？单从手卫生方面考虑，接触刘某的伤口敷料前后应该怎样操作？

任务讨论

1. 作为照护者，小王的做法是否正确？
2. 照护者洗手或卫生手消毒前要做哪些准备？
3. 照护者应该如何洗手或卫生手消毒？

相关知识

照护者在日常工作中，双手经常接触照护对象及污染物品，容易引起感染。严格遵守正确的洗手规则是预防和控制医源性感染的简单、有效、经济、方便的方法。

一、手卫生的相关术语

1. 手卫生

手卫生是洗手、卫生手消毒、外科手消毒的总称。本模块主要介绍洗手和卫生手消毒。

2. 手卫生设施

手卫生设施是指用于洗手与手消毒的设施，包括洗手池、水龙头、流动水、清洁剂、干手用品、手消毒剂等。

3. 洗手

洗手是指用肥皂（皂液）和流动水洗手，去除手部皮肤污垢、碎屑和部分致病菌的过程。

4. 手消毒剂、速干手消毒剂与免冲洗手消毒剂

手消毒剂是指用于手部皮肤消毒，以减少手部皮肤细菌的消毒剂，如乙醇、异丙醇、氯己定、碘伏等。

速干手消毒剂是指含有醇类和护肤成分的手消毒剂，包括水剂、凝胶和泡沫剂。

免冲洗手消毒剂主要用于外科手消毒，消毒后不需要用水冲洗，包括水剂、凝胶和泡沫剂。

5. 卫生手消毒

卫生手消毒是指医务人员用速干手消毒剂揉搓双手，以减少手部暂居菌的过程。

二、洗手与卫生手消毒设施

1. 流动水洗手设施，有条件的宜配备非手触式水龙头。

2. 肥皂应保持清洁与干燥，盛放皂液的容器应为一次性使用，重复使用的容器应每周清洁与消毒。

3. 应配备合格的速干手消毒剂。

4. 备用干手物品或设施，避免二次污染。

三、洗手与卫生手消毒的原则、应用指征及方法

1. 洗手与卫生手消毒的原则

（1）当手部有血液或其他体液等肉眼可见的污染时，应用洗手液和流动水洗手。

（2）当手部没有肉眼可见的污染时，应使用速干手消毒剂消毒双手代替洗手。

2. 洗手或卫生手消毒的应用指征

（1）直接接触每个照护对象前后，从同一照护对象身体的污染部位移动到清洁部位时。

（2）接触照护对象的黏膜、破损皮肤或伤口前后，接触照护对象的血液、体液、分泌物、排泄物、伤口敷料等。

（3）穿脱隔离衣前后，摘手套后。

（4）进行无菌操作前，处理无菌物品前。

（5）接触照护对象周围环境及物品后。

（6）处理药物或配餐前。

3. 先洗手后卫生手消毒的应用指征

（1）接触照护对象的血液、体液、分泌物以及被传染性致病微生物污染的物品后。

（2）直接为传染病患者进行检查、照护或处理传染病患者污物后。

4. 洗手及卫生手消毒的方法

（1）洗手的方法

洗手应按“湿手→取清洁剂→揉搓→冲洗→干燥”的步骤操作。

湿润双手，取适量清洁剂于掌心，按七步洗手法洗手（见图 7-1-1）。

第一步（内）：掌心相对，手指并拢，相互揉搓。

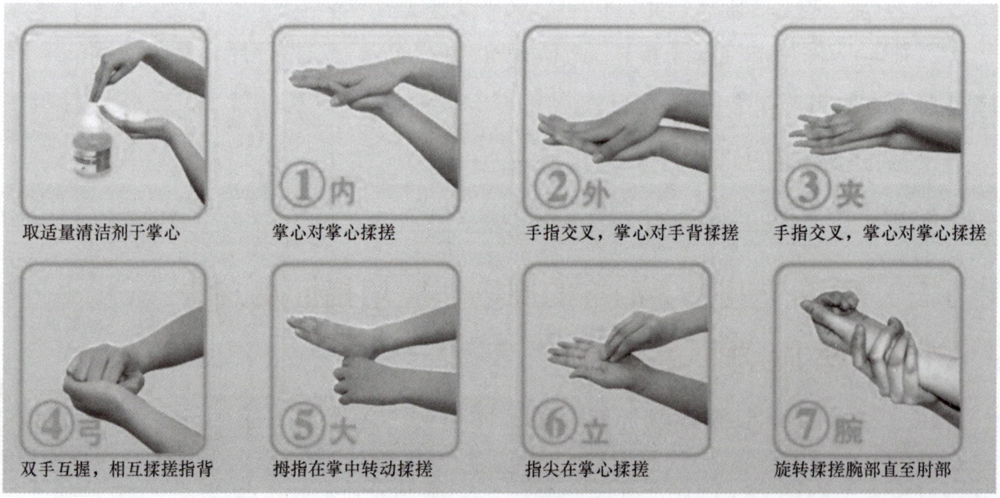

图 7-1-1　七步洗手法

第二步（外）：手心对手背，沿指缝相互揉搓，交换进行。

第三步（夹）：掌心相对，双手交叉，沿指缝相互揉搓。

第四步（弓）：弯曲各手指关节，指背在另一手掌心旋转揉搓，交换进行。

第五步（大）：一手握另一手大拇指旋转揉搓，交换进行。

第六步（立）：五个指尖并拢，在另一掌心旋转揉搓，交换进行。

第七步（腕）：不要忘记洗手腕。揉搓结束后，用流动水冲洗双手，并使双手干燥。

（2）卫生手消毒的方法

1）取适量速干手消毒剂于掌心。

2）严格按七步洗手法揉搓的步骤揉搓双手。

3）揉搓时保证手消毒剂完全覆盖整个手部皮肤，直至手部干燥。

5. 注意事项

（1）不应戴假指甲，保持指甲和指甲周围组织的清洁。

（2）在洗手的过程中，应保持双手位于胸前并高于肘部，使水由手部流向肘部。

（3）洗手与消毒也可使用海绵或其他揉搓用品。

（4）揉搓时双手稍用力，每个部位至少揉搓 10 次，双手揉搓时间不少于 15 s。双手有明显污染时应延长揉搓时间，最好达到 30 s。

（5）冲洗双手时，保持指尖向下，腕部低于肘部，使水从前臂流向指尖。不要甩去双手上的水。

任务实施

首先判断小王的做法是不对的，没有洗手或卫生手消毒，就直接揭开刘某手术伤口的敷料，说明小王对医源性感染的认识不足，容易引起刘某伤口感染。照护者必须提高洗手的意识，掌握洗手的指征，认真洗手或卫生手消毒，严格执行正确的洗手步骤，减少医源性感染的发生率。

一、明确洗手或卫生手消毒的指征及洗手的时机

小王在巡视病房时，可以观察刘某的伤口敷料，但不能直接接触。接触刘某前及接触刘某的敷料前、后均应洗手或卫生手消毒，否则容易引起感染。

二、实施洗手

1. 洗手前准备

（1）人员准备：照护者着装整洁，修剪指甲，取下手表和首饰，卷袖过肘。

（2）物品准备：洗手池设备、清洁剂（肥皂或含杀菌成分的洗手液）、擦手纸或干手机、盛放擦手纸的容器。

（3）环境准备：环境清洁、宽敞。

2. 评估

（1）评估手部污染的程度，以判定采用洗手或卫生手消毒。

（2）评估手部皮肤及指甲情况，如手部皮肤是否破损、指甲是否过长等。

3. 洗手操作

小王评估后决定洗手，她可按以下步骤实施。

（1）湿润双手：打开水龙头，调节好水温，保持水龙头处于开放状态，充分淋湿双手。

（2）取适量清洁剂（肥皂或洗手液）放于掌心。

（3）按七步洗手法洗手：确保清洁剂覆盖到双手的所有皮肤，包括手指、指缝间、手腕、手心、手背等。

（4）冲洗双手：用流动水冲洗双手，并保持指尖向下。

（5）干燥双手：用一次性干纸巾彻底擦干双手或用烘干机烘干双手。

（6）用清洁干燥的干纸巾关闭水龙头。

4. 洗手后物品处理

洗手后物品分类放置，按规定处理。

5. 注意事项

洗手时，不要离洗手池太近。流动水冲洗双手时，腕部要低于肘部，保持指尖向下。整个洗手的过程应持续 40 ~ 60 s。

三、照护者提高手卫生的意识，明确洗手与卫生手消毒的目的和应用指征，减少医源性感染

日常生活中，我们每天都会接触很多有害微生物，需要洗手的时刻很多，包括准备食物前后、就餐前、如厕或协助他人如厕后、咳嗽吐痰打喷嚏后、接触动物的

食物和排泄物后等。如果大家都能够提高手卫生的意识，严格执行洗手操作，可以大大降低感染的发生率。这就需要每一位照护者掌握洗手的原则，明确洗手或卫生手消毒的应用指征，并告知照护对象一起做好手卫生工作。

能力测评

<table>
<tr><th colspan="3">测评项目</th><th>测评标准</th><th>最高分</th><th>得分</th></tr>
<tr><td rowspan="3">操作前准备</td><td colspan="2">人员准备</td><td>每缺少一项扣 1 分</td><td>5</td><td></td></tr>
<tr><td colspan="2">物品准备</td><td>每缺少一项扣 2 分</td><td>4</td><td></td></tr>
<tr><td colspan="2">环境准备</td><td>每缺少一项扣 2 分</td><td>4</td><td></td></tr>
<tr><td rowspan="13">任务实施</td><td rowspan="2">评估</td><td>（1）手部污染的程度</td><td rowspan="2">每缺少一项扣 5 分</td><td rowspan="2">10</td><td rowspan="2"></td></tr>
<tr><td>（2）手部皮肤及指甲情况</td></tr>
<tr><td rowspan="7">洗手过程</td><td>（1）打开水龙头</td><td rowspan="7">每一处不当扣 5 分</td><td rowspan="7">35</td><td rowspan="7"></td></tr>
<tr><td>（2）湿润双手</td></tr>
<tr><td>（3）取适量清洁剂</td></tr>
<tr><td>（4）七步洗手法洗手</td></tr>
<tr><td>（5）流动水下冲洗双手</td></tr>
<tr><td>（6）干燥双手</td></tr>
<tr><td>（7）关闭水龙头</td></tr>
<tr><td rowspan="4">注意事项</td><td>（1）物品分类放置，按规定处理</td><td>每一处不当扣 6 分</td><td>12</td><td></td></tr>
<tr><td>（2）洗手时，不要离洗手池太近</td><td rowspan="3">每一处不当扣 5 分</td><td rowspan="3">15</td><td rowspan="3"></td></tr>
<tr><td>（3）冲洗双手时，腕部低于肘部，保持指尖向下</td></tr>
<tr><td>（4）双手揉搓时间不少于 15 s</td></tr>
<tr><td rowspan="3">综合评价</td><td colspan="2">（1）举止端庄、防护到位</td><td rowspan="3">每一处不当扣 5 分</td><td rowspan="3">15</td><td rowspan="3"></td></tr>
<tr><td colspan="2">（2）操作过程熟练</td></tr>
<tr><td colspan="2">（3）动作规范、层次分明</td></tr>
<tr><td colspan="4">总分</td><td colspan="2"></td></tr>
</table>

实训演练

丁某，女，38 岁，乳腺癌术后第三天，自述手术部位疼痛。照护者在 9∶00 巡视病房时询问情况后告知丁某一会儿过来给她换药。从手卫生方面考虑，照护者为丁某换药前如何完成手卫生操作？

照护要点提示：1. 评估需要做哪种手卫生；2. 准备；3. 手卫生操作。

任务二
无菌原则与技术

任务描述

王某，男，65岁，在右腿的外踝上方有一个约3 cm×2 cm的创口，经过前期半个月的治疗，创口有明显的改善，目前创口敷料有少许渗液、无渗血，创口内主要为肉芽组织，创口周围为干燥、鳞状的皮肤。王某遵医嘱每隔两天来日间照护中心换一次药。如果你是今日值班的照护者，给王某换药前，你要遵从无菌技术操作原则准备哪些无菌物品？如何准备？

任务讨论

1. 照护者换药前要准备哪些无菌物品？
2. 照护者如何通过无菌技术操作准备这些物品？
3. 照护者进行无菌技术操作时，需要注意哪些问题？

相关知识

清洁、消毒和灭菌是预防和控制医源性感染的重要措施，包括环境的清洁、消毒，诊疗器械、用具及一般物品的消毒和灭菌等。正确使用消毒、灭菌的方法是确保消毒、灭菌效果的关键。无菌技术是医疗照护操作中预防医源性感染的一项基本的、重要的操作技术，照护者必须增强无菌意识，在照护活动中熟练掌握并严格遵守无菌技术操作规程，以确保照护对象的安全。

一、常用的清洁方法

清洁是指清除物体表面的污垢、尘埃和有机物，以去除和减少微生物。常用的方法有水洗、机械去污和去污剂去污，适用于地面、墙壁、家具、医疗护理用品等物体表面的处理以及物品消毒灭菌前的处理。

二、灭菌

灭菌是指用物理或化学方法杀灭所有微生物（包括芽孢）的方法。在一定范围内没有活的微生物存在，称为无菌。灭菌后的物品或介质为无菌状态。

1. 物理消毒灭菌法

利用物理因素如加热、辐射、电离辐射、过滤等，将微生物清除或杀灭的方法，称为物理消毒灭菌法。常用的物理消毒灭菌法有热力消毒灭菌法、光照消毒法、电离辐射灭菌法、微波消毒灭菌法等。

2. 化学消毒灭菌法

利用化学药物杀灭微生物的方法，称为化学消毒灭菌法。凡不宜采用物理消毒灭菌法的物品，均可选用化学消毒灭菌法，如患者的皮肤、黏膜、排泄物及周围环境，光学仪器、金属锐器和某些塑料制品等。常用的消毒剂有环氧乙烷、戊二醛、过氧乙酸、过氧化氢、碘伏、乙醇、氯己定、含氯消毒剂等。

三、无菌技术的基本原则

无菌技术是指在医疗、照护操作中，防止一切微生物侵入人体和防止无菌物品、无菌区域被污染的一系列操作技术。无菌物品是指经过灭菌处理后未被污染的物品。无菌区域是指经过灭菌处理后未被污染的区域。

1. 操作前准备

（1）环境准备

环境清洁、宽敞，物品布局合理，操作前 30 min 停止清扫地面及更换床单等，减少人员走动，以减少室内空气中的尘埃。

（2）人员准备

照护者修剪指甲，规范洗手，手消毒，戴帽子和口罩，必要时穿无菌衣、戴无菌手套。

2. 操作中的无菌原则

（1）取用无菌物品必须使用无菌持物钳；无菌物品疑有污染或已被污染，应予以更换并重新灭菌。

（2）无菌物品已经取出，即使未用，也不可放回无菌容器内。

（3）进行无菌操作时，操作者应面向无菌区域，身体应与无菌区域保持一定的距离，手臂应保持在腰部或操作台平面上。

（4）非无菌物品不得跨越、接触无菌区域及无菌物品。

（5）不可面对无菌区域谈笑、咳嗽、打喷嚏。

（6）为防止交叉感染，一套无菌物品只供一人使用。

3. 无菌物品的保管

（1）无菌物品与非无菌物品应分开放置，并有明显标识。

（2）无菌物品必须放在无菌包或（和）无菌容器内，存放在清洁、干燥、固定的地方，不可暴露于空气中。

（3）无菌包或容器外要清晰标识物品名称、灭菌日期，粘贴化学指示胶带，并按灭菌日期的先后顺序摆放。

（4）无菌包在未被污染的情况下，有效期一般为 7 天，过期或者受潮均应重新灭菌。

四、无菌技术的基本方法

无菌技术包括无菌持物钳的使用、无菌容器的使用、无菌包的使用、倒取无菌溶液、铺无菌盘、戴脱无菌手套等。在健康照护工作中，常用到戴脱无菌手套、无菌包的使用（主要为一次性无菌包）及铺无菌盘。因此，本任务仅介绍这三部分内容。

1. 戴、脱无菌手套

进行无菌操作或接触无菌物品时须戴无菌手套，以防止无菌物品被污染，保护照护对象，预防感染。

（1）戴、脱无菌手套的方法

1）检查核对：选择大小合适的手套，核对无菌手套的号码、灭菌日期、有效期。

2）打开手套袋：将无菌手套袋放于清洁、干燥的台面上打开。

3）取出手套：两手分别掀起手套袋开口处外层，一手捏住手套翻折部分，将两只手套对合，取出手套。

4）戴手套（见图 7-2-1）

①一手捏住两只手套翻折面，另一手伸入手套内戴好。防止手套外面触及任何非无菌物品。

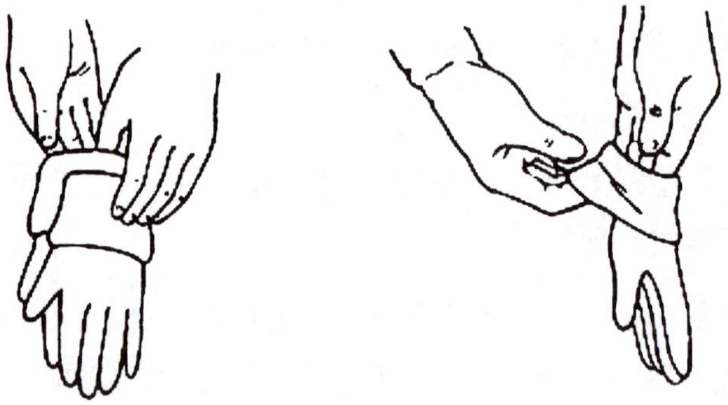

图 7-2-1　戴手套

②已戴手套的手指伸入另一只手套反折的内面（手套外面），同法戴好另一只手套。未戴手套的手不可触及手套的外面。

5）调整手套：双手交叉对合，调整手套位置，检查手套是否漏气，翻转手套翻折部分，准备无菌操作，如图7-2-2所示。已戴手套的手不可触及未戴手套的手及另一只手套的内面。

6）脱手套：操作完毕，一只手捏住另一只手手套腕部外面，翻转脱下，如图 7-2-3 所示；再将脱下手套的手插入另一只手套内，将其翻转脱下。手套外面（污染面）切勿接触皮肤。

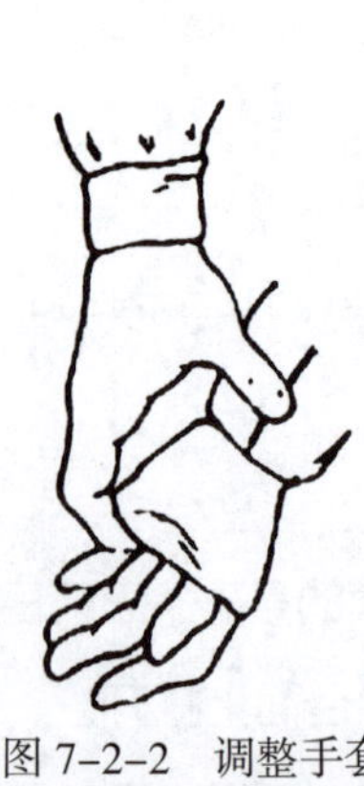

图 7-2-2　调整手套

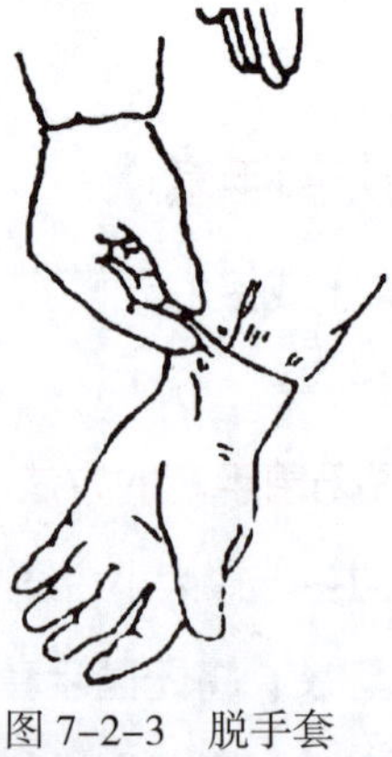

图 7-2-3　脱手套

7）整理、洗手：将脱下的手套放入医用垃圾袋内，洗净双手。

（2）戴、脱无菌手套的注意事项

1）要选择大小合适的手套；发现手套有破裂或不慎污染或疑有污染，立即更换。

2）不可在手套袋的上方涂抹滑石粉。

3）戴无菌手套后，双手应始终在腰部或操作台平面以上、视线范围以内。

4）脱手套时，应将手套翻转脱下，不可强行拉扯。

2. 无菌包的使用

无菌包是指用双层包布包裹物品并经灭菌处理后的各类治疗包，其内存放灭菌后备用的无菌物品。

（1）无菌包的使用方法

1）查对：检查无菌包的名称、灭菌日期、有效期、包布是否受潮等。

2）松解：将包平放于清洁、干燥、平坦的操作台上，撕开粘贴的胶带，或解开系带卷放在包布下。

3）打开：手指捏住包布角外面，依次逐层解开包布的对角和左右两角，最后打开内角，打开无菌包。

4）取用：夹取所需无菌物品，放在事先备好的无菌区域内。

5）重包：如果包内物品未用完，按原折痕包好，系带呈“一”字形包好，并注明开包日期和时间。已打开过的无菌包，在未被污染的情况下，包内物品 24 h 内有效。

6）递送：将包托在手上打开，另一只手抓住包布四角，将物品放在无菌区域内。

照护者常用一次性无菌包，打开时先查看无菌包的名称、有效期，查验包装是否破损或漏气，如无异常打开包装，取出物品。

（2）使用无菌包的注意事项

1）如果无菌包的标签模糊或已过期或包布受潮，则需要重新灭菌。

2）操作时手不可触及包布的内面和包内物品，手臂和其他非无菌物品不可跨越已打开的无菌包上方。

3）如果一次性无菌包的包装漏气或破损，则不可使用。

3. 铺无菌盘

铺无菌盘是指将无菌巾铺在清洁、干燥的治疗盘内，形成无菌区域，放置无菌物品。无菌盘用于短期存放无菌物品，有效期不超过 4 h。

（1）治疗巾常用的折叠方法

1）横折法：将治疗巾先横向对折后再纵向对折，然后再重复一次。

2）纵折法：将治疗巾连续纵折两次，再连续横折两次。

（2）铺无菌盘的操作方法

1）查对：检查无菌物品的名称、灭菌日期、有效期，无菌包有无潮湿，治疗盘是否清洁、干燥。

2）取巾：打开无菌包，夹取一块无菌巾。

3）铺盘：根据需要，选择不同的铺盘方法。

①单巾铺盘：双手捏住无菌巾两上角外面，打开无菌巾，双折平铺于治疗盘上；双手捏住无菌巾上层外面两角，将上层呈扇形折叠，开口向外，使无菌巾内面构成无菌区；将无菌物品放入盘内；将上层无菌巾拉平盖于物品上，上下两层边缘对齐，将开口向上反折两次，两侧边缘分别向下折一次，露出治疗盘边缘，保持盘内呈无菌状态。

②双巾铺盘：双手捏住无菌巾一边两角外面，打开无菌巾，由远侧向近侧铺于治疗盘上，无菌面朝上；将无菌物品放入盘内；取出另一块无菌巾打开，由近侧向远侧覆盖于无菌物品上，无菌面朝下，两巾边缘对齐，四边多余部分分别向上反折。

4）记录签名：记录铺盘日期和时间、签名。铺好的无菌盘在未被污染的情况下，4 h 内可以使用。

（3）铺无菌盘的注意事项

1）治疗盘必须清洁、干燥，无菌巾应保持干燥，一旦潮湿应视为污染，不可再用。

2）操作过程中，手及其他非无菌物品不可触及无菌面，不可跨越无菌区。

任务实施

作为照护者，为王某换药时，首先需要根据王某的伤口及敷料情况，评估、确定需要哪些无菌物品；其次，在换药之前要严格按照无菌技术基本原则，逐项准备换药所需的无菌物品，防止遗漏。

一、评估、确定换药所需物品

根据王某的伤口、敷料描述及床旁观察情况，确定换药所需物品，包括治疗盘、治疗巾、换药碗（内盛数个碘伏棉球、生理盐水棉球、纱布、镊子）、弯盘、胶布、手套、手消毒剂、皮肤保护剂、记录单、记录笔、污物桶。其中治疗巾、换药碗、碘伏棉球、生理盐水棉球、纱布、镊子需要严格按照无菌操作原则准备。

二、无菌物品的准备

1. 操作前准备

（1）人员准备

照护者着装整洁，帽子须把全部头发遮住，口罩须遮住口鼻，用七步洗手法洗手。

（2）物品准备

治疗盘、无菌包、无菌棉球、碘伏溶液、生理盐水、无菌手套、弯盘、75% 的酒精、20 mL 无菌注射器、无菌棉签。查对无菌物品的灭菌日期。物品摆放有序，符合无菌操作要求。

（3）环境准备

选择清洁、宽敞、安静的场所，进行无菌操作前 30 min 没有人员走动及卫生清扫等。

2. 无菌物品的准备操作

（1）无菌包的使用

取无菌包，查验灭菌日期后放于操作台上，按要求、步骤打开无菌包。取出无菌物品后将无菌包剩余部分按原折痕包起扎好，并注明开包日期和时间。

（2）铺无菌盘

夹取一块无菌巾放入治疗盘内，将其按要求步骤铺于治疗盘上，形成无菌区域，放入无菌物品后边缘对齐盖好。

（3）无菌物品的准备

检查核对碘伏溶液后，面对瓶签将碘伏溶液瓶盖取下，另一手握住瓶签，倒出少许碘伏溶液于弯盘中冲洗瓶口，再由原处倒出适量碘伏溶液于盛放无菌棉球的无菌治疗碗内，盖好碘伏溶液的瓶盖，注明开瓶日期和时间。用无菌棉签蘸取酒精消毒生理盐水瓶的橡皮塞，用一次性注射器抽取少量生理盐水，冲洗针管后，再抽取适量生理盐水注入盛无菌棉球的无菌治疗碗内，盖好无菌治疗盘，注明生理盐水的开瓶日期和时间。

将一次性的无菌纱布、镊子打开外包装，放入无菌治疗盘内，盖好无菌治疗盘。

3. 操作后整理

将无菌包、无菌容器等物品放回原区域，归类整理后再进一步实施换药。

三、准备无菌物品时应注意的问题

作为照护者，在准备无菌物品时需要有明确的无菌观念、清楚的无菌概念，操作有序而方法正确，保持无菌物品、无菌区域不被污染，防止病原微生物侵入创口造成感染。

1. 打开无菌包时，手不能触及包布的内面。

2. 无菌治疗盘铺好后，将开口处向上翻折两次，两侧边缘向下翻一次，保持无菌。每次放入无菌物品后，必须立即盖好。

3. 从无菌容器中取出无菌物品后，必须立即盖严容器盖。

4. 如果无菌溶液瓶为橡皮塞，倒取无菌溶液后，套上瓶塞并消毒翻转部分与瓶颈（从非污染处到污染处），随后立即盖上。

能力测评

<table>
<tr><th colspan="3">测评项目</th><th>测评标准</th><th>最高分</th><th>得分</th></tr>
<tr><td rowspan="3">操作前准备</td><td colspan="2">人员准备</td><td>每缺少一项扣 1 分</td><td>5</td><td></td></tr>
<tr><td colspan="2">物品准备</td><td>每缺少一项扣 1 分</td><td>9</td><td></td></tr>
<tr><td colspan="2">环境准备</td><td>每缺少一项扣 1 分</td><td>2</td><td></td></tr>
<tr><td rowspan="6">任务实施</td><td rowspan="2">评估</td><td>（1）换药所需物品全面</td><td rowspan="2">每缺少一项扣 4 分</td><td rowspan="2">8</td><td rowspan="2"></td></tr>
<tr><td>（2）通过无菌技术操作准备的物品全面</td></tr>
<tr><td rowspan="4">使用无菌包</td><td>（1）检查核对</td><td rowspan="4">每一处不当扣 4 分</td><td rowspan="4">16</td><td rowspan="4"></td></tr>
<tr><td>（2）松解包扎、打开布包</td></tr>
<tr><td>（3）取无菌物品</td></tr>
<tr><td>（4）重新包盖</td></tr>
</table>

续表

测评项目			测评标准	最高分	得分
任务实施	铺治疗盘	（1）双手捏住无菌巾两上角外面，打开无菌巾，双折平铺于治疗盘中	每一处不当扣 4 分	16	
		（2）双手捏住无菌巾上层外面两角，呈扇形折叠，边缘向外			
		（3）按需放置无菌物品			
		（4）覆盖上层无菌巾，使上下两层边缘对齐，将开口向上反折备用			
	准备无菌物品	（1）检查核对	每一处不当扣 3 分	24	
		（2）打开瓶塞			
		（3）倒取溶液			
		（4）盖好瓶塞，标注开瓶日期和时间			
		（5）消毒生理盐水橡皮塞			
		（6）冲洗针管			
		（7）抽取适量生理盐水，注入盛无菌棉球的无菌治疗碗内			
		（8）注明生理盐水的开瓶日期和时间			
	操作后整理	无菌包、无菌容器等物品放回原区域，归类整理	每一处不当扣 4 分	8	
综合评价	（1）操作准确有序、轻巧熟练，符合节力原则		每一处不当扣 3 分	12	
	（2）无菌观念强，操作过程无污染				
	（3）物品放置合理、取放有序				
	（4）举止端庄，工作严谨				
总分					

实训演练

陈某，男，23 岁，3 天前不小心摔伤，到日间照护中心包扎，医生查看后发现在他左侧肘关节后侧有一处约 2 cm × 2 cm 的擦伤。今日他来到日间照护中心换药，如果你是值班照护者，需要给他换药，在换药前后怎样戴、脱无菌手套？

照护要点提示：1. 戴手套前准备；2. 操作实施；3. 操作后整理。

任务三 隔离原则与技术

任务描述

陈先生，38 岁，患有乙型肝炎，并且左小腿外侧有一处耐甲氧西林金黄色葡萄球菌感染所致的皮肤感染创面，创面约 2 cm × 3 cm。最近陈先生感染创面的局部渗出液比较多，就诊后医生告知今日给他更换敷料。如果你是今日的值班照护者，在给陈先生更换敷料时应该采取哪些预防隔离措施?

任务讨论

1. 照护者给陈先生更换敷料前，首先需要评估哪些因素?
2. 根据评估结果，照护者应准备哪些防护装置?
3. 为陈先生更换敷料后，照护者需要处理哪些物品?

相关知识

隔离是指采用各种方法、技术，防止病原体从感染源传播给他人的措施。隔离传染源是为防止传染病的病原体向外传播，而隔离易感人群则是为保护他们免受感染。隔离是预防医院感染的重要措施之一，照护者应自觉遵守隔离制度，熟练应用相关隔离技术。

一、隔离概述

1. 相关术语

（1）感染源

感染源是指病原微生物自然生存、繁殖及排出的场所和宿主，是导致感染的来源。主要包括：已感染的患者及病原携带者，感染的动物。

（2）易感人群

易感人群是指对某种疾病或传染病缺乏免疫力而容易感染的人群。当机体的免疫力下降时，则易引起感染。医院和照护机构是易感人群相对集中的地方，易发生感染。

（3）传播途径

传播途径是指病原微生物从感染源传播到易感人群的途径和方式。主要有：①接触传播，包括直接接触传播和间接接触传播；②空气传播；③注射、输液、输血传播；④饮水、食物传播；⑤生物媒介传播。

（4）感染链

感染链是指感染传播的三个环节，即感染源、传播途径和易感人群。

（5）空气传播

空气传播是指带有病原微生物的微粒子（≤ 5 μm），通过空气流动导致的疾病传播。

（6）飞沫传播

飞沫传播是指带有病原微生物的飞沫核（>5 μm），在空气中短距离（1 m）内移动到易感人群的口、鼻黏膜或眼结膜等导致的疾病传播。

（7）接触传播

接触传播是指病原体通过手、媒介物直接或间接接触导致的疾病传播。

（8）个人防护用品（PPE）

个人防护用品是指用于保护医务人员避免接触感染性因子的各种屏障用品，包括口罩、手套、护目镜、防护面罩、防水围裙、隔离衣、防护服等。

2. 隔离区的划分

隔离区分为清洁区、潜在污染区和污染区。

（1）清洁区

清洁区是指未被病原微生物污染的区域，包括诊疗室，医务人员的值班室、卫生间、更衣室、浴室以及储物间、配餐间等场所。

（2）潜在污染区

潜在污染区是指进行呼吸道传染病诊治的病区中位于清洁区与污染区之间，有可能被患者的血液、体液和病原微生物污染的区域，包括医务人员的办公室、治疗室、护士站、患者用后的物品及医疗器械等的处理室、病室内走廊、检验室等。

（3）污染区

污染区是指被病原微生物污染的区域，包括患者使用的卫生间及浴室、处置室、污物间、患者入院出院处理室、病区外走廊等。

在三区之间应设立缓冲间。

二、隔离原则

1. 一般消毒隔离

（1）隔离标志明确，卫生设施齐全

病室门前及病床床尾应悬挂隔离标志，门口放置用消毒液浸湿的脚垫，门外设立隔离衣悬挂架（柜或壁橱）、流动水洗手池，备有洗手液、手刷、干手设备等。

（2）工作人员出入隔离室的要求

1）工作人员进入隔离区必须按照规定戴口罩、帽子，穿隔离衣，并在规定范围内活动。

2）穿隔离衣前，必须将所需物品备齐，各种照护操作应有计划地集中执行，以减少穿脱隔离衣及消毒手的次数。

3）一切操作严格遵守隔离规程。

4）接触被隔离者或污染物品后、离开隔离室前均需消毒双手。

（3）分类处理隔离室内物品

1）污染物品不得带入清洁区域内，任何污染物品必须先经消毒后再处理。

2）被隔离者接触过的物品，须经严格消毒后方可递交。

3）被隔离者的排泄物、分泌物、呕吐物须经消毒处理后方可排放。

4）需送出病区处理的物品，应放入专用污物袋内，袋外要有明显标识。

（4）病室用物及空气消毒

病室每日用紫外线照射或用消毒液喷雾，进行空气消毒。每日晨间照护后，用消毒液擦拭病床及床旁桌椅。

（5）加强被隔离者的心理照护

了解被隔离者的心理状态，尽量解除被隔离者因隔离而产生的恐惧、孤独、自卑等心理反应。在严格执行隔离要求的同时，要关心被隔离者，向被隔离者及家属解释隔离的重要性及暂时性，以取得配合。

（6）解除隔离的标准

被隔离者的传染性分泌物连续三次培养结果均为阴性或已度过隔离期，医生开出医嘱后，方可解除隔离。

2. 终末消毒处理

终末消毒是指对出院转科或死亡的被隔离者及其所住病室、用物、医疗器械等进行消毒处理。

（1）被隔离者的终末消毒处理

被隔离者出院或转科前应沐浴、换上清洁衣服，个人用品经消毒后一并带出。如果被隔离者死亡，须用消毒液做尸体处理，并用浸透消毒液的棉球填塞口、鼻、耳、阴道、肛门等，然后用一次性尸单或消毒液浸泡的尸单包裹尸体。

（2）病室的终末消毒处理

关闭病室门窗，打开床旁桌，摊开棉被，竖起床垫，用消毒液熏蒸或用紫外线照射，再用消毒液擦拭家具及地面。体温计用消毒液浸泡，血压计及听诊器采用熏蒸消毒的方法。

三、隔离的种类

根据病原体的传播途径不同，将隔离分为严密隔离、呼吸道隔离、消化道隔离、接触隔离、昆虫隔离、血液－体液隔离和保护性隔离。

1. 严密隔离

严密隔离是对传染性强、死亡率高的传染病所采取的隔离方法，适用于经飞沫、分泌物、排泄物直接或间接传播的烈性传染病，如鼠疫、霍乱、传染性非典型肺炎等。

2. 呼吸道隔离

呼吸道隔离是对病原体经呼吸道传播的疾病所采取的隔离方法，适用于麻疹、流感、百日咳、腮腺炎、开放性肺结核等疾病。

3. 消化道隔离

消化道隔离是对病原体通过污染食物、水、食具或手并经口传播的疾病所采取的隔离方法，适用于伤寒、副伤寒、甲型肝炎、细菌性痢疾等。

4. 接触隔离

接触隔离是对病原体经皮肤或黏膜进入体内的传染病所采取的隔离方法，适用于破伤风、狂犬病、气性炭疽、性传播疾病等。

5. 昆虫隔离

昆虫隔离是对病原体通过昆虫等媒介传播的疾病所进行的隔离，适用于流行性乙型脑炎、流行性出血热、疟疾、斑疹伤寒、回归热等。

6. 血液－体液隔离

血液－体液隔离是对病原体经血液－体液传播所致的传染病进行的隔离，适用于乙型肝炎、艾滋病等。

7. 保护性隔离

保护性隔离是为保护某些免疫功能低下或易感染的患者不再受其他感染而采取的隔离，适用于免疫力低下的患者，如严重烧伤者、血液病患者、骨髓移植者、肾移植者及早产儿等。

四、隔离技术

隔离技术是指为了保护患者和工作人员，避免相互感染而实施的一系列操作技术。

1. 口罩、帽子的使用

戴帽子可防止工作人员的头屑掉落、头发散落。戴口罩可以保护患者及工作人员，避免相互感染，并防止飞沫污染物品或伤口。一般医疗或照护活动可佩戴纱布口罩或一次性使用的外科口罩；接触经空气、飞沫传播的呼吸道传染病患者时，需佩戴外科口罩或医用防护口罩。

（1）操作步骤

1）戴帽子：洗手后，取出帽子，戴帽子，帽子应遮住全部头发。

2）戴口罩

①如果佩戴一次性医用外科口罩，则取出口罩，区分口罩内、外面，将口罩有鼻夹（或鼻梁条）的一边向上，双手平拉推向面部，将耳带挂于双耳。双手上下拉口罩边缘，使其盖至眼下和下巴。双手指尖放在鼻夹上，从中间开始，用手指向内按压，逐步向两侧移动，使鼻夹与鼻梁贴合，轻轻按压口罩周围，使整体贴合。口

罩应罩住口、鼻。

②如果佩戴医用外科口罩，则取出口罩，将口罩下方带系于颈后，将口罩上方带系于头顶上方。将双手指尖放在鼻夹上，从中间开始，用手指向内按压，逐步向两侧移动，根据鼻梁塑造鼻夹。根据面部调整系带的松紧度。

③如果佩戴医用防护口罩，则取出口罩，使防护口罩有鼻夹的一面朝外，一只手托住口罩，将呼吸防护器罩住鼻、口及下巴，鼻夹部位向上紧贴面部。另一只手将下方系带拉过头顶，放在颈后双耳下，再将上方系带拉至头顶中部。将双手指尖放在鼻夹上，从中间开始，用手指向内按压，逐步向两侧移动，根据鼻梁塑造鼻夹。戴好后检查密合性。

3）取下口罩：洗手，取下口罩，并将污染面向内折叠，放入污物袋。

4）处理：离开污染区前将口罩、帽子放入污物袋内，集中处理。

（2）注意事项

1）戴、脱口罩前应洗手，戴上口罩后不可用污染的手接触口罩，脱口罩时手不可接触口罩的污染面。

2）口罩不用时应取下，不能挂在胸前。

3）口罩潮湿或被污染后，应立即更换。

2. 穿脱隔离衣

穿脱隔离衣可以保护工作人员和患者免受病原微生物的侵袭，避免交叉感染，防止病原微生物传播。

（1）操作步骤

1）穿隔离衣

①取衣：手持衣领取下隔离衣，清洁面朝自己，将衣领两端向外折齐，对齐肩缝，露出袖子内口。

②穿衣袖：一手持衣领，另一手伸入袖内，举起手臂，将衣袖穿好；换手持衣领，同法穿好另一衣袖。

③系衣领：两手捏住衣领，由前向后理顺领边，系好衣领。

④扣袖口：根据衣袖长短扣好肩扣，再扣好袖口。

⑤系腰带：自一侧腰带下约 5 cm 处将隔离衣一边渐向前拉，见到衣边捏住其正面，同法捏住另一侧衣边；双手在背后将衣边边缘对齐，向一侧折叠；按住折叠处，将腰带在背后交叉后回到前面，打一活结系好腰带。

2）脱隔离衣

①解腰带：松解腰带，在前面打一活结。

②解袖口：解开袖口，在肘部将部分衣袖塞入工作服袖内，露出双手。

③消毒双手。

④解领口。

⑤脱衣袖：一手伸入另一手袖内，拉下衣袖过手（遮住手），再用衣袖遮住的手在外侧拉下另一手衣袖；两手在袖内对齐袖子，双臂逐渐脱掉。

⑥挂衣：双手持衣领，将隔离衣两边对齐折叠好，挂在衣钩上。需要换洗的隔离衣，则将污染面向内卷好，投入污物袋中。

（2）注意事项

1）穿隔离衣前要检查隔离衣，确保无潮湿、无破损。隔离衣长短适宜，应全部盖住工作服。

2）穿隔离衣的过程中，隔离衣的污染面不可碰触清洁面及操作者的面部、帽子及工作服。

3）消毒双手时，不能沾湿隔离衣。

4）隔离衣每日更换，如果有潮湿或污染，应立即更换。

5）如果为一次性隔离衣，脱时应清洁面向外，衣领及衣边卷至中央，丢弃后消毒双手。

任务实施

陈先生患有乙型肝炎，并且左小腿外侧有一处皮肤感染创面。照护者需要评估陈先生作为传染源是如何传播疾病的，根据评估结果准备相应的防护装置阻断感染链，并利用这些防护装置进行敷料更换，更换敷料后按照操作规程处理相关物品。

一、进行风险识别及评估

乙型肝炎通过血液传播，耐甲氧西林金黄色葡萄球菌所致的皮肤感染通过接触传播。照护者在工作中需要采取防护措施阻断感染链，防止或阻止陈先生的血液、渗出液传播疾病。预防措施主要包括保持手卫生、使用无菌技术操作、使用个人防护装备、定期清洁环境和设备、床单和病服分开、适当的废物处理。照护者在更换敷料过程中，需要准备好并且正确使用个人防护用品，包括手套、帽子、一次性使用的外科口罩、隔离衣或塑料围裙。

二、实施预防隔离措施

1. 操作前准备

（1）人员准备

照护者着装整洁，肘部以下不佩戴任何饰物，用七步洗手法消毒双手。

（2）物品准备

一次性使用的外科口罩、帽子、隔离衣或塑料围裙、塑胶手套、手消毒剂。

2. 个人防护装备的使用

（1）戴帽子、口罩

洗手后取出帽子，戴好帽子。取出口罩，戴好口罩。

（2）穿隔离衣

手持衣领取下隔离衣，清洁面朝自己，按要求步骤穿好隔离衣。

（3）戴好手套

将核对好的大小合适的手套袋打开，取出滑石粉包，将滑石粉均匀涂抹于双手（不可在手套袋上方操作）。取出手套，按要求步骤戴好手套。双手调整手套位置，开始更换敷料。

3. 操作后的整理

照护者更换敷料后，脱手套，消毒双手；按要求步骤脱下隔离衣（或脱掉塑料围裙），卷好投入污物袋中送消毒；洗手，摘口罩，摘帽子；洗手或手消毒；将用过的手套、帽子、口罩、被污染的敷料装袋焚烧处理；洗手，记录。

三、照护者实施预防隔离措施时应注意的问题

1. 能正确识别风险，明确照护对象所患疾病和传播途径，了解怎样阻断感染链。

2. 识别风险后，评估使用个人防护用品的种类。

3. 正确使用防护用品，保护自己免受感染。

能力测评

测评项目			测评标准	最高分	得分
操作前准备	风险识别及评估：正确识别并评估风险（传播途径、打断感染链、自我保护措施等）		每缺少一项扣 2 分	10	
	人员准备		每缺少一项扣 2 分	6	
	物品准备		每缺少一项扣 1 分	5	
任务实施	戴脱帽子、口罩	（1）正确戴帽子	每一处不当扣 4 分	12	
		（2）正确戴口罩			
		（3）正确摘口罩			
	穿隔离衣	（1）取隔离衣	每一处不当扣 3 分	12	
		（2）穿好衣袖			
		（3）扣好领口、袖口			
		（4）系好腰带			
	脱隔离衣	（1）松解腰带	每一处不当扣 3 分	18	
		（2）解开袖口			
		（3）消毒双手			
		（4）解开领口			
		（5）脱下衣袖			
		（6）备洗			
	戴脱手套	（1）检查核对	每一处不当扣 3 分	15	
		（2）抹滑石粉			
		（3）取出手套			
		（4）正确戴手套			
		（5）正确脱手套			
	整理物品	（1）用过的一次性物品焚烧处理	每一处不当扣 5 分	10	
		（2）隔离衣的污染面向内卷好，投入污物袋中送消毒			
综合评价	（1）操作准确有序、轻巧熟练，符合节力原则		每一处不当扣 3 分	12	
	（2）无菌观念强，操作过程无污染				
	（3）物品放置合理、取放有序				
	（4）举止端庄，工作严谨				
总分					

实训演练

刘女士，55 岁，患有丙型肝炎，今日她不小心摔伤，到照护中心就诊，经检查发现其左侧肘关节处有一擦伤并有少量渗血。如果你是今日的值班照护者，负责为刘女士处理伤口。你在治疗室处理完伤口送走刘女士后，发现刘女士坐过的椅子上有一滴血，在治疗室的地面和治疗室外面的走廊上也有血迹。为了接待下一位照护对象，你需要如何处理？

照护要点提示：1. 风险识别及评估；2. 选择处理方法；3. 实施处理。